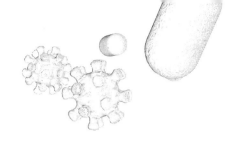
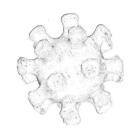

北京市垂杨柳医院
北京市临床重点专科培育项目 | 资金支持

微生物学
临床一线难题释疑2

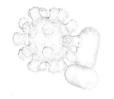

陆伟伟　王静静　宁永忠　主编

朱　镭　金　炎　主审

U0223953

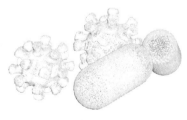

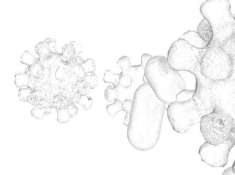

化学工业出版社

·北京·

图书在版编目（CIP）数据

微生物学临床一线难题释疑.2/陆伟伟,王静静,宁永忠主编.—北京:化学工业出版社,2024.4

ISBN 978-7-122-45136-1

Ⅰ.①微⋯　Ⅱ.①陆⋯②王⋯③宁⋯　Ⅲ.①微生物学-医学检验 Ⅳ.①R446.5

中国国家版本馆 CIP 数据核字（2024）第 046729 号

责任编辑：王新辉　赵玉欣
责任校对：王　静
装帧设计：关　飞

出版发行：化学工业出版社
　　　　　（北京市东城区青年湖南街 13 号　邮政编码 100011）
印　　装：大厂聚鑫印刷有限责任公司
710mm×1000mm　1/16　印张 23　字数 436 千字
2024 年 5 月北京第 1 版第 1 次印刷

购书咨询：010-64518888
售后服务：010-64518899
网　　址：http://www.cip.com.cn
凡购买本书，如有缺损质量问题，本社销售中心负责调换。

定　　价：128.00 元　　　　　　版权所有　违者必究

编写人员

主　编

陆伟伟　王静静　宁永忠

副主编

付琪瑶　任晓丹　石艳曦

编写人员名单（按姓氏拼音排序）

白　然（北京市垂杨柳医院）

白光锐（黑龙江省齐齐哈尔市第一医院）

白志宇（天津市海河医院）

程　燕（安徽省黄山昌仁医院）

邓卫宁（西安医学院附属宝鸡医院）

刁云琪（北京市垂杨柳医院）

付琪瑶（北京市垂杨柳医院）

黄露馨（广东省东源县人民医院）

李　祥（北京市垂杨柳医院）

梁金花（牡丹江医学院附属红旗医院）

陆伟伟（北京市垂杨柳医院）

吕春宝（辽宁省抚顺市中心医院）

满思金（山东省滕州市中心人民医院）

宁永忠（北京市垂杨柳医院）

秦婷燕（北京市垂杨柳医院）

任晓丹（北京市垂杨柳医院）

石艳曦（北京经开区荣华社区卫生服务中心）

王　芳（山东省滕州市中心人民医院）

王静静（河南科技大学第二附属医院）

王　鹏（湖北省宜昌市中心人民医院）

王术琦（北京市垂杨柳医院）

徐淑媛（山东省医学科学院附属医院）

于　波（北京市垂杨柳医院）

张秋莹（湖北省随州市中心医院）

朱聪智（中国医科大学附属盛京医院大连医院）

推荐序一

2023 年 7 月，宁老师赠《微生物学临床一线难题释疑》第一辑，并邀请我为第二辑审稿和作序，甚感荣幸，更为获得第一时间学习机会而欢喜。

第二辑内容有医学和微生物学基础、疾病、临床微生物学、诊断技术和耐药性检测、处置/治疗和临床沟通、微生物学管理六大部分。每章提出专业问题若干，后给予解答或思考，既有文献参考，也有业界规范，更有作者自己的思考、建议和经验，是一本与众不同、很有特点的专业书。

在医学和微生物学基础部分，作者对医学新概念作了综述，让我们了解和更新医学理念，并有所提高、突破、创新和升华，更有利于专业工作和社会实践；卡普兰-费希尔规则和行医十诫对整个临床医学工作的指导值得我们学习深思；而"精准临床微生物学（precision clinical microbiology，PCM）"的概念更为实验室今后的工作指明了方向——临床微生物学的明天会是什么样？跟着作者的思路，去探索吧。

疾病部分首先介绍了亚临床和潜伏等概念，分析了亚临床结核病、潜伏梅毒及其他 6 种疾病的诊断治疗等，是精准临床微生物学诊断治疗的应用指导。

临床微生物学、诊断技术和耐药性检测、处置/治疗和临床沟通及检验医学管理体系部分对临床微生物学负责人的要求和组长/主管等专业技术人员的作用部分无疑是提高实验室内涵建设的重要参考。整体看，全书选题似乎有一些散，但紧紧围绕临床微生物学和感染病一线实际工作，恰恰是精准临床微生物学诊断应有的思路。

微生物学临床应用之难，是在感染性疾病的诊断、治疗、预防、控制等方面，难以提供个体化、精准化的微生物学证据，往往使临床无所适从，难题颇多，而国内又无精准临床微生物学的概念、阐述。作者呼吁大家要重视和发扬，并紧紧围绕临床微生物学和感染性疾病诊疗一线工作中的问题，理论联系实际，在回答具体问题的同时，提升、启发、引导大家积极思考，对一线工作大有裨益。

《微生物学临床一线难题释疑 2》在探索不同的思路、不同的方式，这不仅仅是形式的变化，更是对专业知识的灵活掌握和不同角度的表达、不同层次的思考。

　　本书特别强调证据，无论是文献证据，还是实践证据，都符合循证医学观念，无形中增加了专业价值。重视循证医学的读者朋友可将本书的理念视作一种不同的表达，抑或是一种专业的探索与评述，亦可引申扩展为一种思路、方法学。

　　固有微瑕，然瑕不掩瑜，欢迎大家阅读、实践、反馈、讨论！

朱镭

副主任技师

山西省儿童医院　山西省妇幼保健院

推荐序二

2023 年 7 月间，微生物学同道宁永忠和我沟通，希望我主审他们团队写作的《微生物学临床一线难题释疑 2》，我欣然应允。

宁主任在临床微生物学领域深耕多年，富于思考，屡有文字。有一些文章对微生物学一线工作有一定的指导作用。本书经过他和同事整理结集，将自己的思想和经验编撰成册，对我们的实际工作、理论探索都有一定价值。乐见其成！

全书有 66 个问题和回答，尤其针对临床微生物学领域的难题进行深入解析和疑惑释疑，很多是一直困扰一线工作人员的实际问题。有一些问题也让我眼前一亮。比如第一章"医学新概念有什么？"，显然这是主题外延，说明作者没有局限于临床微生物学和感染性疾病学本身，视野比较开阔。再如"临床微生物学和感染性疾病英文文献阅读和翻译，有哪些注意事项？"一文，这在专业领域非常重要，是基本的日常的行为，无法回避，有时候画龙点睛、直义抉微、宏义诀要，但谈到这一点的书籍、文章却并不多。也有一些新观念、新定义，我之前没有细究，比如"前瞻性荟萃分析"，借此明晰。

微生物学和感染病学内涵部分，话题细致而呼应时代。如耳念珠菌、诊断管理等，汇总了近几年的文献及共识，提出实验室诊断过程中的局限性。还有一些老话题，比如 L 型细菌，随着耐药形势的日益严峻，在治疗过程中细菌的这种自我防卫也应引起实验室及临床的关注。临床上常见到却未见讨论发展态势，本书有了初步回答。对我而言价值最大的内容包括：①"脓毒症经验治疗有哪些建议？"，显然这个话题重要而范围较大，也是业界所需。②"突破性侵袭性真菌感染指的是什么？"，这个话题一直有歧义，本书借国外文献进行了阐述说明。③"微生物学怎样参与 ICU 查房？"和"微生物学参与临床会诊有哪些进展？"——参与查房和会诊是临床微生物学的薄弱环节，本书对此进行了探讨和鼓励。

当然本书也存在一些不足。一个是先天缺陷，问答类书籍如果面面俱到，会让人觉得问答这个形式徒有其表；而如果不面面俱到，取舍就会有选择矛盾和机会成本，显然本书也跳不出这个困境，由此，建议各位读者不必苛责，随机而遇，随遇而安。另一个是后天不足，感染性疾病和临床微生物学淹博艰涩，如果在内科和临床医学视野，更是无涯无际、其幽其微。本书各位作者固然竭尽全力，但仍需努力！

综上，本书有一定不足，但作为本书的序言作者，我要强调作者在微生物学临床应用领域的专业素养及深入研究，无论是医生、微生物检验人员还是感控人员，本书都会为您带来宝贵的洞察力和指导，值得推荐，是临床微生物学和感染病学精耕细作的良好参考。一方面作者们思考、阅读和总结的努力值得肯定；另一方面本书搜求问题、解决疑难的思路值得借鉴——有循证医学和精准医学的精神与方法，希望这本书成为您工作中的得力助手。

开卷有益！愿君有所得！

金炎

主任技师

山东第一医科大学附属省立医院（山东省立医院）

临床医学检验部微生物检验科主任

前 言

这本书是《微生物学临床一线难题释疑》的第二辑，内容依然是我们日常遇到、思考的临床微生物学的难题和回答。

本书主要包括六个部分：①医学和微生物学基础。②疾病。③临床微生物学，此部分内容最多，涵盖了细菌、真菌、病毒和寄生虫等，多为焦点，广受关注。④诊断技术和耐药性检测是微生物学实验室同仁所瞩目、所着力的地方，既有技术，也有理念；既有现实，也有前沿。⑤处置/治疗和临床沟通是针对患者的救治，既有常见疾病的治疗/处置信息，也有临床沟通的要点、会诊的方式内容等。⑥微生物学管理，这是临床实验室运转的核心。如果和第一辑目录相比较，大家可以看到我们的视野有了一定的拓展、思考有了一定的升华。

通过上面内容，大家可以看到本书有如下特点：问题源于实际，回答不脱实际，并兼顾理论和前沿；除了提供一定的信息与细节，还有思路呈现、逻辑推演；从基础到临床，从微生物诊断到治疗，从患者救治到实验室管理。如果临床微生物学和感染病学是一棵大树，本书则是将采撷的枝干、叶子、花朵、种子等呈现给大家。大家可以看到这棵树的葳蕤繁茂、根深蒂固，也可以看到这棵树的前世今生、春夏秋冬。

我们的出发点，是回答大家的问题、启迪思考、推进学科发展。当然不赘冒昧结集出版，一方面是向参与写作、共同思考的各位作者、参与者、好友致敬、感谢；另一方面也是向微生物学和感染病相关学科各位同道致意、感恩。微生物学和临床医学就是这样复杂而有魅力，值得我们不断求索、持续自省、恒常升华。

希望大家阅读后，以我们浅薄的思考和总结为基础，大家自己的临床医学能力能够有所进展，我们的临床微生物学作用能够有所凸显。

阅读完第一辑后，很多同道都反馈，他们的收获是真实而具体的，他们的感受是鲜活而升华的。我们相信，阅读完第二辑后，大家会有更多的收获、更深更热烈的感受！

再一次，欢迎大家阅读、实践。和第一辑一样，衷心期待大家的反馈和斧正。

特别感谢垂杨柳医院各位院领导一如既往的支持。特别感谢各位老师、亲友、同事始终如一的关怀。特别感谢朱镭教授、金炎教授百忙之中指导审阅，并欣然赐序！第一辑得到了宋岩教授、孙宏莉教授、鲁炳怀教授的鼓励和专业指导，这一辑的写作继续得到助益，这里一并致谢！

宁永忠

目录

第四章　诊断技术和耐药性检测　　　175

第五章　处置/治疗和临床沟通　　　251

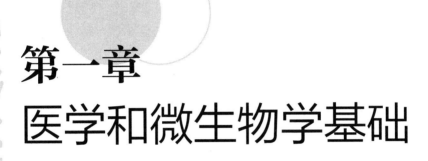

第一章
医学和微生物学基础

1. 医学新概念有什么？

西医在进入 21 世纪的 20 多年又有了长足发展。伴随着新认识、新思路、新技术、新设备的出现，一批新概念也"风起云涌"。这里对医学的概念、理念进行简单梳理汇总。

比较常见、富于概括性的词汇是生物医学（biomedicine，biological medicine）。

基础医学（basic medicine）

（1）basic medicine 出现得很早[1]，和临床医学（clinical medicine）相对应[2]。不过 basic medicine 在 PubMed 中出现的频率远低于 clinical medicine，差一个数量级。传统的基础医学就是生物医学科学（biomedical science）[3]，和健康有关的一切研究，无论是数学、物理、化学等相关领域，都是基础医学。它的范围很广。

（2）分子医学（molecular medicine）[4]：生物医学领域的分子，有时只是普通含义（就是各种生物分子），有时则特指基因（和化学领域不同）。一般而言，基因真正走入生物医学视野的那一刻，就是分子医学的起点。维基百科镜像网站解释[5]：分子医学是一个广泛的领域，物理、化学、生物、生物信息学和医学技术用于描述分子结构和机制，识别疾病的基本分子特征和遗传错误，并开发分子干预措施来纠正这些错误；分子医学的观点会强调细胞和分子的现象和干预，而非以前对患者及其器官的概念和观察。这个解释着重于各种分子，没有突出基因。

（3）基因组医学（genomic medicine）[6]和组学医学（omics medicine）。从基因到基因组，到组学，到多组学，发展脉络清晰。UpToDate 没有 genomic medicine 的单独综述，相关题目很多，包括 *Genomic disorders：An overview*，*Tools for genetics and genomics：Model systems* 等。基因组学无疑是组学领域

的滥觞与万斛。不过组学比基因组学更富于概括性。我们以为可以称为组学医学（omics medicine）、多组学医学（multi-omics medicine）。再次检索——细看，有"omics" medicine[7,8]（加了引号），也有 multiomics medicine[9]（用"multiomics medicine"检索，结果是 quoted phrase not found。用 multiomics［Title］AND medicine［Title］显示有一篇。好友提示 UCSF 网站有 omics medicine 网页，这个词不算少见。该网页解释：组学医学（omics medicine）是我们用于下一代实验室工具的一个术语，它为个体的分子构成打开了新的窗口。这丰富了我们的知识网络，也对我们在整个生命周期内预防和治疗疾病作出了很大贡献，包括：①检测、诊断遗传病携带者，并指导怀孕前的咨询和干预；②产前基因组学可以检测子宫内的遗传病，为未来的治疗确定基因组编辑目标；③基因组学和代谢组学用于诊断患有严重疾病的新生儿，可以改变许多婴儿和儿童的疾病进程；④在健康个体中，基因组学可以评估癌症和其他疾病的风险，并揭示个体将如何与某些药物相互作用；⑤肿瘤检测中的基因组学正在深入了解癌症的分子基础，并找到新的治疗靶点。

(4) 系统医学（systems medicine，SM）[10]是系统生物学（systems biology，SB）的分支。SB 还包括系统药学（systems pharmacology）[11]等。SM 将整合[12,13]组学［包括基因组学、表观基因组学（epigenomics）、蛋白质组学等，方法包括计算生物学和生物信息学等］、功能生物学（functional biology）、临床医学，用于理解复杂的观察、实验和临床数据，结合疾病出现和发展的背景，提高对疾病和治疗的理解，促进个体化精准医学发展。系统医学的整合特点、目的很明显。

(5) 纳米医学（nanomedicine，nano-medicine，nano medicine）：该词最早见于 1999 年（nanomedicine）[14]、2005 年（nano-medicine，日本文献）[15]。作为技术则见于 1991 年（nanotechnology）[16]。百度百科：纳米（nanometer，nm），即为毫微米，是长度单位。$1nm=10^{-9}m$。1nm 相当于 4 倍原子大小，比单个细菌的长度小得多。细胞、细菌是微米级别，由分子构成。目前的材料工艺可以制造出纳米线（nano wires）和纳米面。比如纳米线是宽度在几十纳米甚至更小、长度没有限制的纳米结构。纳米线的可重复性、可调节性、表面特性为纳米医学提供了一种新颖的材料和方法。纳米线可以与微通道结合，提供从宏观到纳米的路径，使研究人员能够检测和分析目标分子，如 DNA、RNA 和蛋白质。基于纳米线还可以制造出柔性纳米电子支架，该支架有望创造出可检测化学和电学变化的传感皮肤。该技术已经逐渐进入临床，有多篇临床试验[17-19]。有 meta 分析[20]，还没有临床指南（有研究指南、纳米材料导致损害[21]的指南），在癌症[22]、感染[23,24]等领域极富前景。

(6) 再生医学（regenerative medicine）：这是治疗[25]医学分支，专注于细

胞分化、细胞培养和组织工程的机制和方法。目的：找到修复或替换因疾病、先天性问题或创伤而受损的细胞、组织甚至整个器官的方法。路径：通过组织工程、干细胞的细胞疗法，人工培养的组织或器官来实现"功能再生"。再生医学早期文献聚焦于干细胞[26]。目前研究角度逐渐纳入系统性思考[27]（对应上面的系统医学）。临床角度[28]，逐渐展开临床试验[29]，已经有 meta 分析[30]，血小板领域已经有了临床指南[31]。未来角度，已经开始个体化再生医学[32]的探索（个体化医学见后文）。用"regenerative medicine"［Title/Abstract］在 PubMed中检索，第一篇是 2000 年[33]（日本文献），之后数量呈线性增加。

（7）仿生医学（bionic medicine）：这个词在互联网上检索结果多一些，PubMed 中不多[34,35]。早期是指用机械代替或增强各种身体部位。人造、仿生的器官和四肢不同于普通假肢，其设计尽可能接近替换身体部分的原始功能。目前仿生技术在外骨骼、肢体、内部器官均有应用。未来仿生学的目标是"将生物有机体与机器融合"。这种方法将产生生物和机械部件融合为"机器人"的混合系统。而仿生器官将增强生物功能，使人们跑得更快、看得更远、听力更好、寿命更长，甚至思考得更好。

（8）智慧医学（intelligent medicine）、数字医学（digital medicine）、虚拟医学（virtual medicine）[36]、远程医学（telemedicine）[37]。相关的概念还有数字健康（digital health）[38]、健康 4.0（Health 4.0）[39]、电子健康（E-Health）[40]等。这些概念基于互联网、人工智能、大数据等技术，不完全是基础医学概念，早已走入临床[41]。其中智慧医学更突出人工智能的应用和作用。维基百科镜像网站解释 digital medicine[42]：使用移动应用程序和/或佩戴式传感器来监测人的健康状况。如智能手表可以报告心跳和心律，而应用程序可以诊断疾病。维基百科镜像网站解释 telemedicine[43]，即"远程"医学（long distance medicine），指通过视频（包括图像、声音）进行的诊断或医疗程序。虚拟医学和远程医学有交叉，是一种虚拟真实场景的远距离应用。COVID-19 大流行期间的诊治需求凸显了其必要性。

临床医学（clinical medicine）

（1）在 PubMed 中检索"clinical medicine"词条，最早的文献是 1827 年的[44]，可见其早。临床医学领域，基于经验的医学/经验医学（experience-based medicine）[45]和循证医学彼此对应[46]。只要是人在诊断、提供治疗方案，经验医学就永远不会消失，因为人的能力与认知必然是有限的。当应用人工智能进行诊断、治疗决策时，因为其"思考"的边界就是医学发展的边界，所以如果不考虑患者实际检查受限的情况，经验医学就会消失。

（2）循证医学（evidence-based medicine，EBM）。EBM 无疑是目前西方临床医学的主流。在 PubMed 中检索"evidence-based medicine"，可见 1994 年以前，每年十余篇。1995～2008 年连续增加，从几十篇到 5000 篇左右。之后进入数量平台期，每年 5000 篇左右。可见近 20 余年循证医学迅猛发展。EBM 中的证据（evidence）来自三方面：荟萃分析（meta-analysis）和多中心随机对照试验（multicenter randomized controlled trials）证据、真实世界研究（real-world research，real-world study)[47]证据、个体的证据（其中个体的基因、基因组证据，指向了个体化精准医学）。维基百科镜像网站解释[48]："认真、明确和明智地使用当前最佳证据，为个体患者的照护做出决策。"其目的是整合临床医生的经验、患者的价值观，以及指导临床处置决策的最佳可用科学信息。UpTo-Date[49]中有 EBM 专题综述。EBM 是利用现有的最佳研究证据来指导患者诊疗照护的临床决策。EBM 价值体现在：①可用于指导临床决策的证据数量继续快速增长；②研究设计、临床检测和数据分析方法的改进使人们更好地理解了如何进行有效的临床研究；③尽管研究方法有进步，但许多已发表的研究结果都是错误的或得出误导性结论；④许多临床医生，即使是那些有良好声誉的临床医生，也不对目前最好的研究证据进行医学实践等。后两条说明，业界更需要 EBM 理念，以选择最佳证据、实行最佳决策。UpToDate 中相关题目非常多，比如 *Overview of clinical practice guidelines*、*Evidence-based approach to prevention* 等。

（3）指南医学（guideline-medicine，guidelined medicine，guideline-based medicine）。循证医学的代表文献、最高等级文献是临床实践指南（整合了上面三种证据，并有推荐），所以直接就叫指南医学。有文献将指南医学和个体化医学并列[50]，不过我理解，个体化医学时代也会有指南——个体化精准医学指南。比如目前美国国立综合癌症网络指南的患者分群中，已经逐步纳入特定的基因信息（包括染色体异常等），这其实就是个体化精准医学的内容和指南。

（4）个体化医学（personalized medicine)[51]、精准医学（precision medi-cine)[51]、个体化精准医学（personalized precision medicine，PPM)[52]、分层医学（stratified medicine)[53]。西医临床医学目前是 EBM 阶段，PPM 是下一个阶段，目前部分情况下、部分环境里已经使用。上面 4 个词在 PubMed 中联合检索，2001 年及之前，每年 10 篇左右。之后每年连续增加，2016 年超过 5000 篇，和 EBM 文献水平持平。之后继续增加，逐渐超越 EBM，2020 年达高峰，多达10805 篇。主要是针对个体患者的基因/基因组进行检测、据以处置。当然基因特点也会有共性，所以我称之为小群体——比 EBM 的群体可能小一些。我们建议用 PPM 一词，因其概括性更好。维基百科镜像网站解释 personalized medi-cine[54]：和精准医学是同义词，是一种医疗模式，根据患者的预期反应或疾病风险，将患者分为不同的群体，制定医疗决策、实践、干预措施和/或目标产出。个体化医学、精准医学、分层医学（stratified medicine）和 P4 医学（P4 medicine）可以交替使用来描述这一概念。维基百科镜像网站解释 stratified medicine[55]：根据患者的遗传特征将患者分为患有特定疾病的风险水平。注意此处仅指疾病风险，其实还包括治疗分层[56]。这是一个发展中的领域[57]。中文的"分层"，容易联系到等级分层。英语的本意固然包括层级，但首先是分成若干部分（各部分的概率不一样，概率高低不同，体现出层级；也包括用不同的药物，此时不一定是层级），要避免误解。P4 医学指可预测（predicative）、可预防（preventive）、个体化（personalized）、精准（precise）的医学。UpToDate 中有 personalized medicine 专题综述。个体化医学也称为个性化基因组学（personalized genomics）、基因组医学（genomic medicine）或精准医学（precision medicine），是指结合遗传和基因组数据、临床和环境因素，应用患者特定的特征，评估个体的风险，定制预防和疾病处置策略。可见其核心是个体的基因、基因组检测。UpToDate 中没有单独的 precision medicine 综述，检索结果指向了 personalized medicine。

（5）下一代医学（next-generation medicine，NGM）。在下一代诊断（next-generation diagnosis）、下一代治疗（next-generation therapy）、下一代检验医学（next-generation laboratory medicine）、下一代病理学（next-generation pathology）等名词都已经出现的背景下，NGM 这个概念的出现是水到渠成。NGM 上述分支学科的主体是下一代测序、组学理念等，NGM 也必然以二者为基础。当然也不仅仅是二者。其他技术如纳米技术（有纳米医学，nanomedicine、nanoscopic medicine 这样的词或词组）、RNA 技术等。UpToDate 中对此没有单独综述，相关题目很多，比如 *Next-generation DNA sequencing*（*NGS*）：*Principles and clinical applications*、*Personalized Medicine*。

（6）致慧医学（smarter medicine）。本文中其他名词都是基于学科理念或专业技术，smarter medicine 则是基于必要条件，选择理性。smarter medicine 是瑞士内科学界发起的运动（the "smarter medicine" campaign）名称[58]，以呼应"Less Is More""Choosing Wisely"这些理念和运动。时代进步，西医的检查也越来越多、越来越细，有一些实践有盲目扩大化的趋势，即我们所谓的"大撒网"检查。面对这样的不合理现象（至少是部分不合理），欧美有识之士提出要有自我约束，选择要"更聪明""更明智"一些，不要机械性地进行全项检查，并深入分析，给出了具体专业建议[59]。目前德国[60]、法国[61]都有相关文献。smarter medicine 字面含义是更聪明的医学、明智的医学，我翻译为"致慧医学"，致是给予、实现、引起的意思，谐音是智慧，呼应智慧医学（intelligent medicine），但二者不同。致慧医学这个理念，在我国尤其有迫切的实践意义。

预防医学（preventive medicine）和群医学（population medicine）

（1）PubMed 中 preventive medicine 最早见于 1857 年[62]。public health 最早见于 1837 年。预防医学包括临床预防医学（clinical preventive medicine）[63]、社会预防医学（social preventive medicine）[64]、环境预防医学等。预防医学的发展，在心理、临床、社会、环境等角度展开。

（2）上面提到的组学、人工智能和数字化技术、指南医学、精准医学等理念都可以体现在预防医学领域。不过还没有下一代预防医学（next-generation preventive medicine）的概念。

（3）社会预防医学是预防医学和社会医学（social medicine）的交叉学科。社会医学和生物医学有一定的对应关系。

（4）群医学（population medicine）。王辰院士认为，在临床医学与预防医学、公共卫生长期割裂发展的情况下，群医学或能成为一种医学发展的新范式、新取向，让人们不再把"防""治"分而谈之，而是自然而然地将对人群的责任归为医学的一部分、临床医生工作的一部分。2009 年美国哈佛大学在其医学院建立了群医学系，致力于传授医学基础知识，通过研究患者、人群及影响卫生系统的因素，改善个人健康状况，完善医疗保健系统，提高医学教育质量。2020年 7 月 16 日，北京协和医学院公共卫生学院正式更名为群医学及公共卫生学院，新设群医学学科，是"基于临床医学、公共卫生与预防医学、基础医学三个学科的博士一级交叉学科"，而学院的所有学生——临床医学系、护理学系，在预防医学、疾病控制学、康复医学等科目上都是必修。注意，group medicine（字面含义是群体医学，其实是一群不同亚专业的医生组成群体进行合作诊疗的方式，类似于现在提到的多学科团队合作），不要和 population medicine 混淆。

心理医学（psychological medicine）、精神病学（psychiatry）和行为医学（behavioral medicine）

（1）psychological medicine 这个词出现得很早，PubMed 中有 1854 年的文献[65]。但真正具有客观理性（心理高度主观）、可重复性（心理高度可变）、有干预效果（基于行为规律的改变）的，还是很有挑战性。PubMed 中文献不多（2001 年 1 月 1 日至今，题目中有该词的文献只有 38 篇），没有专门的临床指南。2002 年 BMJ 几篇文献给学科提供了基本信息[66-69]。UpToDate 没有单独综述，相关题目很多，如 *Psychosis in adults*：*Initial management*。UpToDate 中成人社交焦虑障碍（social anxiety disorder in adults）有 4 篇综述，包括流行病学与诊断、治疗、药物治疗、心理治疗，是比较成熟的领域。

（2）积极心理医学（proactive psychological medicine，PPM）[70]：是一种为医疗机构（主要是病房内）提供精神病学服务的新方法，具有主动（proactive）、集中（focussed）、强化（intensive）、整合（integrative）（与一般性医疗处置相结合）等特点。老年人因无法控制的心理和社会问题而出现住院时间延长，PPM 目标之一是减少其住院时间。

（3）精神病学（psychiatry）和精神医学（psychiatric medicine）。有人提示，psychological medicine 这个词用得很少，据以检索会出现偏倚；实际上多数都是用精神病学（psychiatry）这个词。检索 psychiatry［Title］果然文献很多，看分布，该词在 1946—2005 年区间，从每年 100 多篇逐渐发展为 400 多篇——持续平稳增加，2006 后每年迅速增加。可见也是近十几年有大发展。其中指南有 96 篇，meta 分析有 32 篇。有精准精神病学[71]、社会精神病学[72]、会诊联络精神病学（consultation-liaison psychiatry）[73]这样的词汇。UpToDate 中关于 psychiatry 没有单独综述，相关题目很多，如 *What's new in psychiatry*、*Overview of psychotherapies*（心理治疗）、*Suicidal ideation and behavior in children and adolescents*：*Evaluation and management*、*COVID-19*：*Psychiatric illness*。精神医学（psychiatric medicine）在 PubMed 中也有一定的应用[74]。精神病医学（psychotic medicine）：PubMed 未见，互联网偶有应用。

（4）心身医学（psychosomatic medicine）：研究心理/精神与身体相互作用相关的疾病，也叫心理生理疾病。和会诊联络精神医学（consultation-liaison［C-L］psychiatry）是同义词[75,76]，不过后者更强调在医疗机构环境内合作诊疗。其概念外延比较广泛。PubMed 中，其文献分布显示 1964 年和 2020 年两次峰值，近十余年发展迅速。定位在题目中时有 4 篇指南，比较成熟。报道显示心身医学正在逐渐融入既有的临床医学实践，如 ICU[77]。欧洲 2017 年总结认为[78]，心身医学和行为医学在欧洲已占据重要地位；在一些研究中，医学专业与心身医学处于同等地位；持续需要召开科学会议、进行教学和更好地同患者展开实践；在心理心脏病学、初级保健质量、心理肿瘤学、胃肠心身学等领域都有积极发展。2014 年文献[79]总结了 67 篇基本文章——关于医疗环境中精神疾病合作照护模式的文章，可以关注。还有一些相关信息可参见相关文献[80]。

（5）behavioral medicine 这个词比 psychological medicine 晚出现，是 20 世纪六七十年代的事情，一开始就和心理学相关[81]。PubMed 中其相关文章从 1963 年后稳定慢速增长，2004—2012 年为平台期，每年 200～300 篇；之后连续快速增加，有指南[82]、有 meta 分析[83]。行为可以客观观察、规律归纳，所以比主观性很强的心理本身更容易为人类所认知，这也为有效的医学处置提供了客观基础。UpToDate 中认知行为治疗（cognitive behavioral therapy，CBT）有 3 篇综述（关于暴食、神经性贪食、失眠），是比较成熟的领域，也体现了心理与行为的交互性。PubMed 中用 "cognitive behavioral therapy" ［Title］检索，其中 meta 分析多达 143 个，但没有一篇指南。可见该领域正在接近成熟前的临界点。三部书籍或文件的题目（computer-based CBT，computerized CBT，internet-delivered CBT）体现了其实施的技术特点[84-86]。我们认为可以叫做认知行为医学（cognitive behavioral medicine）。

单纯从出现的时间点看，心理医学、精神病学、心身医学、行为医学都不是很新的词，但近 20 年是关于它们的研究、实践突飞猛进的时代。而且，我们觉得更为重要的是，这是生物学和医学领域最后一块面纱。神经科学和精神科学内基于生物学、生理学、生物化学、遗传学等并有所提高，外联系社会、文化、教育、管理、创新等多个领域，价值性、影响力不言而喻。

学术医学（academic medicine）和医学模式（medical model）

（1）academic medicine 最早见于 1953 年[87]，国内译作学术医学、学院医学，是前述基础医学、临床医学、预防医学等领域相应的医学研究、医学学术的整体称谓[88]。一般理解就是对新概念、新思路、新模式、新行为的各种尝试。BMJ 杂志在 2005 年发了十余篇文章，题目都以 "Academic medicine：who is it for?" 开头，对 academic medicine 进行了介绍[89]。学术医学中距离临床很远的，就是基础医学；距离临床较近的，就是转化医学。可见学术医学、基础医学、转化医学等概念互相都有交集，范围没有严格界定区分。我们理解，学术医学就是纯研究性质的医学，学术医学＝研究性医学。

（2）转化医学（translational medicine）：就是将基础医学研究的结论、成果转化成临床应用的诊断或治疗手段的一类医学模式。包括将基础医学研究的成果转化为临床实践的技术和方法，同时又从临床治疗中提出亟须解决的基础性问题。就是通常说的 "bench to bedside"（从实验台到病床旁），是广义基础医学领域的热点。维基百科镜像网站解释[90]：转化医学，也叫转化科学（translational science）。欧洲转化医学学会（European Society for Translational Medicine，EUSTM）将其定义为 "生物医学领域的一个高度跨学科的分支，由三个主要支柱支撑：台边（benchside）、床边（bedside）和社区（community）。转化医学的目标是将学科、资源、专业知识、技术结合到三个支柱中来促进预防、诊断和治疗方面的改进。

（3）整合医学（integrative medicine）：指从人的整体出发，将医学各领域最先进的理论知识和临床各专科最有效的实践经验加以有机整合，并根据心理、社会、环境现实进行修正、调整，使之成为更加符合、更加适合人体健康和疾病诊疗的新的医学体系。以前有一个词是整体医学（holistic medicine），强调患者是一个整体。在一些解释里，整合医学也有"整体"的含义，强调整合医学是一种不仅看"病"，更要看"患者"的方法论。如维基百科镜像网站解释 integrative medicine[91]：医疗服务提供的整体系统（holistic system），其特点是结合传统的和补充的医疗实践（complementary medical practices），强调患者的心理和精神以及身体健康，并认为医疗服务提供者和接受者之间的合作是愈合过程的关键因素。UpToDate 中对此没有单独综述，相关题目很多。

（4）医学模式：传统模式是生物医学模式（bio-medical model），对应的是生物-心理-社会医学模式（bio-psycho-social model，bio-psycho-social medical model）[92]。生物-心理-社会相关理念最早见于 1951 年[93]。早在 1981 年就出现 bio-psycho-social model 词组[94]。**这是目前西医的主流模式。**该模式提示生物医学、临床医学、心理学、社会医学是一个整体[95]。我们以为该模式需要进一步发展，拟为：**生物/组-心理/行为-家庭/社会-整合-智慧医学模式**（bio/omic-psycho/behavioral-family/social-integrative-intelligent medical model）（比较烦琐，应该会创造出一个新词汇来代替，或许也用代际数量表示，比如第三代模式）。UpToDate 中 bio-psycho-social model 没有单独综述，相关题目很多，如 *psychosocial interventions for schizophrenia*（《精神分裂症的心理社会干预》）。该文提到抗精神病药物是精神分裂症的一线治疗选择。临床试验表明，抗精神病药物能有效缓解该病相关的症状和行为。不过，大多数精神分裂症患者即使经药物治疗后有所改善，仍会发生失能性损害，包括阳性和阴性症状、认知缺陷、社会功能较差和急性症状性复发发作。在抗精神病药的基础上加用经过验证的经验性心理社会干预，可针对性地治疗一个或多个缺陷。

上面的名词，大致按照基础医学、临床医学、预防医学、心理医学等范围进行分野叙述。但实际上彼此交叉融合很多，不是分野所能限制。比如整合医学，可以在临床体现；精准医学，可以在基础体现；转化医学，可以属于基础医学。不一而足，不必拘泥。

其他角度的"医学"相关概念、理念也有很多，也多有新进展。比如基于地理位点、发展时代、特殊情境（如灾难医学）、民族和人群、人体解剖、特定功能、特定技术、特定诊断和处置、特定学科和职业等的医学定义，兹不赘述。

通过前述基因组医学、再生医学、循证医学、个体化医学、精神病学等相关文章在 PubMed 中的分布可知，这二十年左右西医迅猛发展，表现之一是各种新概念层出不穷、屡见尤鲜。展望未来，我们微弱地感受到，**我们目前再一次到了一个新的临界点**。伴随着分子生物学、组学等技术、观念的突飞猛进，新的医学范式、模式、形式、程式、场式，或即所谓"下一代医学"（广义上），正在逐渐形成。

综上，近年来西医的新概念、新理念层出叠见，让我们"眼花缭乱"。对小作综述有一定了解，会有利于我们的专业工作、社会实践。争取中国生物医学、临床医学各界同仁能够走在世界发展的时代前列，能够同步更新概念、理念，并有所提高、突破、创新、升华。

说明：除引文外，写作参考了欧盟委员会发布的《面向未来的 100 项重大创新突破》（100 *Radical Innovation Breakthroughs for the future*）报告。

参考文献

［1］ Basic Medicine. Br Med J，1948，1（4560）：1033-5. PMID：20787341；PMCID：PMC2090728.

［2］ Yamamura Y.［Basic medicine and clinical medicine］. Sogo Igaku，1962，19：863. Japanese. PMID：14002362.

［3］ Marshall T，Williams KM. Proteomics and its impact upon biomedical science. Br J Biomed Sci，2002，59（1）：47-64. doi：10.1080/09674845.2002.11783635. PMID：12000188.

［4］ Jones R. The impact of molecular medicine on health services. Nat Med，1996，2（9）：959-60. doi：10.1038/nm0996-959. PMID：8782443.

［5］ The Free Dictionary［Internet］."Molecular Medicine". Wikipedia. org，Wikimedia，2014.

［6］ Fuentes-Antrás J，Guevara-Hoyer K，Baliu-Piqué M，et al. Adoptive Cell Therapy in Breast Cancer：A Current Perspective of Next-Generation Medicine. Front Oncol，2020，10：605633. doi：10.3389/fonc. 2020.605633. PMID：33194771；PMCID：PMC7653090.

［7］ Zaza G，Granata S，Tomei P，et al. Personalization of the immunosuppressive treatment in renal transplant recipients：the great challenge in"omics"medicine. Int J Mol Sci，2015，16（2）：4281-305. doi：10.3390/ijms16024281. PMID：25690039；PMCID：PMC4346957.

［8］ Ruch P. A medical informatics perspective on decision support systems. Findings from the yearbook 2012 section on decision support. Yearb Med Inform，2012，7：113-6. PMID：22890351.

［9］ Doble B，Harris A，Thomas DM，et al. Multiomics medicine in oncology：assessing effectiveness，cost-effectiveness and future research priorities for the molecularly unique individual. Pharmacogenomics，2013，14（12）：1405-17. doi：10.2217/pgs. 13.142. PMID：24024894.

［10］ Bland JS，Minich DM，Eck BM. A Systems Medicine Approach：Translating Emerging Science into Individualized Wellness. Adv Med，2017：1718957. doi：10.1155/2017/1718957. Epub 2017 Oct 15. PMID：29164177；PMCID：PMC5661085.

［11］ Stéphanou A，Fanchon E，Innominato PF，et al. Systems Biology，Systems Medicine，Systems

Pharmacology：The What and The Why. Acta Biotheor，2018，66（4）：345-365. doi：10.1007/
s10441-018-9330-2. Epub 2018 May 9. PMID：29744615.

[12] Stone WL，Klopfenstein KJ，Hajianpour MJ，et al. Childhood cancers and systems medicine. Front Biosci (Landmark Ed)，2017，22：1148-1161. doi：10.2741/4538. PMID：28199197.

[13] Benson M. Clinical implications of omics and systems medicine：focus on predictive and individualized treatment. J Intern Med，2016，279（3）：229-40. doi：10.1111/joim.12412. Epub 2015 Aug 19. PMID：26891944.

[14] Weber DO. Nanomedicine. Health Forum J，1999，42（4）：32，36-7. PMID：10539018.

[15] Katayama Y.［Development of nano-diagnosis and nano-medicine］. Fukuoka Igaku Zasshi，2005，96（6）：281-3. Japanese. PMID：16119776.

[16] Geisow MJ. Life support systems for nanotechnology. Trends Biotechnol，1991，9（5）：148-9. doi：10.1016/0167-7799（91）90050-r. PMID：1367280.

[17] He W，Wang D，Ye Z，et al. Application of a nanotechnology antimicrobial spray to prevent lower urinary tract infection：a multicenter urology trial. J Transl Med，2012，10 Suppl 1（Suppl 1）：S14. doi：10.1186/1479-5876-10-S1-S14. Epub 2012 Sep 19. PMID：23046566；PMCID：PMC3445864.

[18] Hafizi M，Kalanaky S，Moaiery H，et al. A randomized，double-blind，placebo-controlled investigation of BCc1 nanomedicine effect on survival and quality of life in metastatic and non-metastatic gastric cancer patients. J Nanobiotechnology，2019，17（1）：52. doi：10.1186/s12951-019-0484-0. PMID：30971278；PMCID：PMC6458717.

[19] Khoobchandani M，Katti KK，Karikachery AR，et al. New Approaches in Breast Cancer Therapy Through Green Nanotechnology and Nano-Ayurvedic Medicine-Pre-Clinical and Pilot Human Clinical Investigations. Int J Nanomedicine，2020，15：181-197. doi：10.2147/IJN. S219042. PMID：32021173；PMCID：PMC6970107.

[20] Hemmendinger M，Wild P，Shoman Y，et al. Reference ranges of oxidative stress biomarkers selected for non-invasive biological surveillance of nanotechnology workers：Study protocol and meta-analysis results for 8-OHdG in exhaled breath condensate. Toxicol Lett，2020，327：41-47. doi：10.1016/j. toxlet. 2020. 03. 021. Epub 2020，PMID：32234358.

[21] Nanoparticle Task Force ACOEM. Nanotechnology and health. J Occup Environ Med，2011，53（6）：687-9. doi：10.1097/JOM. 0b013e31820568ef. PMID：21293303.

[22] El-Kenawy AEM，Constantin C，Hassan SMA，et al. Nanomedicine in Melanoma：Current Trends and Future Perspectives. In：Ward WH，Farma JM，editors. Cutaneous Melanoma：Etiology and Therapy［Internet］. Brisbane（AU）：Codon Publications，2017，Chapter 10. PMID：29461779.

[23] Rubey KM，Brenner JS. Nanomedicine to fight infectious disease. Adv Drug Deliv Rev，2021，179：113996. doi：10.1016/j. addr. 2021. 113996. Epub ahead of print. PMID：34634395.

[24] Liu H，Zhong W，Zhang X，et al. Nanomedicine as a promising strategy for the theranostics of infectious diseases. J Mater Chem B，2021，9（38）：7878-7908. doi：10.1039/d1tb01316e. PMID：34611689.

[25] Turhan AG，Hwang JW，Chaker D，et al. iPSC-Derived Organoids as Therapeutic Models in Regenerative Medicine and Oncology. Front Med（Lausanne），2021，8：728543. doi：10.3389/fmed. 2021. 728543. PMID：34722569；PMCID：PMC8548367.

[26] National Research Council（US）and Institute of Medicine（US）Committee on the Biological and Biomedical Applications of Stem Cell Research. Stem Cells and the Future of Regenerative Medi-

cine. Washington (DC)：National Academies Press (US)，2002. PMID：25057576.

[27] National Academies of Sciences，Engineering，and Medicine；Health and Medicine Division；Board on Health Sciences Policy；Forum on Regenerative Medicine. Applying Systems Thinking to Regenerative Medicine：Proceedings of a Workshop. Beachy SH，Nicholson A，Teferra L，Hackmann M，Addie S，editors. Washington (DC)：National Academies Press (US)，2021. PMID：33780203.

[28] Yamada S，Behfar A，Terzic A. Regenerative medicine clinical readiness. Regen Med，2021，16 (3)：309-322. doi：10. 2217/rme-2020-0178. Epub 2021 Feb 24. PMID：33622049；PMCID：PMC8050983.

[29] Khera M，Bivalacqua T，Goldstein I，et al. An Update on Regenerative Medicine Clinical Trials in Erectile Dysfunction：Have We Made Any Progress? Eur Urol Focus，2019，5 (4)：536-538. doi：10. 1016/j. euf. 2019. 05. 017. Epub 2019 Jun 10. PMID：31196678.

[30] Sanapati J，Manchikanti L，Atluri S，et al. Do Regenerative Medicine Therapies Provide Long-Term Relief in Chronic Low Back Pain：A Systematic Review and Metaanalysis. Pain Physician，2018，21 (6)：515-540. PMID：30508983.

[31] Harrison P，Subcommittee on Platelet Physiology. The use of platelets in regenerative medicine and proposal for a new classification system：guidance from the SSC of the ISTH. J Thromb Haemost，2018，16 (9)：1895-1900. doi：10. 1111/jth. 14223. Epub 2018 Aug 11. PMID：30099839.

[32] Arjmand B，Goodarzi P，Mohamadi-Jahani F，et al. Personalized Regenerative Medicine. Acta Med Iran，2017，55 (3)：144-149. PMID：28282715.

[33] Takayanagi K，Kumagai N. ［Regenerative medicine of skin］. Tanpakushitsu Kakusan Koso，2000，45 (13 Suppl)：2283-8. Japanese. PMID：11021236.

[34] Kawada T，Zheng C，Tanabe S，et al. A sieve electrode as a potential autonomic neural interface for bionic medicine. Conf Proc IEEE Eng Med Biol Soc，2004：4318-21. doi：10. 1109/IEMBS. 2004. 1404202. PMID：17271260.

[35] Tellis-Nayak V. Parkinson's disease：anomalies of bionic medicine. Provider，2014，40 (2)：45-7. PMID：24645310.

[36] Ko K，Webster JM. Holographic imaging of human brain preparations--a step toward virtual medicine. Surg Neurol，1995，44 (5)：428-32. doi：10. 1016/0090-3019 (95) 00304-5. PMID：8629226.

[37] Thai-Van H，Bakhos D，Bouccara D，et al. Telemedicine in Audiology. Best practice recommendations from the French Society of Audiology (SFA) and the French Society of Otorhinolaryngology-Head and Neck Surgery (SFORL) . Eur Ann Otorhinolaryngol Head Neck Dis，2021，138 (5)：363-375. doi：10. 1016/j. anorl. 2020. 10. 007. Epub 2020，PMID：33097467；PMCID：PMC7575454.

[38] Kataria S，Ravindran V. Digital health：a new dimension in rheumatology patient care. Rheumatol Int，2018，38 (11)：1949-1957. doi：10. 1007/s00296-018-4037-x. Epub 2018，PMID：29713795.

[39] Müschenich M，Wamprecht L. Gesundheit 4. 0-Wie gehts uns denn morgen? ［Health 4. 0-how are we doing tomorrow?］. Bundesgesundheitsblatt Gesundheitsforschung Gesundheitsschutz，2018，61 (3)：334-339. German. doi：10. 1007/s00103-018-2702-6. PMID：29411045.

[40] Gehring H，Rackebrandt K，Imhoff M. E-Health und die Realität—was sehen wir heute schon in der Klinik? ［E-Health and reality - what are we facing in patient care?］. Bundesgesundheitsblatt Gesundheitsforschung Gesundheitsschutz，2018，61 (3)：252-262. German. doi：10. 1007/s00103-018-2690-6. PMID：29372263.

[41] Li L，Yu F，Shi D，et al. Application of virtual reality technology in clinical medicine. Am J Transl

Res，2017，9（9）：3867-3880. PMID：28979666；PMCID：PMC5622235.

［42］ The Free Dictionary［Internet］. "Digital Medicine". Computer Desktop Encyclopedia，The Comput-er Language Company Inc.，1981-2019.

［43］ The Free Dictionary［Internet］. "Telemedicine". McGraw-Hill Dictionary of Scientific & Technical Terms，6E，The McGraw-Hill Companies，Inc.，2003.

［44］ Elementary Treatise on Diagnosis，Prognosis，and Therapeutical Indications；a Course of Clinical Medicine. Med Chir Rev，1827，6（11）：51-60. PMID：29917827；PMCID：PMC5078515.

［45］ McVaugh M. The "experience-based medicine" of the thirteenth century. Early Sci Med，2009，14（1-3）：105-30. doi：10. 1163/157338209x425524. PMID：19831227.

［46］ Mitjavila M，Poblete V. Medicina basada en la evidencia versus medicina basada en la experiencia［Evidence-based medicine versus experience-based medicine］. Rev Esp Med Nucl，2004，23（5）：375-7. Spanish. doi：10. 1016/s0212-6982（04）72324-1. PMID：15450148.

［47］ de Castro JM. Eating behavior：lessons from the real world of humans. Nutrition，2000，16（10）：800-13. doi：10. 1016/s0899-9007（00）00414-7. PMID：11054584.

［48］ The Free Dictionary［Internet］. "Evidence-based Medicine". Wikipedia. org，Wikimedia，2014.

［49］ Goldberger JJ，Buxton AE. Personalized medicine vs guideline-based medicine. JAMA，2013，309（24）：2559-60. doi：10. 1001/jama. 2013. 6629. PMID：23712449.

［50］ Madden K，Bhandari M. Can Evidence-Based Medicine and Personalized Medicine Coexist? 2020，In：Rivière C，Vendittoli PA，editors. Personalized Hip and Knee Joint Replacement［Internet］. Cham（CH）：Springer，2020，Chapter 1. PMID：33347141.

［51］ Martorell-Marugán J，Tabik S，Benhammou Y，et al. Deep Learning in Omics Data Analysis and Precision Medicine. In：Husi H，editor. Computational Biology［Internet］. Brisbane（AU）：Codon Publications，2019，Chapter 3. PMID：31815397.

［52］ Popa ML，Albulescu R，Neagu M，et al. Multiplex assay for multiomics advances in personalized-precision medicine. J Immunoassay Immunochem，2019，40（1）：3-25. doi：10. 1080/15321819. 2018. 1562940，Epub 2019，PMID：30632882.

［53］ La Cognata V，Morello G，Cavallaro S. Omics Data and Their Integrative Analysis to Support Strati-fied Medicine in Neurodegenerative Diseases. Int J Mol Sci，2021，22（9）：4820. doi：10. 3390/ijms22094820. PMID：34062930；PMCID：PMC8125201.

［54］ The Free Dictionary［Internet］. "Personalized Medicine". Wikipedia. org，Wikimedia，2014.

［55］ The Free Dictionary［Internet］. "Stratified Medicine". Segen's Medical Dictionary，Farlex，Inc.，2011.

［56］ Lonergan M，Senn SJ，McNamee C，et al. Defining drug response for stratified medicine. Drug Discov Today，2017，22（1）：173-179. doi：10. 1016/j. drudis. 2016. 10. 016. Epub 2016 Nov 3. PMID：27818254.

［57］ Attar SG，Poustie VJ，Smye SW，et al. Working together to deliver stratified medicine research effectively. Br Med Bull，2019，129（1）：107-116. doi：10. 1093/bmb/ldz003. PMID：30753334.

［58］ Gaspoz JM. Smarter medicine：do physicians need political pressure to eliminate useless interventions? Swiss Med Wkly，2015，145：w14125. doi：10. 4414/smw. 2015. 14125. PMID：25811142.

［59］ Neuner-Jehle S，Senn O，Rosemann T. Neue "Choosing wisely" Empfehlungen zu unangemessenen medizinischen Interventionen：Sicht von Schweizer Hausärzten［New "choosing wisely" recommenda-tions of inappropriate interventions：the perspective of general practioners in Switzerland］. Z Evid Fortbild Qual Gesundhwes，2016，118-119：82-86. German. doi：10. 1016/j. zefq. 2016. 09. 001. Epub

2016，PMID：27987574.

［60］ Welge-Lüssen A，Baumann A，Tasman AJ，et al. Smarter Medicine in der ORL ［Smarter medicine in Oto-rhinolaryngology-Top 5 List］. Ther Umsch，2021，78（7）：381-388. German. doi：10. 1024/0040-5930/a001288. PMID：34427108.

［61］ Bianchi C，Blondet F，Aebischer O，et al. Comment lutter contre la surmédicalisation àl'hôpital ? - Exemple des neuroleptiques dans l'état confusionnel aigu ［How to fight against overtreatment ? Example of neuroleptic prescriptions for acute delirium］. Rev Med Suisse，2020，16（716）：2248-2252. French. PMID：33237641.

［62］ The Progress of Preventive Medicine and Sanitary Measures：Being the Thruston Speech on the Wendy Commemoration at Caius College. Br Foreign Med Chir Rev，1857，19（38）：364-374. PMID：30163979；PMCID：PMC5183351.

［63］ Stokes J 3rd，Noren J，Shindell S. Definition of terms and concepts applicable to clinical preventive medicine. J Community Health，1982，8（1）：33-41. doi：10. 1007/BF01324395. PMID：6764783.

［64］ Petrilli FL. Medicina preventiva dell'ambiente e della collettività ［Environmental and social preventive medicine］. Minerva Med，1976，67（2）：104-112. Italian. PMID：1250508.

［65］ Elements of Psychological Medicine：an Introduction to the Practical Study of Insanity，Adapted for Students and Junior Practitioners. Br Foreign Med Chir Rev，1854，13（25）：181-182. PMID：30164432；PMCID：PMC5185429.

［66］ Kroenke K. Psychological medicine. BMJ，2002，324（7353）：1536-7. doi：10. 1136/bmj. 324. 7353. 1536. PMID：12089075；PMCID：PMC1123487.

［67］ Gask L，Usherwood T. ABC of psychological medicine. The consultation. BMJ，2002，324（7353）：1567-9. doi：10. 1136/bmj. 324. 7353. 1567. PMID：12089097；PMCID：PMC1123505.

［68］ Price J，Leaver L. ABC of psychological medicine：Beginning treatment. BMJ，2002，325（7354）：33-5. doi：10. 1136/bmj. 325. 7354. 33. PMID：12098729；PMCID：PMC1123550.

［69］ Mayou R，Farmer A. ABC of psychological medicine：Functional somatic symptoms and syndromes. BMJ，2002，325（7358）：265-8. doi：10. 1136/bmj. 325. 7358. 265. PMID：12153926；PMCID：PMC1123778.

［70］ Walker J，Burke K，Toynbee M，et al. The HOME Study：study protocol for a randomised controlled trial comparing the addition of Proactive Psychological Medicine to usual care，with usual care alone，on the time spent in hospital by older acute hospital inpatients. Trials，2019，20（1）：483. doi：10. 1186/s13063-019-3502-5. PMID：31391073；PMCID：PMC6686488.

［71］ Gracia-García P，Modrego P，Lobo A. Apathy and neurocognitive correlates：review from the perspective of 'precision psychiatry'. Curr Opin Psychiatry，2021，34（2）：193-198. doi：10. 1097/YCO. 0000000000000677. PMID：33395095.

［72］ Wiersma D. Rehabilitation：new term for or further development of social psychiatry? A Dutch perspective. Int Rev Psychiatry，2008，20（6）：540-5. doi：10. 1080/09540260802565513. PMID：19085411.

［73］ Smith GC. Consultation-liaison psychiatry：an international perspective. Seishin Shinkeigaku Zasshi，2003；105（3）：312-9. PMID：12728517.

［74］ Mautner S，Lachman M，Kaplan Z，et al. ［Psychiatric advance directives-medical models into psychiatric medicine］. Harefuah，2014，153（1）：39-42，64. Hebrew. PMID：24605406.

［75］ Gitlin DF，Levenson JL，Lyketsos CG. Psychosomatic medicine：a new psychiatric subspecialty. Acad Psychiatry，2004，28（1）：4-11. doi：10. 1176/appi. ap. 28. 1. 4. PMID：15140802.

[76]　Wise TN. Update on consultation-liaison psychiatry（psychosomatic medicine）. Curr Opin Psychia-
try，2008，21（2）：196-200. doi：10. 1097/YCO. 0b013e3282f393ae. PMID：18332670.

[77]　Abrahamian H，Lebherz-Eichinger D. The role of psychosomatic medicine in intensive care units. Wien
Med Wochenschr，2018，168（3-4）：67-75. English. doi：10. 1007/s10354-017-0575-1. Epub_2017_Jun
14. PMID：28616666.

[78]　Deter HC，Orth-Gomér K，Wasilewski B，et al. The European Network on Psychosomatic Medicine
（ENPM）-history and future directions. Biopsychosoc Med，2017，11：3. doi：10. 1186/s13030-016-
0086-0. PMID：28149323；PMCID：PMC5267402.

[79]　Huffman JC，Niazi SK，Rundell JR，et al. Essential articles on collaborative care models for the
treatment of psychiatric disorders in medical settings：a publication by the academy of psychosomatic
medicine research and evidence-based practice committee. Psychosomatics，2014，55（2）：109-
22. doi：10. 1016/j. psym. 2013. 09. 002. Epub 2013 Dec 25. PMID：24370112.

[80]　Nisavic M，Shuster JL，Gitlin D，et al. Readings on psychosomatic medicine：survey of resources
for trainees. Psychosomatics，2015，56（4）：319-28. doi：10. 1016/j. psym. 2014. 12. 006. Epub
2014，PMID：26002223.

[81]　Biofeedback：behavioral medicine. The clinical uses of biofeedback training in medicine and psychia-
try. Semin Psychiatry，1973，5（4）：361-570. PMID：4770568.

[82]　Behrman P，Fitzgibbon ML，Dulin A，et al. Society of behavioral medicine statement on COVID-19
and rural health. Transl Behav Med，2021，11（2）：625-630. doi：10. 1093/tbm/ibaa114. PMID：
33289790；PMCID：PMC7798550.

[83]　Davis MJ，Addis ME. Predictors of attrition from behavioral medicine treatments. Ann Behav Med，
1999，21（4）：339-49. doi：10. 1007/BF02895967. PMID：10721442.

[84]　Swedish Council on Health Technology Assessment. Computer-Based Cognitive Behavioral Therapy
for Anxiety Disorders or Depression［Internet］. Stockholm：Swedish Council on Health Technology
Assessment（SBU），2007. SBU Alert Report No，2007-03. PMID：28876794.

[85]　Dedert E，McDuffie JR，Swinkels C，et al. Computerized Cognitive Behavioral Therapy for Adults
with Depressive or Anxiety Disorders［Internet］. Washington（DC）：Department of Veterans Af-
fairs（US），2013. PMID：25590119.

[86]　Young C，Campbell K. Internet-Delivered Cognitive Behavioral Therapy for Post-Traumatic Stress
Disorder：A Review of Clinical Effectiveness［Internet］. Ottawa（ON）：Canadian Agency for Drugs
and Technologies in Health，2018. PMID：30896898.

[87]　Berger H. Lehrmedizin und Heilkunst［Academic medicine and the art of healing］. Hippokrates，
1953，24（5）：153-4. Undetermined Language. PMID：13068848.

[88]　Bouchard B. The future of academic medicine within the health care system in Canada. Clin Invest
Med，1992，15（3）：197-203. English，French. PMID：1638786.

[89]　Druss BG，Marcus SC. Academic medicine：who is it for? Funding gap between clinical and basic sci-
ence publications is growing. BMJ，2005，330（7487）：360-1；discussion 363-4. doi：10. 1136/
bmj. 330. 7487. 360-b. PMID：15705698；PMCID：PMC548772.

[90]　The Free Dictionary［Internet］. "Translational Medicine". Wikipedia. org，Wikimedia，2014.

[91]　The Free Dictionary［Internet］. "Integrative Medicine". American Heritage® Dictionary of the Eng-
lish Language，Fifth Edition，Houghton Mifflin Harcourt Publishing Company，2011.

[92] Maciocco G. A trent'anni da alma ata. Cure primarie: evoluzione storica e prospettive [Alma Ata 30 years on. Evolution and perspectives of primary health care]. Ann Ig, 2008, 20 (4): 389-99. Italian. PMID: 19014109.

[93] BERGERON M. Le problème bio-psycho-social des fugues et du vagabondage juvéniles [Bio-psycho-social problem of juvenile vagabondage]. Med Gen Fr, 1951, 11 (4): 77-81. Undetermined Language. PMID: 14842278.

[94] Schneider PB. A propos des relations de la psychothérapie avec la médecine et la psychiatrie [The relationship of psychotherapy to medicine and psychiatry]. Schweiz Arch Neurol Neurochir Psychiatr, 1981, 128 (2): 227-37. French. PMID: 7256218.

[95] Nagai R. [Integration of clinical and basic medicine]. Hokkaido Igaku Zasshi, 2014, 89 (1): 5-7. Japanese. PMID: 25039100.

2. 卡普兰-费希尔规则有哪些?

2021年4月23日是一个普通的周五。不过早晨看到了我的北京医科大学同窗、北京大学第一医院神经内科孙葳医生的朋友圈——卡普兰-费希尔规则（Caplan-Fisher Rules）。

费希尔教授是美国麻省总医院神经医学专家。1980年9月7日，他的同事们准备了庆祝会，隆重庆祝费希尔教授退休。他的学生、追随者——Louis R. Caplan（我们译作卡普兰）教授在庆祝会上致辞。卡普兰教授目前就职于美国波士顿一家医学中心。他追随费希尔教授多年，多次领略费希尔教授在床旁、在实验室、在学术会议的学术时刻、专业风范。他的致辞总结了费希尔教授专业工作的指导原则（guiding principles）——17条规则（17 rules），并于1982年正式发表[1]，命名为费希尔规则。

2012年费希尔教授故去，卡普兰教授与其他专家撰文纪念[2]。文章回顾了费希尔教授的生平、褒扬了其卓越贡献，并再一次提及费希尔规则。

23日一早，孙葳医生的朋友圈转发了新版本规则。这时候已经有所扩展，为20条，命名为卡普兰-费希尔规则（Caplan-Fisher Rules)![3]

这些规则不仅仅局限于神经内科，对整个临床医学工作（临床医学专业、辅助专业）都有裨益。现翻译如下。

卡普兰-费希尔规则（Caplan-Fisher Rules）

按：其一，20条规则的原文没有编号，译文的编号是译者加注。17条规则的原文有编号。

其二，20条规则的原文，在每一条规则下面都有1~2段短则3行、长则20余行的阐述。建议阅读原文。

◇The bedside can be your laboratory: study the patient seriously.

① 床旁可以成为你的实验室：认真地研究患者。

按：对应 17 条规则的第 1 条。

卡普兰教授提到，有的医生在实验室特别严谨，在床旁却处于混乱状态。他建议要严谨地、系统化地进行临床观察。

◇Describe quantitatively and precisely.

② 定量而精准地进行描述。

按：对应 17 条规则的第 6 条。

◇Pay particular attention to the specifics of the patient with a known condition and diagnosis; it will help later when similar phenomena occur in an unknown case.

③ 对已知病情和诊断的患者，要特别关注其特殊之处；日后对未知患者出现的类似现象，会有帮助。

按：对应 17 条规则的第 13 条。

◇The details of the case are important: their analysis distinguishes the expert from the journeyman.

④ 病例细节是重要的：对细节的分析是专家与熟练工的不同。

按：对应 17 条规则的第 7 条。

journeyman 是学徒，这里译为熟练工。

前四条都是说精细、定量描述、特别关注。相比较而言，国内的医生过于忙碌（当然主要不是医生自身的原因），没有时间这样。如果上级医生也没有有效地识别出细节要点并给予提示，年轻医生可能会漏掉。

◇Settle issues as they arise at the bedside.

⑤ 当床旁出现问题时，要在床旁解决问题。

按：对应 17 条规则的第 2 条。

◇The clinical course of a condition is often key to arriving at a diagnosis.

⑥ 病情的临床过程通常是逐步确定诊断的关键。

按：17 条规则里没有这一条。

病情是动态连续演变的。关键的横断面固然重要，演变的连续性也很重要，要有整体观。

◇Resist the temptation to prematurely place a case into a diagnostic cubbyhole that fits poorly.

⑦ 抵制这样的诱惑——过早地把一个病例放到不适合的"小盒子"里。

按：对应 17 条规则的第 15 条。

prematurely：有"早熟"的意思，此处译为"过早地"更适合。

cubbyhole：小房间、小空间，此处指过早地缩窄思考范围。

◇Make hypotheses and then try as hard as you can to disprove them：find the exception before accepting a hypothesis as valid in arriving.

⑧ 提出假设，然后尽你所能去反驳它：在接受一个假设的有效性之前，先找出例外。

按：对应 17 条规则的第 3 条。

这一条适合于一切对未知的探索。

◇At a clinical diagnosis，think of the 5 most common findings (historical，physical examination，or laboratory) found in a given disorder；if at least 3 of these 5 are absent in a given patient，the diagnosis is likely to be wrong.

⑨ 进行临床诊断时，思考特定疾病中 5 个最常见的表现（病史、体格检查或实验室检查）；如果在特定疾病患者中 5 个最常见的表现缺失 3 个或更多，那诊断可能是错误的。

按：对应 17 条规则的第 5 条。

◇Care of stroke and other patients is inherently simple.

⑩ 卒中和其他患者的照护本质上是简单的。

按：17 条规则里没有这一条。

我理解是技术角度。关怀、博爱的角度，不能用 simple 来形容。

◇Collect and categorize phenomena：their mechanism and meaning may become clearer later if enough cases are gathered.

⑪ 搜集现象并分类：当收集到足够多的病例时，其机制和意义可能会逐渐清晰。

按：对应 17 条规则的第 8 条。

◇Learn from your own past experiences and that of others (literature and experienced and respected colleagues).

⑫ 向你自己过去的经历、其他人的经历（包括文献、有经验并得到他人尊敬的同事）学习。

按：对应 17 条规则的第 10 条。

◇Be a good listener；even from the mouths of beginners may come wisdom.

⑬ 作一个好的倾听者，即使是初学者的表达，也可能激发智慧。

按：对应 17 条规则的第 14 条。

特别支持这一条！初学者也有思考，思考也不乏价值。但初学者思考的价值需要表达的机会，需要有经验的宽容的专家进行判断。

◇Fully accept what you have heard or read only when you have verified it yourselves.

⑭ 只有当你自己验证了所听和所读，你才可以完全接受它。

按：对应 17 条规则的第 9 条。

这一条特别类似于王守仁（即王阳明）的知行合一思想。

◇Always be working on one or more projects: it will make the daily routine more meaningful.

⑮ 始终针对一个或多个项目进行工作，这会让每日的常规工作更有意义。

按：对应 17 条规则的第 4 条。

◇Didactic talks benefit most the lecturer: we teach others best by listening, questioning, and demonstrating.

⑯ 教学讨论对讲者最有益：我们通过倾听、提问和展示，将最好的传授给他人。

按：对应 17 条规则的第 11 条。

一开始用的是 talk，不是 lecture 或 speech，说明不是典型的演讲。

我最喜欢的就是专业讨论模式：不是大型讲座那种蜻蜓点水象征性的提问方式，而是小范围的，以讨论为主，类似于古代的"问难"。

◇Remain an eternal and eager student.

⑰ 保持学生状态——持之以恒、热切渴望。

按：17 条规则里没有这一条。

◇Write often and carefully; let others gain from your work and ideas.

⑱ 经常、认真地记录，让他人从你的工作和思考中获益。

按：对应 17 条规则的第 12 条。

◇Maintain a lively interest in patients as people.

⑲ 把患者当作人对待，保持对患者作为人的鲜活兴趣。

按：对应 17 条规则的第 17 条。

不因病忘人，要以人见病，由病及人。

学习至此，我发现 20 条规则的原文只有 19 条。和 17 条规则一一核对，发现 17 条规则中的第 16 条，在 20 条规则里没有。内容如下：

◇The patient is always doing the best he can.

患者总会尽他最大的努力。

是漏印了吗？给卡普兰教授发邮件，回复是：I did edit so the two are different. I counted the 10 commandments of doctoring is ♯20. 前一句的 two，指 17 条和 20 条两篇文献。后一句提到，行医十诫（The 10 Commandments of Doctoring）是第 20 条。上面一句为什么删去了呢？原文的阐述也很短：给予支持！不要对患者和家属发怒。我理解，这一条相对次要，可能不需要强调；而且神经科患者很多有意识障碍，不太可能尽最大努力。

而在新版的第 19 条之后，确实是行医十诫。卡普兰教授提示，第 20 条规则是行医十诫的修订形式（modified form）。行医十诫见于第三版 *The effective Clinical Neurologist*[4]。该书有中译本——孙葳医生也转发了，中译本名为《做称职的临床神经科医生》[5]。

⑳ 行医十诫（The 10 Commandments of Doctoring）

按：其一，行医十诫的内容，原文有编号，译文则顺延上面编号。

其二，原文在每一诫下面没有文字阐述。

a. Always ask：What would I want were I or one of my loved ones the patient?

经常问一下：如果我或我所挚爱的人是患者，我会怎么去做？

按：这就是所谓换位思考。一切关于人的领域（无论是社会、历史、教育，还是医学、经济、军事、体育竞赛等），换位思考都是一种工作、研究、思考、决策的方法，类似同理心。

b. Care about the patient and show it.

关心患者，并表现出来。

按：表现出来特别重要。注意不是表演，而是正常、真实地表现出来，让患者、家属明确地感知到来自医务人员的服务和关心。很多领域都是这样，比如家庭教育。

c. Listen to each patient. They want to tell you about their disease and about themselves.

倾听每一位患者，他们想告诉你他们的疾病和他们自己的情况。

按：有时候，患者最需要的是倾听，而医生最缺少的是时间。

d. Be thorough. Check and doublecheck.

要彻底。检查、反复检查。

按：doublecheck 是重复检测，翻译为反复检查更合实际，更体现内涵。

e. Be honest and straightforward.

要诚实而坦率。

按：可以翻译为坦诚，但还是一一对应更好一点。

如果医患关系紧张，坦诚就会打折扣。

f. Give the patient and the problem enough time.

留给患者和问题足够多的时间。

g. Always deliver to all patients：Respect，Kindness，Interest，Thoughtfulness，Concern，Attention，and Empathy.

始终向所有患者传达尊重、友善、兴趣、周到、关心、关注和同情。

h. Learn as much about the patient as about the disease the patient has.

尽可能多地了解患者，就像了解患者的病情那样。

i. Be a teacher. Doctors need to teach patients and their families about their disease and its likely course and management，and about their health and their risks of illness.

成为一名教师。医生需要告诉患者及其家属他们的疾病及其可能发生的过程和处置、他们的健康和疾病风险。

按：充分告知，获得患者和家属的充分理解，非常重要。

j. Ensure that the patient and their loved ones understand that they are empowered to control their risk factors and health measures to optimize their condition. You and they are active partners in health care decisions.

确保患者和他所挚爱的人能够了解——他们有权控制自己的风险因素和健康措施，以便优化改善自己的状态。在医疗保健决策中，你和他们是积极的合作伙伴。

按：一般而言，决策权在患者和家属手里，而非医生替代决策。医生只是针对专门问题的专业化参谋。医生自己很难把握这样的角色，也不太容易控制自己的过度医疗。

上面是卡普兰-费希尔规则和行医十诚。

参考文献

[1] Caplan LR. Fisher's Rules. Arch Neurol，1982，39（7）：389-90. doi：10. 1001/archneur. 1982. 00510 190007001. PMID：7103766.

[2] Caplan LR，Mohr JP，Ackerman RH. In memoriam：charles miller fisher，MD（1913—2012）. Arch Neurol，2012，69（9）：1208-9. doi：10. 1001/archneurol. 2012. 1743. PMID：23753916.

[3] Caplan L. Caplan-Fisher Rules. Stroke，2021，52（5）：e155-e159. doi：10. 1161/STROKEAHA. 121. 035017. Epub 2021，PMID：33840226.

[4] Caplan LR，Hollander J. The Effective Clinical Neurologist. 3rd ed. PMPH，2011.

[5] Caplan Louis R，Joshua Hollander. 做称职的临床神经科医生. 高旭光译. 北京：人民卫生出版社，2006.

3. 什么是精准检验医学？什么是精准临床微生物学？

目前，医学处在循证医学（evidence-based medicine，EBM）时代向精准医学（precision medicine，PM）时代转变的阶段。

循证医学的证据，主要是随机对照试验（randomized controlled trial，RCT）和荟萃分析（meta-analysis）。当然，也不仅仅是这二者。PubMed 数据库中无限制检索，第一篇涉及 randomized controlled trial 的文章是 1960 年发布的。1965 年 39 篇，1966 年 194 篇，1976 年超过千篇，发展非常快。涉及 meta-analysis 的第一篇文章是 1966 年发布的，1988 年过百篇，1997 年超过千篇，也很迅速。涉及 evidence-based medicine 的第一篇是 1974 年发布的，题目或摘要含有该词组检索，第一篇是 1992 年发布的，1994 年 12 篇，1995 年 78 篇，1996 年 243 篇，1998 年超过千篇。可见从 1994 年后迅速增加，1994 年是转折点。

目前，循证检验医学（evidence-based laboratory medicine）理念已经逐渐深入，百余篇英文文献涉及。但循证临床微生物学（evidence-based clinical micro-biology，EBCM）和循证微生物学（evidence-based microbiology，EBM），PubMed 中的文献还没有这两个词组，但其理念在实际工作中已经深入展开。曲霉菌病欧洲指南《曲霉菌病的诊断和处置：2017 年 ESCMID-ECMM-ERS 指南》[1]，里面基于证据对检查项目进行评价、给出推荐，说明 EBCM 理念已经实践很久了。

EBM 发展到今天，业界出现了 4P 的医学模式——predictive、precise、pre-ventive、personalized——可预测、精准、可预防、个体化，概括起来即为精准医学、个体化医学（personalized medicine 或 personalised medicine）。精准医学和个体化医学是同义词，指的是从基因层面确定一个人的疾病特点（易感性、药物靶点等）。

第一篇涉及 precision medicine 的文章发布于 1979 年，这竟然是一篇中医针灸文章，摘要有检索词；第一篇涉及 personalized medicine 的文章发布于 1971 年，题目中有检索词。精准医学和 EBM 增加模式一样，也是短期迅速增加：

2007 年 3 篇，2008 年 24 篇，2009 年 234 篇，2011 年超过千篇，2008 年是转折点。关于个体化医学这个词的文献数量增加比较平缓，2000 年 8 篇，2012 年才超过千篇。

到 2021 年 5 月 26 日检索日，以 precision medicine 无限制检索，有 37649 篇，题目中有此词组的 3710 篇，MeSH 索引词（MeSH Terms）里有此词组的 23011 篇；以 personalized medicine 和 personalised medicine 无限制检索，有 21305 篇，题目中有此词组的 3581 篇。但奇怪的是，在 MeSH 三种检索方式（MeSH Terms，MeSH Major Topic，MeSH Subheading）里都是 0。也就是说，MeSH 还没有 personalized medicine 或 personalised medicine 这个词组！建议业界：首选"个体化精准医学（personalized-precision medicine）"，次选"精准医学"，兼顾"个体化医学"。

美国于 2015 年已经启动了精准医学计划（Precision Medicine Initiative），中国等也启动了相应计划。

检验医学是临床医学的分支之一。临床医学发展到精准医学阶段，检验医学也向精准检验医学方向前进。

精准检验医学对应"precision laboratory medicine""precision clinical laboratory science"。个体化检验医学对应"personalized laboratory medicine""personalized clinical laboratory science""personalised laboratory medicine""personalised clinical laboratory science"。用这些词汇在 PubMed 数据库检索（2021 年 5 月 26 日检索），文献很少——前两个词、后两个词的检索结果为 0，中间两个词的检索结果有 7 篇，看来处于刚刚起步阶段。

欧洲临床化学和检验医学联合会（European Federation of Clinical Chemistry and Laboratory Medicine，EFLM）与欧洲药物基因组与个体化治疗学会（European Society of Pharmacogenomics and Personalised Therapy，ESPT）联合成立了个体化检验医学联合工作组（Joint Working Group on Personalized Laboratory Medicine，WG-PLM）。

在万方数据和中国知网中，用"精准检验医学""精准医学检验""精准临床检验""个体化检验医学""个体化医学检验""个体化临床检验"检索（2021 年 5 月 26 日检索），相关文献很少。2 篇文章题目出现了检索词，一篇讨论的是室间质评，另一篇讨论的是技术应用；2 篇文章摘要出现了检索词，一篇文章题目出现"个体化检验诊断"，讨论机遇、挑战；相关文献有 2 篇，讨论精准医学或个体化医学与检验医学，其中一篇文章在讨论了精准医学概念后，给出了"个体化检验诊断"的概念、重点内容和方向、挑战等。这些文章涉及精准检验医学的内容，但都没有在学科层面进行总结、阐述，也没有明确个体化检验医学等概念。

我们理解，个体化检验医学（PLM）指临床检验医学领域内，通过分子生物学、生物信息学、组学（包括多组学）、人工智能等手段，获得检查对象个体的精准信息（主要是基因层面，也包括蛋白质、糖类、脂类等分子层面），来辅助临床的诊断、治疗、预防、控制等。循证检验医学相当于是基于证据的群体检验医学。精准检验医学相当于是基于证据（主要是基因层面证据）、基于循证医学的个体检验医学。精准检验医学与循证检验医学并存，并以之为基础。精准检验医学是循证检验医学之后的检验医学发展新阶段。

临床微生物学为感染性疾病的诊断、治疗、预防、控制提供证据，是目前检验医学九大分支之一。PubMed 中用 "precision clinical microbiology" "precision microbiology" "personalized clinical microbiology" "personalized microbiology" "personalised clinical microbiology" "personalised microbiology" 6 个词组分别检索（2021 年 5 月 26 日检索），检索结果极少。建议业界：首选名词为"精准临床微生物学"，而且要有"临床"一词，避免误解。

我们理解，PLM 是精准医学、精准检验医学理念在临床微生物学领域的体现、运用，基于循证医学和循证临床微生物学，为感染性疾病等临床疾病的诊断、治疗、预防、控制，提供人体、微生物的个体化、精准化的（主要是基因层面、分子层面的）证据。

PLM 内容包括人体方面和微生物学方面。前者如感染性疾病的易感因素、炎症指标、预后因素等。狭义角度——也是重点、标志——是个体组学（individual omics）信息、多组学（multiomics）信息等；广义角度是个体的全部生物医学特征中，与感染性疾病、微生物学有关的信息，可参考王辉教授和陈宏彬教授文章[2]。微生物学方面具体包括致病菌信息、菌群生态信息、流行病学信息等。也是从基因组到表型的整体性涵纳，重点也是基因组学。微生物学方面文章、实践太多了，比如 mNGS。

在万方数据和中国知网中，用"精准微生物学""个体化微生物学""精准临床微生物学""精准微生物学检验""精准微生物检验""个体化临床微生物学""个体化微生物学检验""个体化微生物检验"检索（2021 年 5 月 26 日检索），基本没有相关文献——都没有检索词直接对应。一篇相关文献阐述精准病原学检查在感染性疾病诊治中的价值。学习其内容可知，此处精准指一般意义上的精细、准确，不是精准医学的专业含义。**由此可知，精准临床微生物学（precision clinical microbiology，PCM）概念，在国内尚属空白。**

新技术临床应用成熟的标志，是走入临床实践指南。就临床实际工作而言，基因检测组学技术中在临床应用最多、相对最成熟的是 mNGS 技术。目前国际上，mNGS 技术有实验室推荐（约 7 篇），还没有临床共识和临床实践指南。最近新出临床病毒学领域高通量 mNGS 应用推荐（Ⅰ[3] 和 Ⅱ[4] 两部分），值得关注。

国内 mNGS 技术有实验室共识、临床共识，但没有临床指南。截止到 2021 年 5 月 26 日，中文数据库共发现 7 篇共识。单纯的实验室共识有 1 篇——《微生物组测序与分析专家共识》。临床共识有 2 篇，分别针对重症感染、急危重症感染。实验室和临床共识有 4 篇，分别是 2020 年 9 月发布的江苏共识、2020 年 11 月发布的中华传染病杂志张文宏教授共识、2020 年 12 月发布的中华检验医学分会鲁辛辛教授共识、2021 年 2 月发布的中华检验医学分会王辉教授共识。

上面是相关概念的梳理。**国内还没有精准临床微生物学的概念、阐述，愿以微薄之力，呼吁大家重视和发扬。**

引申一下。

（1）逻辑上还可以深入一点：是否存在个体完全独特的分子标志呢？理论上肯定是有。但一方面无法验证，另一方面和疾病不一定有对应关系。换句话说，目前肿瘤学、优生优育、感染病等领域，所谓的个体化医学的精准证据（基因证据）都是共性的，当然只是"小范围"共性。

这其实意味着，在具体基因层面、分子层面，其实还是共性医学，不是"个体化"医学。当然，这只是逻辑上的极端化推导。一方面，一个人会有多个具体精准证据，而多个精准证据的组合是这个人独一无二的，跟指纹一样。这也是个体化的含义。另一方面，个体化也是宏观层面的表述——作为人的整体，这和精准医学狭义上单指基因有所不同。

（2）4P 中的可预测，其实是遗传学。遗传学在临床上，一般理解是典型的遗传性疾病。以前，普通的心血管疾病、肺部疾病、感染性疾病，没有谁会特别关注遗传学。但精准医学指的就是基因层面。这样个体化的遗传特点，是题中应有之义。这意味着，遗传学在临床上会广泛深入到各临床科室。

具体情境，比如一个个体完成基因组测试后，就可以知道他的感染病易感性。比如 COVID-19 开始流行时，这个个体比别人容易罹患、罹患后容易危重，就可以预测了。

（3）4P 中的可预防，是感染防控学内容，涉及基因编辑、基因治疗。2018 年贺某"基因编辑婴儿事件"不符合医学伦理学和现行法律，受到批判自是应得。这件事的结果之一，是让大众都知道了基因编辑、基因治疗。不过现实来看，基因编辑与基因治疗距离广泛实用还很远。由此可知，精准医学需要走的路还很长，而且也不仅仅是诊断学，治疗学是必然内容。俟未来！

（4）PCM 辅助肿瘤学等非感染性疾病。我们知道肿瘤性疾病很多是微生物引起的，如肝癌（HBV、HCV）、卡波西肉瘤（HHV-8）。此外，微生态学研究发现，微生物组和很多心身疾病（如抑郁症、代谢综合征、炎症性肠病、帕金森病、心血管疾病等）有关。在这些领域，PCM 自然可以起到应有的辅助作用。

这对临床微生物学来说，是比较大的转变，是从感染病学走向更广阔的临床医学领域。

（5）精准医学时代的循证医学。EBM针对群体，避免个体的变异影响整体的判断，而精准医学针对个体/小群体，二者是矛盾的两个方面。医学发展从矛盾的一个方面发展到另一个方面，是必然的。

EBM是获得群体证据的良好方法。精准医学时代，群体性医学难题并没有完全解决。所以，EBM和精准医学必然长期共存。

而且，上文提到，分子证据、基因证据必然是（或者保守地说，多数是）共性的，所以这个共性的证据本身也可以以EBM方式进行临床评价。

EBM对群体、精准医学对个体是矛盾的两方面，从哲学上讲，二者也必然共同存在。

反之，在循证医学时代，是不是没有个体化医学呢？显然不是，每位患者都是一个个体——这是客观事实。而且基因检测，也早已经开展。只是之前，基因层面证据的存在范围小、影响力小而已。

参考文献

[1] Ullmann AJ，Aguado JM，Arikan-Akdagli S，et al. Diagnosis and management of Aspergillus diseases: executive summary of the 2017 ESCMID-ECMM-ERS guideline. Clin Microbiol Infect，2018，Suppl 1：e1-e38. doi：10.1016/j. cmi. 2018. 01. 002. Epub 2018，PMID：29544767.

[2] Chen H，Yin Y，Gao H，et al. Clinical Utility of In-house Metagenomic Next-generation Sequencing for the Diagnosis of Lower Respiratory Tract Infections and Analysis of the Host Immune Response. Clin Infect Dis，2020，71（Suppl 4）：S416-S426. doi：10.1093/cid/ciaa1516. PMID：33367583.

[3] López-Labrador FX，Brown JR，Fischer N，et al. Recommendations for the introduction of metagenomic high-throughput sequencing in clinical virology，part Ⅰ：Wet lab procedure. J Clin Virol，2021，134：104691. doi：10.1016/j. jcv. 2020. 104691. Epub 2020，PMID：33278791.

[4] de Vries JJC，Brown JR，Couto N，et al. Recommendations for the introduction of metagenomic next-generation sequencing in clinical virology，part Ⅱ：bioinformatic analysis and reporting. J Clin Virol，2021，138：104812. doi：10.1016/j. jcv. 2021. 104812. Epub 2021，PMID：33819811.

4. 临床微生物学进阶有哪三阶段？

临床微生物学本于科学、用于医学，作用明确而范围清晰有限。

前提

理念一——整体微生物学理念：双峰二水，和而不同，一源多流，分而协同。

① 微生物包括病毒、细菌（普通细菌、分枝杆菌属、诺卡菌、放线菌、厌氧菌、螺旋体、支原体、衣原体、立克次体、惠普尔养障体等）、真菌、寄生虫，也包括少见的藻类、朊病毒等，是一个整体。

② 临床微生物学，与检验医学、临床医学（主要是感染病学）、临床医学其他辅助学科（病理学、药学）、预防医学等是一个整体。

③ 临床微生物学，与基础微生物学、其他微生物学等是一个整体。

④ 微生物与人类个体、群体、微生态及生态、环境自然是一个整体，这与中医所谓天人合一的观念一致。西医所谓公共卫生（public health），其中涉及微生物学、传染病、微生态的部分。王辰院士强调群医学（population medicine）（文末有说明）。我们理解，王院士也是在强调整体性——健康的整体性、医学的整体性。

⑤ 微生物于人，有的有益处，有的有害处，有的无关。正反作用、动态平衡、消长盈亏是一个整体。

⑥ 微生物的鉴定、性质判断（如耐药性），多种手段并存，是一个整体。

理念二——证据理念：内科诊治一定要基于客观的证据。过度主观、逻辑多次推导，可能会背离事实。感染性疾病三大证据如下。

① 微生物学证据。

② 循证医学证据：这是群体规律，基于临床实践指南、meta 分析和 RCT 研究、真实世界研究。

③ 个体化精准医学和下一代医学证据：这是个体特点（本质上是小群体规律），基于下一代测序技术、组学理念等。

理念三——分级理念：感染性疾病诊治防控是分级的，对应的微生物学证据也分级。人类对事物的认识规律，就是越来越细。不知道分级，等于不知道微生物学和感染病学进展。本文也是分级。一般而言，诊治和微生物学证据分级包括如下。

① 初拟诊断：没有微生物学证据（依据临床表现＋非特异性检查），对应经验治疗。

② 极似诊断：有初步的微生物学证据，对应抢先治疗。

③ 确定诊断：有确诊性微生物学证据，对应靶向治疗。

初阶

（1）本——君子固本

① 基本染色：革兰染色、抗酸染色、KOH、棉蓝染色、墨汁染色、瑞氏染色。

说明：细菌性阴道病靠涂片确诊。男性生殖道分泌物 PMN 吞噬淋菌、脑脊液墨汁染色见到隐球菌，二者是确诊性证据。对应患者群和临床表现，脑脊液革兰阴性肾形双球菌或革兰阳性矛头双球菌也有很高的诊断价值（容易发生错误，需要经验）。粪便革兰染色，国际上没有这个检查。女性生殖道微生态是国内热点，国际临床罕用。吸入性肺炎，涂片和培养结果不一致（涂片有多样性，可能有病原提示；培养一般是口咽部正常菌群，无提示）。

② 基本培养：血培养，血平皿、中国蓝/麦康、巧克力平皿、SS/XLD、沙保弱平皿（念珠菌属、曲霉属、隐球菌属），淋菌培养，支原体培养。

说明：粪便培养，其实是靶向培养。没有阴道/宫颈分泌物普通培养，没有咽拭子普通培养。

③ 基本鉴定：底物色原法、显色培养基、免疫法、药敏法（奥普托欣、杆菌肽；一些天然耐药的药物如果做了药敏试验，结果不矛盾）等。

说明：整体观念，不以单一证据为唯一根据。

④ 基本感染免疫学：淋病奈瑟球菌、艰难梭菌（CD）、霍乱、隐球菌、布鲁菌、呼吸道流感病毒、乙型肝炎病毒五项、HIV、HCV……

说明：考虑地区流行病学，但不是必需的。结核抗体已经淘汰。感染免疫学检测，有一些实际上不归属细菌室。但细菌室从业同仁要拓宽视野——把免疫室检测结果等纳入整体，综合考虑。感染、微生物学是一个整体。

⑤ 基本药敏：CLSI M100 文件（只对部分常见细菌）与念珠菌（最常见真菌）相关的药敏，是最基本的药敏试验。

⑥ 炎症指标和其他检验医学指标：血小板压积（PCT）、CRP（C 反应蛋白）、IL；血液学、凝血、化学、免疫学等。

关键：搞清楚上面①～⑤的来龙去脉、临床应用就很不容易；质量控制；标准菌株反复试、观察，与资料反复核对、互相启发；知道自己专业工作的范围、作用、职责在哪里，能做什么，不能做什么，什么有把握，什么没有把握。

（2）源——丽水源头

① 适应证

说明：关于适应证角度没有好的综合性文献，须自行汇集。王辉教授组织血培养共识撰写，对适应证部分有所调整[1]。

② 样本：血液、咳痰/抽吸痰、尿、粪便、伤口拭子、生殖道分泌物、脓肿、正常无菌体液。

说明：分泌物——过于笼统。痰要进行质量判断。

③ 报告：有用、无错、规范、及时、灵活。

学习材料：样本行标、样本共识、IDSA/ASM 共识[2]；MCM12 关于样本的章节；王辉教授两个报告共识。

关键：样本——目标；报告——落实上面文献的要求，尽可能无错。

（3）道——指南医道

① 微生物学解释：样本解释、结果解释（不仅仅是自己完成的，也包括不完整的），回答各种专业提问、质疑。

② 感染病会诊：阅读大病历和会诊病历的能力；在（明确的或假设的）感染病前提下，给予会诊建议。

③ 依从指南：指南医学（guideline-based medicine）的时代。最高级文本是英文领域的临床实践指南，中文领域部分临床实践指南也已经达标。其他包括meta 分析、一般指南和指引、共识、标准、推荐等。

学习材料：MCM12、PPID9、《哈里森感染病学》、热病手册等；各种临床实践指南、共识、行标；参与会诊的建议[3]。

关键：解释——病原谱和药敏结果［耐药（R）、中介（I）、敏感（S）］；会诊——一定要主动参与（最好是定期参与和临时参与相结合）、一定要主动发言、发言无错且有价值；积累和实践并重；注意后续持续追踪。

（4）天——手眼通天

① 质量控制。

② 流程优化。

③ 安全意识和行为。

④ 感控任务。

⑤ 迎接检查：迎接内部外部检查，持续改进。

⑥ 学习交流：参与学会；加入良好、包容、专业的微信群；学术会议；检索文献。

⑦ 入监测网：侧重于流行病学调查。国家如全国细菌耐药监测网（CARSS），其他如中国医院侵袭性真菌耐药监测网（CHIFNET）、中国细菌耐药监测网（CHINET）。

⑧ 专业建议：就临床微生物学和感染病角度，能够给出宽泛均衡、系统细致、深浅适宜的建议（不仅仅就诊治）。

学习材料：流程——王辉教授等主编的《临床微生物学检验》、周庭银老师SOP书籍；检查——ISO 15189文件和国内在临床微生物学领域的应用文件等。

关键：质量——打通医学检验；流程——持续改进；感控——依法合规；迎接检查——提前拿到检测指标并提前准备，查缺补漏；学习——每日提问并确定答案，贵在坚持。

提示：对于刚刚涉足本领域的同道和（或）刚刚开始临床检测的实验室，(2)②样本特别容易出错，(3)②容易忽视或有意回避（其实是必需的），(3)③强化的远远不够。微生物学初阶就要到临床（解释、会诊、沟通），估计很多同道会存疑。其实，微生物学从来都是和临床紧紧地绑在一起的。简单的情形，如培养皿上某个菌做不做，就必须参考临床。实际工作中大家看到的很多分割，其实是不正常状态。黄小华老师感慨，初阶就很难。由此可见，临床微生物学的入门门槛很高。

提示：实际工作中，不怕存在问题（事实上没有完美的实验室），怕的是根本不知道有问题却猝然临之……所以平时预估问题并有预案是关键。

二阶

这一阶段的工作，不是说基层完全遇不到，而是提醒基层，如果遇到了，这部分比较难，自己不一定全会，但须有所了解，知其然。

（1）本

① 特殊染色：六胺银染色、荧光染色、寄生虫学相关染色、病理学相关染

色等。

说明：寄生虫学一般归检验科临检组/体液组；病理学一般归病理科。不过因为涉及微生物，所以微生物学同仁要有所了解。大范围都是检验医学的内容。

② 特殊培养：军团菌、弯曲菌、厌氧菌、结核分枝杆菌和非结核分枝杆菌、少见真菌，显色培养。研究性质：CD、幽门螺杆菌（HP）。

③ 特殊鉴定：质谱、16S rRNA、全基因组测序（WGS）等。

④ 特殊感染免疫学：IGRAs。

⑤ 原始样本的分子生物学检测：探针、PCR、mNGS。

⑥ 耐药学特殊药敏、新改变、新药药敏、耐药性分子生物学检查。

说明：CLSI M100 文件已经加入耐药性分子生物学检查内容。说明最常见部分已经常规化。国内大型医院也已经具备常规检测能力。

⑦ 同源性检测：脉冲场凝胶电泳（PFGE）/多位点序列分析（MLST）/重复序列 PCR（rep-PCR）。

⑧ 毒力判断。

学习材料：mNGS——王辉教授 mNGS 共识等国内多个共识、国际资料。

关键：mNGS 一般不是医院实验室检测，微生物学同仁辅助适应证判断、结果解释、参与会诊即可；解释的关键在于病原谱和病例报道，当作多种微生物生长的培养检测即可。

（2）源

① 特殊适应证：灵活处理。

② 少见样本：支气管肺泡灌洗液（BALF）、组织、胆汁、腹膜透出液、少见的正常无菌体液（如心包积液）。

说明：BALF 也是几乎必然会污染的样本（所以有阈值）。

③ 相应报告。

（3）道

① 少见样本、结果的解释。

② 内科会诊：主动查阅和分析患者病历的能力；对非感染病有一定的鉴别诊断能力。

③ 指南的灵活实际运用、反思、适用于国内的证据基础。

关键：会诊须有时间进行准备，务求充分；平时厚积，遇到突然会诊才能有效应对。

（4）天

① 参与感染控制。

② 检查别人。

③ 学术交流：总结、汇报、讨论。

④ 入监测网：侧重于研究、探索。如耐药机制研究网络、折点建立相关网络。

⑤ 参与决策。

⑥ 实验室管理：组织管理、质量管理、安全管理。

⑦ 实验室建设。

说明：有些同事刚刚甚至尚未做微生物学工作，就面临实验室初建问题。其实，不知道微生物学流程和细务，是没法进行实验室建设的。所以，这一部分虽然很可能是初阶面临，但本身却有难度，因而列在二阶部分。

关键：建筑、消防、院内感染、微生物学等，多方面讨论修改确定。有一些有后期验收，比如 PCR、结核、HIV 等，须提前考虑。

说明：本文本意重点是基础、基层，就是 1.0 初阶部分。为有全貌，符合逻辑，也便于成长，所以有二阶、高阶，但也适可而止，没有展开。单看 2.0 二阶本身，似亦可进一步二分。

高阶

① 检索能力：抽象检索词，确定既有信息。

② 写作能力：整合信息，表达观点。

③ 研究思维：解决实际问题、科研。

④ 教学思维：传承。

⑤ 处理突发事件的水平，包括暴发、聚集性事件。

说明：注意在正式定性前，暴发称为聚集性事件，避免激化和误解。

⑥ 管理水平：很多实际工作中的所谓技术问题，本质上是管理问题。管理的本质是合作共赢、实现自我。

⑦ 信息水平：智慧医学（intelligent medicine）的时代。

参考文献

[1] 中国医疗保健国际交流促进会临床微生物与感染分会，中华医学会检验医学分会临床微生物学组，中华医学会微生物学和免疫学分会临床微生物学组. 血液培养技术用于血流感染诊断临床实践专家共识 [J]. 中华检验医学杂志，2022，45（2）：105-121. DOI：10.3760/cma. j. cn114452-20211109-00695.

［2］ Miller JM，Binnicker MJ，Campbell S，et al. A Guide to Utilization of the Microbiology Laboratory for Diagnosis of Infectious Diseases：2018 Update by the Infectious Diseases Society of America and the American Society for Microbiology. Clin Infect Dis，2018，67（6）：e1-e94. doi：10.1093/cid/ciy381. PMID：29955859；PMCID：PMC7108105.

［3］ 宁永忠，王辉. 临床微生物学专业参与感染性疾病临床会诊的建议［J］. 中华检验医学杂志，2014，37（12）：982-986. DOI：10.3760/cma. j. issn. 1009-9158. 2014. 12. 027.

5. 临床微生物学英文教材有哪些?

给大家介绍一下临床微生物学英文教材。首先说明，这是指英文教材，不是指中文教材；指同时包括四大类微生物（病毒、细菌、真菌、寄生虫）的教材，不是单独细菌学教材或病毒学、寄生虫学教材等；而且指的是临床微生物学教材，不是基础微生物学教材。有些同道不清楚临床微生物学和基础微生物学的区别。其实，区分两者也不难。侧重于临床、培养鉴定药敏思路、样本操作意义思路、流行病学微生物学临床表现治疗预后思路的，一般是临床微生物学。侧重于自然分布、生物学特点、各种机制、多方面意义和应用——不仅仅是临床，还包括食品、海关、工业、军事、环境等（指多少都涉及一些，但不是专书专论），也包括一些历史、社会等角度的广泛话题等，这些是基础微生物学。京港感染论坛 2021 年底推出了前两年真菌学搜索前 10 文章，分为临床真菌学、基础真菌学两部分。当然二者是有交叉的，不是泾渭分明的。英文教材的题目，基础微生物学一般是 microbiology 或 medical microbiology，临床微生物学一般是 clinical microbiology 或 diagnostic microbiology，比较好区分。

第二，这里说的是教材，不是纯粹的专业书籍。中文里这一角度的区分就很清晰。比如人民卫生出版社第五版教材或新一版教材——是教材。而王辉老师编写的《临床微生物学检验》，翻译的《临床微生物学手册》第 11 版、第 12 版，这些不是教材，是纯粹的专业书籍。

第三，这些教材是我自己 20 年来阅读、学习的所知所遇。

第四，下面的教材按照版数多少的顺序进行介绍。版数多，一般而言说明历史悠久、认可度高、影响大（当然不绝对）。

第一部：*Bailey & Scott's Diagnostic Microbiology*。2021 年出版第 15 版。该书针对临床实验室科学（clinical laboratory science）的学生。其内容有彩图、有流程、有病例、有定义，纳入了最新的信息，如 COVID-19、分子诊断等。

翻译书名为《贝勒和斯科特诊断微生物学》，上海科学技术出版社于 2023 年出版。

第二部：*Koneman's color atlas and textbook of diagnostic microbiology*。2017 年出版第 7 版。

这本书的样本部分令我们印象深刻。比如 BALF 炎症细胞吞噬细菌，要达到 25％才有意义。其他文献没有这么高的阈值。另外，它把病毒、衣原体（本质上是细菌）编在一章里，与众不同。

第三部：*Textbook of Diagnostic Microbiology*。2018 年出版第 6 版。

这部书的影响似乎比上两部大。因为还有 2 部配套书籍：*Outlines and Highlights for Textbook of Diagnostic Microbiology* 和 *Study Guide for Outlines and Hightights for Textbook of Diagnostic Microbiology*，说明了原书的影响。

第四部：*Clinical Laboratory Microbiology：A Practical Approach*。2010 年出版第 1 版。

这本书是系列书籍的一本。系列书籍为 *Pearson's Clinical Laboratory Science Series of Textbooks*。说明：针对临床实验室科学，是教材。遗憾的是，后续一直没有新版本。

我们之前上课或交流时常常说的"四大教材"，就是上面 4 部。所以汤一苇教授提到 *Tietz Textbook of Clinical Chemistry and Molecular Diagnostics* 第六版时，大家眼前一亮，算是第五部吧。这是一套总教材。汤一苇教授组织翻译了第六版。这套教材除了微生物学，还有分子诊断、质谱原理应用等内容。其中临床微生物学部分，英文名字就叫 *Clinical Microbiology*，本书中文译名为《临床微生物学诊断方法与应用》。翻译书名具体，从名称分辨率角度来说是进步。不过因为药敏试验（第四章）是辅助治疗，题目单写诊断，稍有偏颇。

该书中译本章节和页数如下：

▶第一章，质谱应用，p1～17，17 页。

▶第二章，分子微生物学，p18～53，36 页。这两个技术，可以说一下子抓住了时代特征。

▶第三章，细菌学，p54～90，37 页。

▶第四章，药敏，p91～119，29 页。如果可以调整，药敏部分应该在分枝杆菌部分后面，或者在细菌学、真菌学后面。药敏内容不到一页，是关于念珠菌药敏的。

▶第五章，分枝杆菌学，p120～136，17 页。

▶第六章，真菌学，p137～242，106 页。

▶第七章，寄生虫学，p243～345，103 页。

▶第八章，病毒学，**p346～385，40** 页。

▶第九章，寄生虫图集，p386～420，35 页，314 幅图。

▶第十章，寄生虫学题目，p421～464 页，44 页，96 题。

从页数分布可知，**该书重点是寄生虫学、真菌学**。这应该是作者有意为之，因为实际上多数书籍，都是细菌学字数最多。配图与难题，其他微生物学也应该都有。由此概括而言，这是一本侧重于寄生虫学、真菌学的临床微生物学教材。

6. 什么是前瞻性荟萃分析?

一篇关于《前瞻性荟萃分析指南》（*A guide to prospective meta-analysis*）的文章，对前瞻性荟萃分析（prospective meta-analysis，PMA）进行了阐述[1]。PMA 这个概念在国内较少见，特予介绍。第一作者也是通讯作者，来自澳大利亚悉尼大学。

总的来说，PMA 与我们一般理解的荟萃分析的不同之处在于，在知晓与 PMA 研究问题相关的研究结果之前，就已经对研究进行识别并确定其符合纳入条件。该方式适用于先前证据有限且有可能出现新研究的高优先级的研究问题。与标准的系统性综述和荟萃分析流程相比，PMA 流程会做出关键性调整，包括用于确定计划中的和正在进行的研究的检索方法、已确定纳入的研究的细节信息、所有研究要测量的核心结果、协作管理、出版政策。在进行 PMA 之前，会对计划中的和正在进行的研究进行系统性检索，包括检索临床试验注册和医学文献数据库，并联系该专业的利益相关者。理想情况下，PMA 以协作或联合的方式进行，包括一个中心指导和数据分析委员会，以及每个独立研究的代表。PMA 通常收集单个参与者的数据，但聚合数据的 PMA 也可以收集。PMA 可以包括干预性研究或观察性研究。PMA 可以对核心结果进行整合收集，这对于罕见但重要的结果特别有用，比如副作用。系统性综述和荟萃分析的首选报告项目（preferred reporting items for systematic reviews and meta-analyses）的适应性形式和质量评估方法，如推荐评估、发展、评价的分级（grading of recommendations assessment，development，and evaluation，GRADE），可以用于报告和评估 PMA 证据的质量。制定一套标准化的报告准则和 PMA 特定证据评级工具非常必要。PMA 可以帮助减少研究的浪费和偏倚。它们是适应性的、有效的和协作性的。

该文给出的 PMA 定义：PMA 的关键特征是，在了解与 PMA 研究问题相关的研究或队列结果之前，将这些研究或队列确定为符合纳入荟萃分析的条件，并对假设和分析策略进行特别确定。

已经报道的 PMA 文献逐年增加（见图 1-1）。PMA 文献形成步骤见图 1-2。

PMA 文献的设计思路见图 1-3。

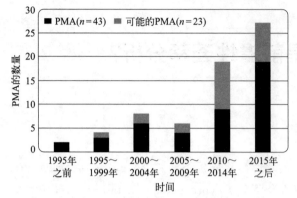

图 1-1 已经报道的 PMA 文献数量

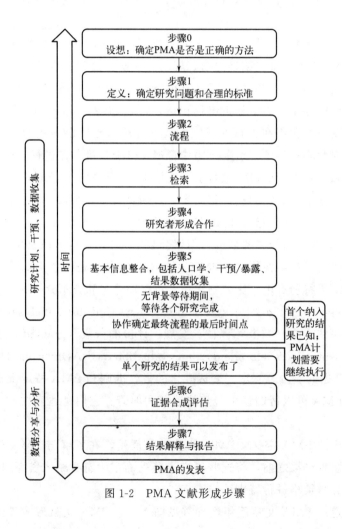

图 1-2 PMA 文献形成步骤

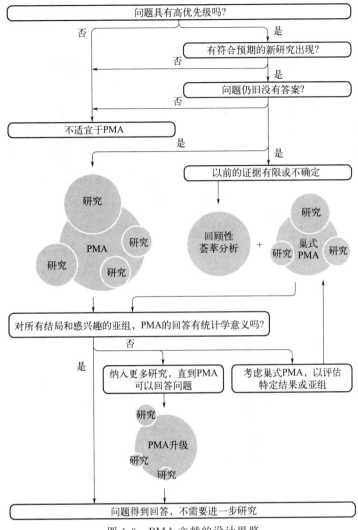

图 1-3　PMA 文献的设计思路

PMA 流程的关键性附加报告项：对于 PMA，除了 PRISMA-P（P 即研究方案）项目外，流程中还应报告以下几个关键项目。a. 检索方法——检索方法需要包括如何确定计划中的和正在进行的研究，以及潜在的合作者将要或已经参与的方式；b. 研究细节——应列出已确定纳入的研究的细节，并声明其与 PMA 研究问题相关的结果尚不清楚；c. 核心结果——所有纳入的研究将测量的任何核心结果都应特别确定，并详细说明如何测量和为什么测量，以促进结果整合；d. 收集数据的类型——PMA 通常收集单个参与者数据（即每个参与者的逐行数据），但也可能收集汇总数据（即每个研究的汇总数据），有些则兼有两者；e. 协作管理和发布策略——应该特别确定协作管理和发布策略，包括中心指导和数据分析委员会的任何详细信息。

原文中的表 1 内容丰富，对 PMA、多中心研究、回顾性荟萃分析进行了比较。

总的来看，图 1-1 意味着很早就有 PMA 了。一般的荟萃分析，苦于混杂和偏倚，结果往往不尽人意。PMA 方式，可以认为是 meta 2.0，就是升级版的荟萃分析。换个角度，PMA 相当于多中心 RCT 的一种特化与升级。PMA 的研究步骤与实施，比单纯的 RCT 要难一些。RCT 是团队内一致，PMA 是团队间一致。前瞻性非常重要！也就是一开始，第一个研究结论出来之前，就要有 meta 思维与落实行动。PMA 要纳入 GRADE，这直接到了指南层面。

在 PubMed 中用"prospective meta-analysis"［Title］检索，文献只有几十篇[2,3]，看来还有很大发展空间。

参考文献

［1］ Seidler AL，Hunter KE，Cheyne S，et al. A guide to prospective meta-analysis. BMJ，2019，367：l5342. doi：10.1136/bmj. l5342. PubMed PMID：31597627.

［2］ Smith ER，Oakley E，Grandner GW，et al. Clinical risk factors of adverse outcomes among women with COVID-19 in the pregnancy and postpartum period：a sequential，prospective meta-analysis. Am J Obstet Gynecol，2023，228（2）：161-177. doi：10.1016/j. ajog. 2022.08.038. Epub 2022 Aug 24. PMID：36027953；PMCID：PMC9398561.

［3］ Liu R，Patel A，Du X，et al. Association between influenza vaccination，all-cause mortality and cardiovascular mortality：a protocol for a living systematic review and prospective meta-analysis. BMJ Open，2022，12（3）：e054171. doi：10.1136/bmjopen-2021-054171. PMID：35361644；PMCID：PMC8971795.

7. 临床微生物学和感染性疾病英文文献阅读和翻译，有哪些注意事项？

原则

自然科学和生物医学专业翻译，建议采用"严格直译＋译者注释"的方式。严格直译指节段内容全部呈现，用词一一对应，格式完全对应，直接给出出处等。译者注释一定要有，其内容包括原文错误、原文含义的说明解释、中国实际的不同、进展等。

不建议用文学化意译的方式，尤其是严重程度的意译，绝对禁止。既是对原作者的尊重，也是精细考虑——在学科发展的范围、程度之内，自然科学和生物医学良好的表达，都是精细明确的。

对错建议

a. infectious disease，翻译为感染性疾病，不翻译为传染病。传染病对应 communicable disease。

b. microbiology、microbiological、microbiologist，翻译为微生物学、微生物学的、微生物学家；不要翻译为微生物，微生物对应 microbe、microbial。

c. 单独的 care，翻译为照护，不翻译为护理。"护理"在国内是狭义的，指单纯的一个专业，即 nursing。

d. 在临床实践指南中，recommend 翻译为推荐，不翻译为建议。建议对应 suggest、advisable。

e. 在临床实践指南中，suggest 翻译为建议，不翻译为推荐。

f. management 用于疾病治疗领域时，翻译为处置，不要翻译为管理。管理作为行为，倾向于对具形的人或物，如组织管理管人、设备管理管物品。management 是思维、行为、方法等，不具象。而且，抗生素管理有专有词汇，如 antimicrobial stewardship、antibiotic stewardship。如果 management 和 stewardship 同时出现又都翻译为管理，会引起误会。

g. antibiotics，翻译为抗生素，不翻译为抗菌药物。抗菌药物对应 antibacterial and antifungal drug。

h. antimicrobial therapy，翻译为抗微生物治疗，不翻译为抗菌治疗。抗菌治疗对应 antibacterial and antifungal therapy。

i. anti-infectious therapy，翻译为抗感染治疗，不翻译为抗微生物治疗、抗菌治疗。

j. recommend not……翻译为推荐不要如何，不翻译为不推荐如何。同理，recommend against 翻译为推荐反对如何，不翻译为不推荐如何。

k. source control 是外科领域专有名词，一律翻译为感染灶控制。不要翻译为感染源如何，感染源是流行病学、感染病学领域一般性词汇，不是外科专有词汇。

我们的建议

a. organisms 在微生物学领域，直接翻译为微生物即可。翻译为生物体，反倒容易费解。

b. sepsis 翻译为脓毒症，不翻译为败血症、全身性感染、重症感染等，后两者翻译肯定是错的。

c. septicemia 翻译为脓毒血症，不翻译为脓毒症。

d. 临床实际工作中，study 不是科学研究的研究，是检查的意思。

e. sensitivity 这个词含义很多，如临床敏感性、检测灵敏性、生物医学敏感性。临床敏感性：翻译为敏感性、敏感度都可以。检测灵敏性：翻译为敏感性、敏感度、灵敏性、灵敏度都可以。生物医学敏感性：一般不翻译为敏感度，肯定不翻译为灵敏性/度。抗生素敏感性，也可以用特殊词汇 susceptibility。注意自己行文前后一致，不要同一个含义，一会儿译为敏感性，一会儿译为敏感度。

f. specificity 类似 sensitivity。

g. risk 翻译为风险，不翻译为危险、危害。高危（highly dangerous, most critical）患者和高风险（high risk）患者，含义不一样。前者，已经命在旦夕；后者，只是风险、概率。risk factor 翻译为风险因素，不翻译为危险因素。危险因素一般对应 dangerous factor。

h. 被动语态。汉语正常表达，无论口语还是书面语，很少说被字。科学文献中的"被"字，基本是翻译痕迹，而且 90% 都没有必要。建议尽可能不用"被"字。

译者评价

翻译是内敛性工作，最高境界之一是看不到翻译痕迹。那翻译的创造性，除了遣词酌句、信达雅之外，还有什么？答案是：译者评价。

要特别重视译者评价（就是对原文内容的专业分析、引申、意义阐释、评价等）。把一本书翻译得更厚一点，让读者阅读的收获更丰富一点！

反面示例

英文：*Antibiogram and Genetic Characterization of Carbapenem-Resistant Gram-Negative Pathogens Incriminated in Healthcare-Associated Infections*。有人将其翻译为：抗生素相关感染中碳青霉烯耐药阴性菌的抗菌谱和遗传学表征。

分析：①Antibiogram 翻译为"抗菌谱"是错的。抗菌谱对应药物，antibiogram 对应菌，应该翻译为"抗生素谱""敏感谱""耐药谱"。②Gram 漏译了。③Incriminated 漏译了。④Healthcare-Associated Infections 翻译为"抗生素相关感染"是错的，字面含义是"医疗保健相关感染"（这里的医疗保健包括了医院医务工作，以及带有医务性质的保健工作，如养老院、康复中心等地点的照护工作），可以理解为"医院获得性感染""医疗相关感染"。⑤"表"：Characterization 只是特征，没有"表"的意思。一般生物学领域里，表型（phenotype）和基因型（genotype）相对应，基因型本身的特点，一般不说表征、表型、表观，基因表达则用于从基因到蛋白质的遗传信息传递。

8. 临床微生物学的昨天、今天和明天都是什么样？

业界三大顶级高手一起写临床微生物学的昨天、今天和明天[1]，在 EMI 发布，一定要学习。EMI 是 *Emerg Microbes Infect.* 杂志。它是 2021 年的新星，2021 年度其影响因子为 19.568。

文章摘要提到：临床微生物学有着辉煌的过去、重要的现在和光明的未来。西医现代化始于细菌病原体的发现。从那时起，临床细菌学成为诊断学的基石。如今，临床微生物学使用标准技术，包括革兰染色形态学、体外培养、抗原和抗体测定、分子生物学等，以确定诊断并监测微生物感染的进展。新型冠状病毒感染的大流行再一次证明，临床微生物学在新发传染病的病原体检测和特征判断方面发挥了关键作用。随着"组学"技术——包括转录组学（transcriptomics）和代谢组学（metabolomics）的应用，以及临床实践配置（clinical practice configurations）的优化，临床微生物学正在发生革命性变化，以进一步改善、提高感染性疾病患者的预后。

正文第一句——Clinical microbiology has possessed a marvellous past, an important present and a bright future，既有文学的意味，又有专业的力量！

历史部分的表格（原文表 1），简明而重点突出！分别列出了列文虎克、巴斯德、郭霍、革兰、佩里、恩德、汤飞凡、姆利斯八位微生物学家的照片、全名、生卒年、对临床微生物学的主要贡献。显微镜发明—发现微生物—确定病原的规则—革兰染色—细菌培养—病毒培养—沙眼衣原体—PCR，一个个重要节点的背后是一个个辉煌的名字，以及艰苦而智慧的历程！

今天，常规化标准化的技术丰富，包括革兰染色形态学、体外培养、抗原和抗体测定、分子生物学等，也包括耐药性、毒性、同源性判断。让我们面对感染病时更加自信，抗击感染病时更加有力！而今天的组学技术耀眼而深邃！基因组学、转录组学、蛋白质组学、代谢组学正高歌激昂、带领我们穿梭未来！原文表 2 是四大组学的图示、靶分子、针对的感染阶段、检测结果、方法等。

而且不仅仅是技术的进步，我们对疾病的认识也愈来愈深入。之前，我们集中关注人—微生物二元模式。现在，则是人/宿主—微生物—环境三元模式，既包括了环境里的条件致病菌、微生物毒素，也包括了生态视野、整体性观念。下面的三元模式图（见图1-4），我们都熟悉。之前强调过人—微生物—抗微生物药物，这里则是人/宿主—微生物—环境。

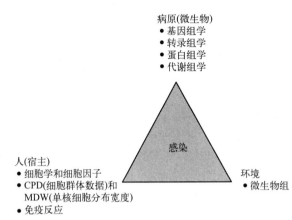

图1-4　感染是病原、人（宿主）和环境相互作用的结果

马克思主义哲学强调矛盾互动、一分为二——这是二元模式。进一步发展，则是三元模式——二元模式的细化、深化、特殊化。上面是很好的两个例子。而上面两个例子放在一起，人—微生物—抗微生物药物—环境放在一起，则是四元模式。这对应中国古代"无极生太极、太极生两仪（二元模式）、两仪生四象（四元模式）……""道生一，一生二（二元模式），二生三（三元模式），三生万物"的观念。

明时——光明的未来，对此也有深入的阐述和逻辑的启发，既有技术的狂飙突进，也有观念的拓展深入。我们的视域跟随着各位战略科学家，进入到更广、更深、更细的专业空间！

文章不长，不算引文有7页，既可以作为临床微生物学历史来泛览、精读，也可以作为思考的跳板、拓展的阶梯、前进的动力。该文是宣传抗生素、微生物学的精要！全部临床微生物学都是为了更好地抗击感染病，使人们获得更高的生活品质！微生物与抗微生物药物/抗生素，作为矛盾二元，不仅仅是对立的，更是统一于抗击感染病这个大棋局里。做好临床微生物学，做好耐药学工作，我们踔厉奋发、笃行不息！

国际上关于微生物学的讨论，见相关文献[2,3]。检索微生物学的未来时，无意中遇到一本杂志 *Future Microbiology*[4]，官网标注的影响因子是3.553（2021年）。

参考文献

［1］ Wang H，Zhang W，Tang YW. Clinical microbiology in detection and identification of emerging microbial pathogens：past，present and future. Emerg Microbes Infect，2022，11（1）：2579-2589. doi：10. 1080/22221751. 2022. 2125345. PMID：36121351.

［2］ Doern CD，Miller MB，Alby K，et al. Proceedings of the Clinical Microbiology Open 2018 and 2019-a Discussion about Emerging Trends，Challenges，and the Future of Clinical Microbiology. J Clin Microbiol，2022，60（7）：e0009222. doi：10. 1128/jcm. 00092-22. Epub 2022 May 31. PMID：35638361；PMCID：PMC9297828.

［3］ Schuele L，Cassidy H，Peker N，et al. Future potential of metagenomics in microbiology laboratories. Expert Rev Mol Diagn，2021，21（12）：1273-1285. doi：10. 1080/14737159. 2021. 2001329. PMID：34755585.

［4］ Henry A. Welcome to the 17th volume of Future Microbiology. Future Microbiol，2022，17：1-3. doi：10. 2217/fmb-2021-0266. PMID：34932418.

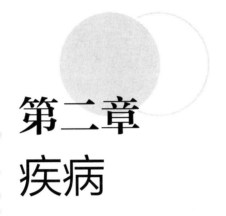

第二章
疾病

9. 什么是亚临床？什么是潜伏？

北京大学人民医院杨瑞锋教授是病毒学专家，他推荐笔者阅读文章《口蹄疫病毒潜伏期传播的定量影响》[1]。该文章有图如图 2-1 所示。

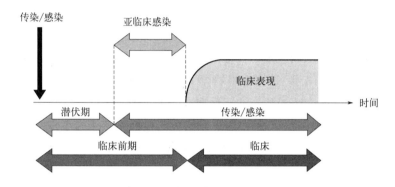

图 2-1　感染性疾病不同阶段名词和定义

潜伏期（latent）：指没有传染性的阶段，即从暴露病原到可以传染给其他人的时段。

传染/感染（infectious）：指有传染性的阶段，前面者是微生物学角度。

临床前期（incubation）：指没有临床表现的阶段，即从暴露病原到临床表现（发病）阶段。

临床（clinical）：指有临床表现的阶段。

亚临床（subclinical）：指有传染性、没有临床表现的阶段。后三者是临床角度

杨教授还提到窗口期（window period）、隐蔽期（eclipse period），并在图上进行了标识（图 2-2）。

窗口期：指感染后，某方法还检测不到病原体的阶段，是检验医学角度。

隐蔽期：这个词古老[2]，病毒学、细菌学、质粒领域都有应用。有文献[3]提到：The minimal time between successive initiations on the same origin（the eclipse）in *Escherichia coli* was determined to be approximately 25-30 min。还有文献[4]提到：The classical Meselson-Stahl density shift experiment was used to determine the length of the eclipse period in *Escherichia coli*，the minimum time period during which no new initiation is allowed from a newly replicated origin of chromosome replication，oriC。简单理解，就是微生物/质粒进入下一次复制的

最短时间间隔。可知这是生物学概念。

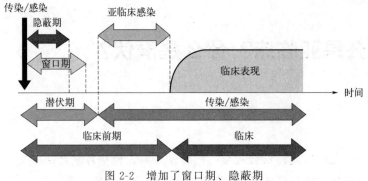

图 2-2 增加了窗口期、隐蔽期

由此引申，看一下亚临床结核病、潜伏梅毒。

① 亚临床结核病（subclinical tuberculosis，ST）

在 PubMed 中无限制检索"subclinical tuberculosis"，有 45 个结果。最早一篇是 1956 年[5]。2018 年临床微生物学评论（*Clinical Microbiology Review*，CMR）综述[6]至今，有 24 篇。可见近期有一定进展。

2018 年 CMR 综述将 ST 定义为：有结核分枝杆菌感染的影像学或细菌学证据，但无结核病临床症状。国内有观点仅将影像学异常的人划分为亚临床结核病，值得商榷[7]。

有文献[8]认为，ST 本身没有呼吸道症状，如果没有咳嗽，基本无传染性；有各种原因导致的咳嗽（和 TB 无关的咳嗽）时，传染性显著增强。

如此理解，结核病领域 ST 概念，和上面病毒学领域 subclinical 概念，有一定相似性。当然 ST 概念没有最后确定，需要进一步研究和界定。

② 潜伏梅毒（latent syphilis）

PubMed 中检索"latent syphilis"，有 984 条结果。检索"latent syphilis"[Title]，有 188 条结果。最早的是 1921 年。

关于梅毒的经典叙述[9]是：Syphilis is classified by its clinical manifestations into primary，secondary，**latent**，and tertiary syphilis。可见它是"secondary"和"tertiary"中间的状态。

潜伏梅毒期患者没有临床症状，但血清学呈阳性。潜伏梅毒又分为早期潜伏梅毒和晚期潜伏梅毒。WHO 规定，早期潜伏梅毒指患者感染时间不到两年，晚期潜伏梅毒指患者感染时间超过两年。

可知这是临床概念，和上面病毒领域、结核领域的"latent"不一样。同样的词有不一样的含义。杨教授也特别嘱咐：梅毒也有"latent"这个说法，但这个"latent"并不属于病原体早期感染的范畴，只是特例。

参考文献

［1］ Arzt J，Branan MA，Delgado AH，et al. Quantitative impacts of incubation phase transmission of foot-and-mouth disease virus. Sci Rep，2019，9（1）：2707. doi：10.1038/s41598-019-39029-0. PMID：30804426；PMCID：PMC6389902.

［2］ Aoki M，Eto M，Mukai J. Function of the nucleus of silkworm virus in the eclipse period. Enzymologia，1956，17（5-6）：249-55. PMID：13397504.

［3］ von Freiesleben U，Krekling MA，Hansen FG，et al. The eclipse period of *Escherichia coli*. EMBO J，2000，19（22）：6240-8. doi：10.1093/emboj/19.22.6240. PMID：11080169；PMCID：PMC305828.

［4］ Olsson J，Dasgupta S，Berg OG，et al. Eclipse period without sequestration in *Escherichia coli*. Mol Microbiol，2002，44（6）：1429-40. doi：10.1046/j.1365-2958.2002.02954.x. PMID：12067334.

［5］ Dalsace J. Tuberculose utéro-annexielle inapparente［Utero-adnexal subclinical tuberculosis］. Gynecol Prat，1956，7（4）：187-92. French. PMID：13384827.

［6］ Drain PK，Bajema KL，Dowdy D，et al. Incipient and Subclinical Tuberculosis：a Clinical Review of Early Stages and Progression of Infection. Clin Microbiol Rev，2018，31（4）：e00021-18. doi：10.1128/CMR.00021-18. PMID：30021818；PMCID：PMC6148193.

［7］ 李蒙，高谦. 结核病自然史的阶段划分及其诊断的现状与展望［J］. 中国防痨杂志，2021，（11）：1125-1131. DOI：10.3969/j.issn.1000-6621.2021.11.005.

［8］ Esmail H，Dodd PJ，Houben RMGJ. Tuberculosis transmission during the subclinical period：could unrelated cough play a part? Lancet Respir Med，2018，6（4）：244-246. doi：10.1016/S2213-2600（18）30105-X. PMID：29595504.

［9］ Lum B，Sergent SR. Rapid Plasma Reagin，2021，In：StatPearls［Internet］. Treasure Island（FL）：StatPearls Publishing，2022. PMID：32491664.

10. 脓毒症有哪些进展？

脓毒症是机体对感染的失调性反应，威胁生命，所以备受业界瞩目。2016年 JAMA 杂志发布了第三版脓毒症（Sepsis-3）定义[1]。本文拟对该定义发布前后脓毒症的评估、处置等进行综述，尽可能全面（框架性）、实用，但角度和文献纳入可能有局限。整体性文献检索截止到 2022 年 11 月 1 日。后续文献除非特别重要，没有纳入。重要综述见相关文章[2,3]。

整体判断

因为系统性炎症反应综合征（SIRS）对于脓毒症的判断过于敏感[4]，所以 Sepsis-3 纳入了序列器官衰竭评价（sequential organ failure assessment，SOFA）评分。SOFA 对 6 个器官进行评价，评分从 0 到 4 分。将脓毒症定义为 SOFA 评分比基线升高 2 分或更多。将脓毒症休克定义为脓毒症＋对补液没有反应的低血压＋乳酸水平≥2mmol/L，这意味着病死率超过了 40%。该定义同时给出了 SOFA 的简化版本，即快速 SOFA（qSOFA），用于快速判断 ICU 外患者的感染能否出现脓毒症，有一定实用性[5]。

澳大利亚和新西兰对 ICU 患者的研究显示，就预测住院病死率而言，SOFA 比 qSOFA 和 SIRS 标准都优异[6,7]。欧洲四国对急诊室患者的研究显示，就预测住院病死率而言，qSOFA 比 SIRS 和严重脓毒症的标准更优异[8]。而回顾性的二次分析显示，高 qSOFA 评分（≥2）和病死率增高相关（高 qSOFA 是 19%，而低 qSOFA 则是 6%）[9]。qSOFA 可以结合多种标志物，如 PCT[10]、NT-proBNP[11]、乳酸[12,13]。和乳酸联合后，形成 LqSOFA。需要注意的是，Sepsis-3 原文并没有废止 SIRS 的判断。拯救脓毒症运动（SSC）指南（2017）也建议进一步研究 SIRS 的阴性预测值[14]。

临床表现和脓毒症容易混淆的情况见相关文献[15]，包括最严重的过敏反应（anaphylaxis）、血糖正常的糖尿病酮症酸中毒并伴有乳酸酸中毒、急性胰腺炎、戒断状态（酒精、苯二氮䓬和阿片类药物）、神经阻滞剂恶性综合征（neurolep-tic malignant syndrome，NMS）等。

感染源头

原始感染部位不同，脓毒症的宿主反应、临床预后都不同，感染源是 30 天死亡率的独立预测因素[16]。但感染源的确定很有挑战性，有时候尽了最大努力，也难以确定[17]。有研究对需要紧急处置的感染源进行了推荐，包括 3 层[18]：非常紧急（emergent，1h 以内确定）——坏死性皮肤和软组织感染清创术、CVC 清除术、伤口脓肿引流术、腹膜炎伴腹腔间室综合征；紧急（urgent，6h 以内确定）——腹膜炎伴胃肠道瘘、腹部脓肿、胆囊炎、脓胸引流；延迟（de-layed）——感染性胰腺坏死。该文献还给出了寻找感染源的流程图，可以关注。有研究是多中心前瞻性队列研究[19]，该研究纳入 508 名因疑似脓毒症休克而入住 ICU 的患者。超过 1/4（$n = 134/506$，26%）的患者，在入院最开始的一天内没有找到感染源，也没有检索到微生物证据，尽管进行了详尽的诊断检查。事实上，这些患者在头 24h 接受了更多的诊断检查（包括影像学）。最终这些患者部分明确了感染源和微生物学（$n = 37/134$，28%），主要是呼吸道、泌尿或腹部脓毒症；部分不是脓毒症，表现类似脓毒症（$n = 59/134$，44%），主要是药物不良事件、急性肠系膜缺血、恶性肿瘤等；部分最终原因不明（$n = 38/134$，28%），是不明原因休克。早期确诊脓毒症休克患者与非早期确诊感染的脓毒症休克患者的死亡率没有差异。

在可能的感染源中，肠道菌引起了越来越多的重视[20]。有新生儿研究[21]显示，从极低出生体重（VLBW）/低出生体重（LWB）新生儿的血液中分离出的凝固酶阴性葡萄球菌（CoNS）菌株与同一时间从同一新生儿粪便中分离的菌株有相当比例是相同的。这些观察结果可能提供间接证据，表明至少一部分 CoNS 可以从早产儿的胃肠道转移到血流中，从而引起全身感染。取自同一新生儿的配对样本（血液＋粪便）共 69 对。CoNS 总数 69 对，相同脉冲场凝胶电泳（PF-GE）型别的有 18 对（26.1%）。其中溶血葡萄球菌构成比最高，22 对中，12 对（54.5%）型别相同。也就是说，VLBW/LWB 患者溶血葡萄球菌导致血流感染进而导致脓毒症时，超过一半来自肠道，而 CoNS 则是超过了 1/4。中国台湾大型研究[22]显示，11 年 125 9578 例脓毒症患者中，下呼吸道感染是最常见的脓毒症感染源，泌尿生殖道感染的发病率增长最快。每种脓毒症来源的脓毒症死亡率都以不同的速度下降。脓毒症的来源和合并感染的存在是死亡率的独立预测因素。结果支持未来脓毒症处置时，采用源头特异性的预防和治疗策略。也有微生物学溯源，最终到外部感染源的报道。如有弗劳地柠檬酸杆菌脓毒症，最终溯源到麻醉师携带的正常菌群的报道[23]。

病原

用 sepsis［Title］and（case［Title］OR cases［Title］）检索 PubMed 数据库，一年以来以病例报告方式报道的病原（未纳入 COVID-19 相关病原）共34 种，包括**细菌 28 种**：化脓性链球菌引起脓毒症后查出 HIV 感染、妊娠晚期子宫脱垂后产后 A 组链球菌脓毒症、早产儿因溶血性链球菌引起早期暴发性脓毒症、血链球菌引起急性化脓性甲状腺炎导致脓毒症和急性呼吸窘迫综合征、儿科罕见的继发于葡萄球菌性皮肤脓毒症的真菌性肺动脉瘤、金黄色葡萄球菌引起健康儿童坏疽性胸腺和严重中性粒细胞减少性脓毒症、序列型 398 甲氧西林敏感金黄色葡萄球菌［携带杀白细胞素（PVL）］引起肺炎和脓毒症并致死、李斯特菌脓毒症伴潜伏性中枢感染、Löffler 心内膜炎合并李斯特菌脓毒症、烧伤患儿血液中产毒性白喉棒杆菌和革兰阴性菌脓毒症感染、产 ESBL 大肠埃希菌导致绒毛膜羊膜炎和新生儿脓毒症、多药耐药产 ESBL 大肠埃希菌（*CTX-M* 基因）引起早期暴发性新生儿脓毒症、伤寒并发罕见的脓毒症和弥漫性血管内凝血、无铁负荷的老年男性小肠结肠炎耶尔森菌脓毒症、铜绿假单胞菌和荧光假单胞菌引起单菌坏死性筋膜炎和脓毒症、*Raoultella* 导致儿童脓毒症、*Parvimonas micra* 导致脓毒症和死亡、*Eggerthelle lenta* 引起脓毒症、早产儿 *Leclercia adecarboxylata* 暴发性脓毒症、创伤弧菌坏死性筋膜炎伴脓毒症并有冬季小腿疼痛表现、创伤弧菌导致脓毒症、脆弱拟杆菌菌血症并发脊柱炎和脊髓硬膜外脓肿及脓毒症、肾切除术继发严重具核梭杆菌脓毒症、胰十二指肠切除术后产气荚膜梭菌脓毒症、碳青霉烯类耐药的 *Ignatzschineria* 属菌种导致脓毒症、肝细胞癌经动脉化疗栓塞后由 *Anaerococcus nagyae* 引起脓毒症、脱硫弧菌（*Desulfovibrio desulfuricans*）引起腹部脓毒症等；**病毒 3 种**：human adenovirus type 7 导致致死性脓毒症伴脑炎、新生儿埃可病毒引起脓毒症伴暴发性心肌受累并致死、人鼻病毒 A45 导致中枢神经系统感染并引起病毒性脓毒症；**寄生虫 2 种**：疟疾引起新生儿脓毒症、*Babesia microti* 引起免疫力正常患者出现暴发性脓毒症；**真菌 1 种**：念珠菌脓毒症在 Sysmex XN 血液分析仪上显示假性的红细胞增多症。

病毒性脓毒症值得关注，我们在 2018 年曾有相关综述[24]。曹彬教授团队在新冠疫情之初，即作出了新冠感染重症情况本质上是病毒性脓毒症的判断[25]。后来进一步对呼吸病毒脓毒症进行了综述[26]。文中提到"2017 年全球疾病、伤害和风险因素负担相关研究中，脓毒症流行病学数据显示脓毒症的全球负担比先前估计的更大。细菌已证明是可检测出病原体的患者中脓毒症的主要病原体，而由病毒引起的脓毒症在世界范围内诊断不足。新型冠状病毒使病毒性脓毒症重新进入全球医生和研究人员的视野。尽管目前对脓毒症病理生理学的理解有所提高，但在病理生理学水平上，病毒性脓毒症和细菌性脓毒症之间的差异尚不清楚。在脓毒症发展后的初始阶段，能够广泛区分细菌性脓毒症和病毒性脓毒症的诊断方法有限。可以在临床上应用于病毒性脓毒症的新治疗方法也非常稀少"。除了新冠病毒，腺病毒和鼻病毒也有导致脓毒症的报道。

患脓毒症时细菌向大脑的迁移值得关注[27]。

处置延迟

医学界一直有"黄金 1 小时"的说法。美国纽约州关于脓毒症和休克的研究显示，集束化措施每延迟 1h，病死率会呈线性上升[28]。日本和马来西亚的研究结论类似[29,30]。日本研究提到，1h 集束化处置和住院病死率下降有关，在 1h 内获得血培养和使用抗生素可能是降低住院死亡率的最主要因素。感染灶控制与预后：胃肠道穿孔导致脓毒症时，外科手术延迟与 60 天病死率相关[31]。美国研究[32]中，4962 名脓毒症患者［平均（SD）年龄 62（16）岁；52％男性；85％白人；平均（SD）SOFA 评分，3.8（2.5）］中，在脓毒症发作后感染灶控制时间中位数（IQR）为 15.4h（5.5～21.7h），其中 1315 名患者（27％）在 6h 内接受感染灶控制。早期和晚期感染灶控制的 90 天粗死亡率相似［$n=177$（13.46％）vs $n=529$（14.51％）；$P=0.35$］。但在多因素分析中，早期感染灶控制与 90 天死亡率的风险调整概率降低相关（aOR 0.71，95％CI 0.63～0.80）。腹部（aOR 0.56，95％CI 0.43～0.80）、软组织干预（aOR 0.72，95％CI 0.55～0.95）与骨科（包括颅骨）干预（aOR 1.33，95％CI 0.96～1.83；相互作用 $P<0.001$）相比，两者之间的相关性更大。

抗生素

研究角度：头孢他啶阿维巴坦在Ⅲ期临床试验（随机化、病原靶向、开放标签，$n=333$）中显示，对头孢他啶耐药的肠杆菌目或铜绿假单胞菌引起的肠道或腹腔感染，该药与目前最好的治疗效果一致[33]。美罗培南韦博巴坦在Ⅲ期临床试验（随机化、开放标签，$n=77$）中显示，对 CRE 感染，该药与目前最好的治疗相比，更容易获得临床治愈，而肾毒性、病死率都更低[34]。没有上市的药物中，金黄色葡萄球菌蛋白激酶抑制剂 Inh2-B1 可以恢复耐甲氧西林金黄色葡萄球菌（MRSA）对头孢曲松的敏感性，值得关注[35]。给药方式方面，有团队正在就危重患者脓毒症时 β 内酰胺类抗生素持续性或间歇性输注的效果进行评估[36]。

实用角度：荷兰发布了脓毒症成人患者经验性抗细菌治疗的大型指南，值得重视[37]。另有初始治疗理念，包括 9 条推荐，本质上也是经验治疗为主[38]。JAMA 发布了多中心的抗微生物药物处方五年趋势[39]。在这项多中心队列研究中，首次使用抗微生物药物治疗脓毒症的时间随着时间推移而减少，但这一趋势与抗微生物药物使用的增加、治疗天数或更广泛的脓毒症风险人群中抗微生物药物的覆盖面无关。这表明，在不导致滥用抗微生物药物的情况下，缩短感染抗微生物药物使用时间是可行的。

抗生素的疗程

目前国际观念建议脓毒症患者进行 7～10 天的抗生素治疗。对某些患者而言，更短的疗程可能也是安全的。新近荟萃分析支持监测生物标志物如降钙素原来缩短脓毒症治疗疗程，大约缩短 1 天[40]。当然，此治疗在严重疾病和低资源环境中的有效性尚不清楚。在决定抗生素治疗的选择和持续时间时，使用您的临床判断综合考虑诊断证据、疾病进展和个体化特点[41]。脓毒症缩短抗微生物药物疗程的挑战包括感染灶控制不足、对多药耐药菌的治疗、药代动力学改变导致抗微生物药物浓度水平不足[42]。

早期目标治疗（early goal-directed therapy，EGDT）

ProCESS 研究显示早期目标治疗没有优势[43]。SSC2017 也已经不再推荐。EGDT 中，脓毒症休克时输血治疗（transfusion requirements in septic shock，TRISS）研究显示，输血目标血红蛋白低于 70g/L 时，和 90g/L 相比，病死率没有显著性差别[44]。儿科还在进一步研究中[45]。相关观念是早期临床处置

（early clinical management）[46]。

补液

有研究正在对晶体补液和加压素进行比较[47]。略早的研究表明，与生理盐水相比，羟乙基淀粉和病死率增加有相关性，出现脓毒症休克时不推荐使用羟乙基淀粉[48]。对白蛋白的研究显示，晶体补液加白蛋白方式，和单纯的晶体补液方式相比，在病死率方面没有优势[49]。

血管活性药物

脓毒症休克时给予血管活性物质（包括儿茶酚胺和血管加压素），一直受到人们的推荐。2010 年 NEJM 中有随机对照试验对去甲肾上腺素和多巴胺治疗休克进行了比较，从 28 天病死率看，二者没有区别，不过多巴胺导致的心律失常多一些。2008 年有研究对低剂量血管加压素（0.01～0.03U/min）进行了研究。对 778 个患者用去甲肾上腺素加或不加血管加压素进行比较，28 天病死率无区别。但亚组分析显示，对不太严重的脓毒症休克患者，研究组病死率下降为 26.5%，而对照组是 35.7%。该结果支持应用该药作为补救药物。近期有研究针对肾衰情况，对 409 个脓毒症休克患者进行了 2×2 分组，应用高剂量血管加压素（0.06U/min）加或不加皮质类固醇激素、去甲肾上腺素加或不加皮质类固醇激素，无肾衰的天数在组间无区别，血管加压素组肾脏替代治疗的时间有缩短。加入血管加压素和不良事件没有相关性[50]。

糖皮质激素

激素应用与否一直是热点，也一直有争议。2018 年有两项研究发布。ADRENAL 研究纳入 3800 个脓毒症休克、需要机械通气的患者，患者随机分成两组，分别给予氢化可的松和安慰剂。结果第一结局 90 天病死率无区别[51]。APPROCCHESS 研究显示，90 天病死率有 6% 的减少[52]。两个研究的第二结局（休克缓解、尽快脱机）都是研究组有所提高。

低剂量激素对严重一些的脓毒症患者，尤其是有不可逆转休克的情况，可能有益处[53]。

生物标志物

目前不建议将降钙素原用于疑似脓毒症或脓毒症休克时启动抗生素使用的决策，但建议用于停止抗生素的决策。终止阈值有两种设定，分别进行了研究。低于 0.5μg/mL 或峰值下降 80% 以上，有 PRORATA 和 SAPS 两个研究。PRORATA 随机化分组了 621 个患者，研究疑似细菌性感染时标准治疗与基于降钙素原（PCT）的降阶梯治疗的效果，研究组抗生素使用明显减少。虽然研究组病死率增加，但没有显著性[54]。SAPS 研究将 1575 个患者随机分组，研究组抗生素使用天数明显减少的同时，病死率也减少了 5%[55]。近期荟萃分析结论一致[56]。降钙素原检测，还能降低脓毒症长期感染相关不良事件[57]。

其他标志物有 presepsin[58]、单核细胞分布宽度（monocyte distribution width，MDW）[59,60]、C 反应蛋白和白蛋白比值（CAR）[61]、中性粒细胞 CD64[62]、NT-proBNP[63]、CD8+ T/B 细胞比值[64] 等。研究发现，以 G 实验结果指导疑似念珠菌所致脓毒症的治疗没有益处[65]。

维生素 C 研究

小型研究显示摄入维生素 C 有助于提高 SOFA 评分[66]。大型研究有的在进行中[67,68]，有的结论明确，如 CITRIS-ALI 支持应用大剂量维生素 C[69]。目前荟萃分析结果不一致[70,71]。

免疫系统调节

这方面持续有研究，趋势向好[72]。免疫节点（Immune checkpoint）抑制剂通过抑制 PD-L1，来逆转 T 细胞耗竭。研究显示尼沃单抗联合美罗培南，对部分患者有效果[73]。其他如 GM-CSF、γ 干扰素、干细胞[74,75] 仍在研究中。

中医学

在脓毒症领域也有应用[76]。

感染灶控制

包括去除假体、切开脓肿等，见相关文献[77]。

长期预后

关于长期预后，可参见相关文献[78]。

之前健康者出现脓毒症

研究显示在风险调整后，先前健康的状态与较高的短期死亡率之间持续存在关联性（校正 OR 1.99，95%CI 1.87~2.13）[79,80]。这个结论耐人寻味。

相关指南

Surviving Sepsis Campaign Guidelines 是业界重要指南之一，必读[81]。一般翻译为拯救脓毒症运动指南，有观点认为"拯救"不准确，建议改为"存活脓毒症运动"，参见相关文献[82,83]。另有美国急诊医师协会急诊科与入院前疑似脓毒症成人患者早期诊疗共识[84,85]。国内共识包括：《中国"脓毒症早期预防与阻断"急诊专家共识》[86]《人工智能技术辅助诊疗脓毒症专家共识》。

资源有限地区的脓毒症处置

这是非洲等地区常见的文章角度，也有专门的一本书[87]。

综上，脓毒症比较明确的处置包括早期诊断、早期正确给予抗生素、液体复苏、应用血管加压药物、及时发现并去除感染灶。其他角度还有很多方式，部分在研究中，尚无明确的临床结论。

参考文献

［1］ Singer M，Deutschman CS，Seymour C，et al. The third international consensus definitions for sepsis and septic shock（Sepsis-3）. JAMA，2016，315：801-810.

［2］ Font MD，Thyagarajan B，Khanna AK. Sepsis and Septic Shock-Basics of diagnosis，pathophysiology and clinical decision making. Med Clin North Am，2020，104（4）：573-585. doi：10.1016/j.mcna.2020.02.011. Epub 2020 May 12. PMID：32505253.

［3］ Ackerman MH，Ahrens T，Kelly J，et al. Sepsis. Crit Care Nurs Clin North Am，2021，33（4）：407-418. doi：10.1016/j.cnc.2021.08.003. Epub 2021 Oct 9. PMID：34742497.

［4］ Churpek MM，Zadravecz FJ，Winslow C，et al. Incidence and prognostic value of the systemic inflammatory response syndrome and organ dysfunctions in ward patients. Am J Respir Crit Care Med，2015，192：958-964.

［5］ Churpek MM，Snyder A，Han X，et al. Quick sepsis-related organ failure assessment，systemic inflammatory response syndrome，and early warning scores for detecting clinical deterioration in infected patients outside theintensive care unit. Am J Respir Crit Care Med，2017，195：906-911.

［6］ Raith EP，Udy AA，Bailey M，et al. Prognostic accuracy of the SOFA score，SIRS criteria，and qSOFA score for in-hospital mortality among adults with suspected infection admitted to the intensive care unit. JAMA，2017，317：290-300.

［7］ Bhattacharya PK，V SM，Jamil M，et al. Comparison of Systemic Inflammatory Response Syndrome，Sequential Organ Failure Assessment，and Quick Sequential Organ Failure Assessment Scores to predict Mortality in Sepsis. J Assoc Physicians India，2022，70（8）：11-12. doi：10.5005/japi-11001-0062. PMID：36082720.

［8］ Freund Y，Lemachatti N，Krastinova E，et al. Prognostic accuracy of Sepsis-3 criteria for in-hospital mortality among patients with suspected infection presenting to the emergency department. JAMA，2017，317：301-308.

［9］ Rudd KE，Seymour CW，Aluisio AR，et al. Association of the quick sequential（sepsis-related）organ failure assessment（qSOFA）score with excess hospital mortality in adults with suspected infection in low- and middle-income countries. JAMA，2018，319：2202-2211.

[10] Yu H，Nie L，Liu A，et al. Combining procalcitonin with the qSOFA and sepsis mortality predic-tion. Medicine (Baltimore)，2019，98 (23)：e15981. doi：10.1097/MD.0000000000015981. PMID：31169735；PMCID：PMC6571275.

[11] Martín-Rodríguez F，Melero-Guijarro L，Ortega GJ，et al. Combination of Prehospital NT-proBNP with qSOFA and NEWS to Predict Sepsis and Sepsis-Related Mortality. Dis Markers，2022，23；2022：5351137. doi：10.1155/2022/5351137. PMID：35242244；PMCID：PMC8886755.

[12] Daga MK，Rohatgi I，Mishra R，et al. Lactate enhanced-quick Sequential Organ Failure Assessment 2 (Lq-SOFA2)：A new score for bedside prognostication of patients with sepsis. Indian J Med Res，2021，154 (4)：607-614. doi：10.4103/ijmr. IJMR _ 319 _ 20. PMID：35435346；PMCID：PMC9205011.

[13] Gill A，Ackermann K，Hughes C，et al. Does lactate enhance the prognostic accuracy of the quick Sequen-tial Organ Failure Assessment for adult patients with sepsis? A systematic review. BMJ Open，2022，12 (10)：e060455. doi：10.1136/bmjopen-2021-060455. PMID：36270756；PMCID：PMC9594532.

[14] Rhodes A，Evans LE，Alhazzani W，et al. Surviving sepsis campaign：international guidelines for management of sepsis and septic shock：2016. Intensive Care Med，2017，43：304-377.

[15] Grigorescu BL，Dubito Ergo Sum. Pathologies that can Mimic Sepsis. J Crit Care Med (Targu Mures)，2022，8 (2)：77-79. doi：10.2478/jccm-2022-0011. PMID：35950154；PMCID：PMC9097644.

[16] Peters-Sengers H，Butler JM，Uhel F，et al. Source-specific host response and outcomes in critically ill patients with sepsis：a prospective cohort study. Intensive Care Med，2022，48 (1)：92-102. doi：10.1007/s00134-021-06574-0. Epub 2021 Dec 13. PMID：34902047；PMCID：PMC8667541.

[17] Jo S，Kang HM，Kim SK，et al. Source Identification of Klebsiella pneumoniae Causing Six Episodes of Re-current Sepsis in an Adolescent That Underwent Hematopoietic Stem Cell Transplantation. Pathogens，2021，10 (9)：1123. doi：10.3390/pathogens10091123. PMID：34578155；PMCID：PMC8468436.

[18] De Waele JJ，Sakr Y. How I search for a sepsis source. Crit Care，2019，23 (1)：386. doi：10.1186/s13054-019-2675-3. PMID：31783896；PMCID：PMC6883684.

[19] Contou D，de Prost N. Looking for a sepsis source. Crit Care，2020，24 (1)：16. doi：10.1186/s13054-019-2715-z. PMID：31937357；PMCID：PMC6958684.

[20] Payen D. The gut as a hidden source of sepsis. Minerva Anestesiol，2020，86 (6)：662-669. doi：10.23736/S0375-9393.20.14302-5. Epub 2020 Jan 30. PMID：32013337.

[21] Golińska E，Strus M，Tomusiak-Plebanek A，et al. Coagulase-Negative Staphylococci Contained in Gut Microbiota as a Primary Source of Sepsis in Low-and Very Low Birth Weight Neonates. J Clin Med，2020，9 (8)：2517. doi：10.3390/jcm9082517. PMID：32759861；PMCID：PMC7464628.

[22] Chen YS，Liao TY，Hsu TC，et al. Temporal trend and survival impact of infection source among patients with sepsis：a nationwide study. Crit Care Resusc，2020，22 (2)：126-132. PMID：32389104.

[23] Segal E，Bar Yosef S，Axel A，et al. Outbreak of Sepsis Following Surgery：Utilizing 16S RNA Se-quencing To Detect the Source of Infection. Cureus，2022，14 (2)：e22487. doi：10.7759/cureus.22487. PMID：35371778；PMCID：PMC8944214.

[24] 宁永忠，王辉. 病毒性脓毒症的流行病学和处置 [J]. 中华医院感染学杂志，2018，28 (10)：1446-1449. DOI：10.11816/cn. ni. 2018-180860.

[25] Li H，Liu L，Zhang D，et al. SARS-CoV-2 and viral sepsis：observations and hypotheses. Lancet，2020，395 (10235)：1517-1520. doi：10.1016/S0140-6736 (20) 30920-X. Epub 2020 Apr 17. PMID：32311318；PMCID：PMC7164875.

［26］ Gu X，Zhou F，Wang Y，et al. Respiratory viral sepsis：epidemiology，pathophysiology，diagnosis and treatment. Eur Respir Rev，2020，29（157）：200038. doi：10. 1183/16000617. 0038-2020. PMID：32699026.

［27］ Singer BH，Dickson RP，Denstaedt SJ，et al. Bacterial Dissemination to the Brain in Sepsis. Am J Respir Crit Care Med，2018，197（6）：747-756. doi：10. 1164/rccm. 201708-1559OC. PMID：29232157；PMCID：PMC5855074.

［28］ Levy MM，Gesten FC，Phillips GS，et al. Mortality changes associated with mandated public reporting for sepsis. The results of the New York state initiative. Am J Respir Crit Care Med，2018，198：1406-1412.

［29］ Umemura Y，Abe T，Ogura H，et al. Hour-1 bundle adherence was associated with reduction of in-hospital mortality among patients with sepsis in Japan. PLoS One，2022，17（2）：e0263936. doi：10. 1371/journal. pone. 0263936. PMID：35157744；PMCID：PMC8843226.

［30］ Arulappen AL，Danial M，Ng LW，et al. The Impact of Antibiotics Administration on Mortality for Time in Sepsis and Septic Shock Patients including Possible Reasons for Delayed Administration in Malaysia. Antibiotics（Basel），2022，11（9）：1202. doi：10. 3390/antibiotics11091202. PMID：36139981；PMCID：PMC9495043.

［31］ Azuhata T，Kinoshita K，Kawano D，et al. Time from admission to initiation of surgery for source control is a critical determinant of survival in patients with gastrointestinal perforation with associated septic shock. Crit Care，2014，18：1-10.

［32］ Reitz KM，Kennedy J，Li SR，et al. Association Between Time to Source Control in Sepsis and 90-Day Mortality. JAMA Surg，2022，157（9）：817-826. doi：10. 1001/jamasurg. 2022. 2761. PMID：35830181；PMCID：PMC9280613.

［33］ Carmeli Y，Armstrong J，Laud PJ，et al. Ceftazidime-avibactam or best available therapy in patients with ceftazidime-resistant Enterobacteriaceae and Pseudomonas aeruginosa complicated urinary tract infections or complicated intra-abdominal infections（REPRISE）：a randomised，pathogen-directed，phase 3 study. Lancet Infect Dis，2016，16：661-673.

［34］ Wunderink RG，Giamarellos-Bourboulis EJ，Rahav G，et al. Effect and safety of meropenem-vaborbactam versus best-available therapy in patients with carbapenem-resistant enterobacteriaceae infections：the TANGO II randomized clinical trial. Infect Dis Ther，2018，7：439-455.

［35］ Kant S，Asthana S，Missiakas D，et al. A novel STK1-targeted small-molecule as an "antibiotic resistance breaker" against multidrug-resistant Staphylococcus aureus. Sci Rep，2017，7：5067.

［36］ Lipman J，Brett SJ，De Waele JJ，et al. A protocol for a phase 3 multicentre randomised controlled trial of continuous versus intermittent β-lactam antibiotic infusion in critically ill patients with sepsis：BLING Ⅲ. Crit Care Resusc，2019，21（1）：63-68.

［37］ Sieswerda E，Bax HI，Hoogerwerf JJ，et al. The 2021 Dutch Working Party on Antibiotic Policy（SWAB）guidelines for empirical antibacterial therapy of sepsis in adults. BMC Infect Dis，2022，22（1）：687. doi：10. 1186/s12879-022-07653-3. PMID：35953772；PMCID：PMC9373543.

［38］ Niederman MS，Baron RM，Bouadma L，et al. Initial antimicrobial management of sepsis. Crit Care，2021，25（1）：307. doi：10. 1186/s13054-021-03736-w. PMID：34446092；PMCID：PMC8390082.

［39］ Prescott HC，Seelye S，Wang XQ，et al. Temporal Trends in Antimicrobial Prescribing During Hospitalization for Potential Infection and Sepsis. JAMA Intern Med，2022，182（8）：805-813. doi：10. 1001/jamainternmed. 2022. 2291. PMID：35759274；PMCID：PMC9237797.

[40] Gutiérrez-Pizarraya A, León-García MDC, De Juan-Idigoras R, et al. Clinical impact of procalcitonin-based algorithms for duration of antibiotic treatment in critically ill adult patients with sepsis: a meta-analysis of randomized clinical trials. Expert Rev Anti Infect Ther, 2022, 20 (1): 103-112. doi: 10. 1080/14787210. 2021. 1932462. Epub 2021 Jun 4. PMID: 34027785.

[41] Hellyer TP, Mantle T, McMullan R, et al. How to optimise duration of antibiotic treatment in patients with sepsis? BMJ, 2020, 371: m4357. doi: 10. 1136/bmj. m4357. PMID: 33229405.

[42] Busch LM, Kadri SS. Antimicrobial Treatment Duration in Sepsis and Serious Infections. J Infect Dis, 2020, 222 (Suppl 2): S142-S155. doi: 10. 1093/infdis/jiaa247. PMID: 32691838; PMCID: PMC7372214.

[43] ProCESS Investigators, Yealy DM, Kellum JA, et al. A randomized trial of protocol-based care for early septic shock. N Engl J Med, 2014, 370: 1683-1693.

[44] Scott LP. Lower versus higher haemoglobin threshold for transfusion in septic shock. J Intensive Care Soc, 2015, 16: 345-347.

[45] Saetae T, Pongpirul K, Samransamruajkit R. Assessment of early goal-directed therapy guideline adherence: Balancing clinical importance and feasibility. PLoS One, 2019, 14 (3): e0213802.

[46] Anyalebechi JC. Early clinical management of sepsis: past, present, and future. J Transl Crit Care Med, 2022, 4 (3): 14-21.

[47] Bartoli A, D'Angelo A, Ippolito D, et al. The Crystalloid Liberal or Vasopressors Early Resuscitation in Sepsis (CLOVERS) randomized clinical trial. Intern Emerg Med, 2023, 18 (8): 2419-2421.

[48] Zarychanski R, Abou-Setta AM, Turgeon AF, et al. Association of hydroxyethyl starch administration with mortality and acute kidney injury in critically ill patients requiring volume resuscitation. Surv Anesthesiol, 2013, 57: 275-276.

[49] Otten D. Albumin replacement in patients with severe sepsis or septic shock. J Emerg Med, 2014, 47: 257-258.

[50] Gordon AC, Mason AJ, Thirunavukkarasu N, et al. Effect of early vasopressin vs norepinephrine on kidney failure in patients with septic shock. JAMA, 2016, 316: 509.

[51] Venkatesh B, Finfer S, Cohen J, et al. Adjunctive glucocorticoid therapy in patients with septic shock. N Engl J Med, 2018, 378: 797-808.

[52] Annane D, Renault A, Brun-Buisson C, et al. Hydrocortisone plus fludrocortisone for adults with septic shock. N Engl J Med, 2018, 378: 809-818.

[53] Varon J, Baron RM. A current appraisal of evidence for the approach to sepsis and septic shock. Ther Adv Infect Dis, 2019, 6: 2049936119856517.

[54] Bouadma L, Luyt C, Tubach F, et al. Use of procalcitonin to reduce patients' exposure to antibiotics in intensive care units (PRORATA trial): a multicentre randomised controlled trial. Lancet, 2010, 375: 463-474.

[55] de Jong E, van Oers JA, Beishuizen A, et al. Efficacy and safety of procalcitonin guidance in reducing the duration of antibiotic treatment in critically ill patients: a randomised, controlled, open-label trial. Lancet Infect Dis, 2016, 16: 819-827.

[56] Gutiérrez-Pizarraya A, León-García MDC, De Juan-Idigoras R, et al. Clinical impact of procalcitonin-based algorithms for duration of antibiotic treatment in critically ill adult patients with sepsis: a meta-analysis of randomized clinical trials. Expert Rev Anti Infect Ther, 2022, 20 (1): 103-112. doi: 10. 1080/14787210. 2021. 1932462. Epub 2021 Jun 4. PMID: 34027785.

［57］ Kyriazopoulou E，Liaskou-Antoniou L，Adamis G，et al. Procalcitonin to Reduce Long-Term Infection-associated Adverse Events in Sepsis. A Randomized Trial. Am J Respir Crit Care Med，2021，203（2）：202-210. doi：10.1164/rccm. 202004-1201OC. PMID：32757963；PMCID：PMC7874409.

［58］ 宁永忠，王雪茹，程田，等. 血清 presepsin 临床检测的研究进展［J］. 中华检验医学杂志，2019，42（8）：700-704. DOI：10.3760/cma. j. issn. 1009-9158. 2019. 08. 021.

［59］ Li CH，Seak CJ，Chaou CH，et al. Comparison of the diagnostic accuracy of monocyte distribution width and procalcitonin in sepsis cases in the emergency department：a prospective cohort study. BMC Infect Dis，2022，22（1）：26. doi：10.1186/s12879-021-06999-4. PMID：34983430；PMCID：PMC8725440.

［60］ Hausfater P，Robert Boter N，Morales Indiano C，et al. Monocyte distribution width（MDW）performance as an early sepsis indicator in the emergency department：comparison with CRP and procalcitonin in a multicenter international European prospective study. Crit Care，2021，25（1）：227. doi：10.1186/s13054-021-03622-5. PMID：34193208；PMCID：PMC8247285.

［61］ Zavalaga-Zegarra HJ，Palomino-Gutierrez JJ，Ulloque-Badaracco JR，et al. C-Reactive Protein-to-Albumin Ratio and Clinical Outcomes in COVID-19 Patients：A Systematic Review and Meta-Analysis. Trop Med Infect Dis，2022，7（8）：186. doi：10.3390/tropicalmed7080186. PMID：36006278；PMCID：PMC9414550.

［62］ Cong S，Ma T，Di X，et al. Diagnostic value of neutrophil CD64，procalcitonin，and interleukin-6 in sepsis：a meta-analysis. BMC Infect Dis，2021，21（1）：384. doi：10.1186/s12879-021-06064-0. PMID：33902476；PMCID：PMC8072745.

［63］ Martin-Rodriguez F，Melero-Guijarro L，Ortega GJ，et al. Combination of Prehospital NT-proBNP with qSOFA and NEWS to Predict Sepsis and Sepsis-Related Mortality. Dis Markers，2022，2022：5351137. doi：10.1155/2022/5351137. PMID：35242244；PMCID：PMC8886755.

［64］ Peng Y，Wang X，Yin S，et al. A new indicator：The diagnostic value of CD8[+]T/B lymphocyte ratio in sepsis progression. Int J Immunopathol Pharmacol，2022，36：3946320221123164. doi：10.1177/03946320221123164. PMID：36036157；PMCID：PMC9421217.

［65］ Bloos F，Held J，Kluge S，et al.（1→3）-β-D-Glucan-guided antifungal therapy in adults with sepsis：the CandiSep randomized clinical trial. Intensive Care Med，2022，48（7）：865-875. doi：10.1007/s00134-022-06733-x. Epub 2022 Jun 16. PMID：35708758；PMCID：PMC9273538.

［66］ Fowler AA，Syed AA，Knowlson S，et al. Phase I safety trial of intravenous ascorbic acid in patients with severe sepsis. J Transl Med，2014，12：32.

［67］ Moskowitz A，Yankama T，Andersen LW，et al. Ascorbic Acid，Corticosteroids and Thiamine in Sepsis（ACTS）protocol and statistical analysis plan：a prospective，multicentre，double-blind，randomised，placebo-controlled clinical trial. BMJ Open，2019 ，9（12）：e034406.

［68］ Hager DN，Hooper MH，Bernard GR，et al. The Vitamin C，Thiamine and Steroids in Sepsis（VICTAS）Protocol：a prospective，multi-center，double-blind，adaptive sample size，randomized，placebo-controlled，clinical trial. Trials，2019 ，20（1）：197.

［69］ Fowler AA 3rd，Truwit JD，Hite RD，et al. Effect of Vitamin C Infusion on Organ Failure and Biomarkers of Inflammation and Vascular Injury in Patients With Sepsis and Severe Acute Respiratory Failure：The CITRIS-ALI Randomized Clinical Trial. JAMA，2019，322（13）：1261-1270.

［70］ Muhammad M，Jahangir A，Kassem A，et al. The Role and Efficacy of Vitamin C in Sepsis：A Systematic Review and Meta-Analysis. Adv Respir Med，2022，90（4）：281-299. doi：10. 3390/arm90040038. PMID：36004958.

[71] Martimbianco ALC，Pacheco RL，Bagattini ÂM，et al. Vitamin C-based regimens for sepsis and septic shock：Systematic review and meta-analysis of randomized clinical trials. J Crit Care，2022，71：154099. doi：10. 1016/j. jcrc. 2022. 154099. Epub 2022 Jun 25. PMID：35763993.

[72] Wang G，Li X，Zhang L，et al. Crosstalk between Dendritic Cells and Immune Modulatory Agents against Sepsis. Genes（Basel），2020，11（3）：323. doi：10. 3390/genes11030323. PMID：32197507；PMCID：PMC7140865.

[73] Gillis A，Ben Yaacov A，Agur Z. A New Method for Optimizing Sepsis Therapy by Nivolumab and Meropenem Combination：Importance of Early Intervention and CTL Reinvigoration Rate as a Response Marker. Front Immunol，2021，12：616881. doi：10. 3389/fimmu. 2021. 616881. PMID：33732241；PMCID：PMC7959825.

[74] Keane C，Jerkic M，Laffey JG. Stem cell-based therapies for sepsis. Anesthesiology，2017，127：1017-1034.

[75] Khosrojerdi A，Soudi S，Hosseini AZ，et al. Immunomodulatory and Therapeutic Effects of Mesenchymal Stem Cells on Organ Dysfunction in Sepsis. Shock，2021，55（4）：423-440. doi：10. 1097/SHK. 0000000000001644. PMID：32826813.

[76] Zhao GZ，Chen RB，Li B，et al. Clinical practice guideline on traditional Chinese medicine therapy alone or combined with antibiotics for sepsis. Ann Transl Med，2019 ，7（6）：122.

[77] De Waele JJ，Girardis M，Martin-Loeches I. Source control in the management of sepsis and septic shock. Intensive Care Med，2022，48（12）：1799-1802. doi：10. 1007/s00134-022-06852-5. Epub ahead of print. PMID：36102944.

[78] 宁永忠，赵敬焕，李祥，等 . 脓毒症对患者生存健康的长期影响 [J]. 中华临床实验室管理电子杂志，2018，6（1）：15-18. DOI：10. 3877/cma. j. issn. 2095-5820. 2018. 01. 005.

[79] Alrawashdeh M，Klompas M，Simpson SQ，et al. Prevalence and Outcomes of Previously Healthy Adults Among Patients Hospitalized With Community-Onset Sepsis. Chest，2022，162（1）：101-110. doi：10. 1016/j. chest. 2022. 01. 016. Epub 2022 Jan 20. PMID：35065940；PMCID：PMC9271603.

[80] Pannu SR，Crouser ED. Is Anyone Safe From Sepsis? Chest，2022，162（1）：14-16. doi：10. 1016/j. chest. 2022. 01. 040. PMID：35809924.

[81] Evans L，Rhodes A，Alhazzani W，et al. Executive Summary：Surviving Sepsis Campaign：International Guidelines for the Management of Sepsis and Septic Shock 2021. Crit Care Med，2021，49（11）：1974-1982. doi：10. 1097/CCM. 0000000000005357. Erratum in：Crit Care Med. 2022 Apr 1；50（4）：e413-e414. PMID：34643578.

[82] Lehman KD. Evidence-based updates to the 2021 Surviving Sepsis Campaign guidelines：Part 1：Background，pathophysiology，and emerging treatments. Nurse Pract，2022，47（11）：24-30. doi：10. 1097/01. NPR. 0000884868. 44595. f6. PMID：36287733.

[83] Lehman KD. Evidence-based updates to the 2021 Surviving Sepsis Campaign guidelines Part 2：Guideline review and clinical application. Nurse Pract，2022，47（12）：28-35. doi：10. 1097/01. NPR. 0000884888. 21622. e3. PMID：36399145.

[84] 方奕鹏，张会娟，郭喆，等 . 急诊成人脓毒症防治的新认识——美国急诊医师协会 "急诊科与院前成人疑似脓毒症患者早期诊疗共识" 解析 [J]. 临床急诊杂志，2021，22（5）：361-368. DOI：

10. 13201/j. issn. 1009-5918. 2021. 05. 015.

［85］ Yealy DM，Mohr NM，Shapiro NI，et al. Early Care of Adults With Suspected Sepsis in the Emergency Department and Out-of-Hospital Environment：A Consensus-Based Task Force Report. Ann Emerg Med，2021，78（1）：1-19. doi：10. 1016/j. annemergmed. 2021. 02. 006. Epub 2021 Apr 9. Erratum in：Ann Emerg Med，2021，78（3）：464. PMID：33840511.

［86］ 中国医疗保健国际交流促进会急诊医学分会，中华医学会急诊医学分会，中国医师协会急诊医师分会，等. 中国"脓毒症早期预防与阻断"急诊专家共识［J］. 中华危重病急救医学，2020，32（5）：518-530. DOI：10. 3760/cma. j. cn121430-20200514-00414.

［87］ Dondorp AM，Dünser MW，Schultz MJ. Sepsis Management in Resource-limited Settings［Internet］. Cham（CH）：Springer，2019. PMID：32091674.

11. 慢性阻塞性肺病时慢性支气管感染如何诊治?

单纯的肺炎、慢性阻塞性肺病（COPD）急性加重、COPD 并发肺炎、COPD 慢性支气管感染，肺部的感染病表现形式确实复杂。对后者即 COPD 慢性支气管感染（Chronic Bronchial Infection in Chronic Obstructive Pulmonary Disease，CBInCOPD），有一个西班牙共识[1]。

稳定型 COPD 患者的气道中长期存在的微生物，会导致不良结果。不过疾病指南中没有关于如何诊断和治疗这些病例的建议。该文件旨在回答偶尔或习惯性分离出微生物的 COPD 患者的临床处置问题。由于现有的科学证据有异质性，无法制定临床实践指南。西班牙肺科和胸外科学会（SEPAR）专家根据现有的科学文献和临床经验起草了该文件——一份共识，阐述了不同临床情况的定义、诊断和处置。

如表 2-1 所示（原文表 1），左侧 PPM 是可能致病微生物，注意和肺炎病原谱基本一致。这里只是细菌类病原，没有列病毒和真菌。

表 2-1（原文表 1）　　CDPD 患者最常分离的微生物列表

PPM	非 PPM
流感嗜血杆菌	草绿色链球菌群
肺炎链球菌	麻疹孪生球菌
卡他莫拉菌	奈瑟菌属正常菌群
铜绿假单胞菌	表皮葡萄球菌和其他血浆凝固酶阴性葡萄球菌
其他非发酵革兰阴性杆菌(木糖氧化无色杆菌、鲍曼不动杆菌、粪产碱杆菌、嗜麦芽窄食单胞菌、假单胞菌属菌种等)	微球菌属
其他肠杆菌目(大肠埃希菌、肺炎克雷伯菌、阴沟肠杆菌、黏质沙雷菌、变形杆菌属、普罗维登斯菌属、柠檬酸杆菌属等)	肠球菌属
金黄色葡萄球菌,包括耐甲氧西林金黄色葡萄球菌	—
多杀巴斯德菌	—

如表 2-2（原文表 2）是临床稳定期 COPD 患者铜绿假单胞菌之外的 PPM 导致的初始感染之治疗决策的临床标准（至少符合其一）。

表 2-2（原文表 2）　除外铜绿假单胞菌的临床稳定期 COPD 患者治疗决策的临床标准

持续性黏液脓性/脓性（Murray 量表标准为 3～8）或血性痰
疾病控制不佳：呼吸困难增加，补救性药物使用增加，身体活动减少，脓痰增加，CAT 评分下降 肺功能进展性恶化 频繁感染性加重（需要口服抗生素的加重≥2 次；需要住院或静脉抗生素治疗的加重≥1 次）

注：为了可评估，所有这些标准都必须在接受最佳治疗的患者中出现，而且是治疗医生的自主决定，包括药物处方、吸入技术的验证和依从性。

表 2-3（原文表 3）是临床标准，用以提示需要对 COPD 患者胸部进行高分辨率 CT 检查，以便评估支气管扩张存在与否。

表 2-3（原文表 3）　是否需要对 COPD 患者进行 CT 检查的临床标准

高风险 COPD
频繁感染性加重（需要口服抗生素的加重≥2 次；需要住院或静脉抗生素治疗的加重≥1 次） 持续性黏液脓性痰或脓性痰 血性痰 X 线片改变提示支气管扩张 重复分离出 PPM（或单独分离出铜绿假单胞菌） 肺功能下降 与支气管扩张进展相关的合并症的出现

图 2-3（原文图 1）为分离出 PPM 的 COPD 患者的治疗总结，表 2-4 则为没有支管扩张时 COPD 患者的抗生素治疗建议。

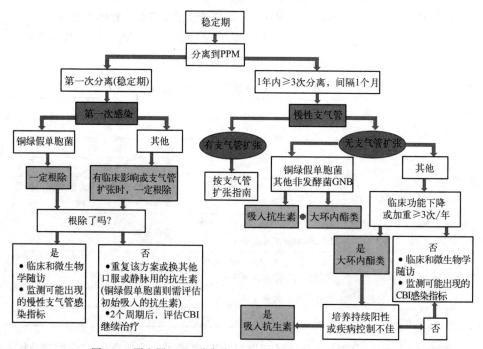

图 2-3（原文图 1）　分离出 PPM 的 COPD 患者的治疗总结

注意左侧铜绿假单胞菌，写了"一定根除"。另外，强调了稳定期分离微生物，这类似监测性培养。

表 2-4（原文表 4） 没有支气管扩张时 COPD 患者的抗生素治疗建议（从呼吸道样本中已分离出 PPM）

项目	铜绿假单胞菌	流感嗜血杆菌	金黄色葡萄球菌	耐甲氧西林金黄色葡萄球菌	铜绿假单胞菌以外的非发酵革兰阴性菌
原发感染的治疗	首选方案：环丙沙星 750mg/12h p.o.；备选方案：左氧氟沙星 500mg/12h p.o. 或左氧氟沙星 750mg/24h p.o.；持续时间 2～3 周（基于临床改善和耐受性）	首选方案：阿莫西林/克拉维酸（875mg/125mg）/8h p.o.；备选方案：阿莫西林 1～2g/8h p.o.；环丙沙星 750mg/12h p.o.；阿奇霉素 500mg/24h p.o.；头孢托伦 400mg/12h p.o.；持续时间 10～14 天，除了阿奇霉素（6 天）和头孢托伦（10 天）	首选方案：氯唑西林 500～1000mg/6h p.o.；备选方案：阿莫西林/克拉维酸（875mg/125mg）/8h p.o.；复方磺胺甲噁唑（160mg/800mg）/12h p.o.；持续时间 2 周	首选方案：利奈唑胺 600mg/12h p.o.；备选方案：复方新诺明（160mg/800mg）/12h p.o.；克林霉素 300～450mg/（6～8h）p.o.；持续时间 2 周	嗜麦芽窄食单胞菌：首选方案：复方磺胺甲噁唑（800mg/160mg）/12h p.o.；备选方案：左氧氟沙星 500mg/12h p.o.；鲍曼不动杆菌：亚胺培南（0.5～1）g/（6～8）h i.v.；持续时间 2 周
如果第一个治疗周期没有根除	重复该方案评估 i.v. 治疗评估吸入抗生素治疗	重复该方案或改用另一种抗生素（p.o. 或 i.v.）	重复该方案或改用另一种抗生素（p.o. 或 i.v.）	重复该方案或改用另一种抗生素（p.o. 或 i.v.）	嗜麦芽窄食单胞菌：米诺环素：负荷剂量 200mg，100mg/12h，p.o. 或 i.v.；黏菌素：2～3MU/8h i.v.；4.5MU/12h i.v.；鲍曼不动杆菌：① 替加环素：负荷剂量 100mg，50mg/12h i.v.；② 黏菌素：2～3MU/8h i.v. 或 4.5MU/12h i.v.

项目	铜绿假单胞菌	流感嗜血杆菌	金黄色葡萄球菌	耐甲氧西林金黄色葡萄球菌	铜绿假单胞菌以外的非发酵革兰阴性菌
治疗严重恶化（或第一次隔离期同时监测到严重恶化）	首选方案：头孢他啶 2g/8h p.o. ＋妥布霉素 5～10mg/（kg·24h）i. v. 备选方案：亚胺培南 1g/8h i. v. 或哌拉西林/他唑巴坦 4g/（6～8）h i. v. 或头孢曲南 2g/8h i. v. 或美罗培南 1～2g/8h i. v. 或环丙沙星 400mg/12h i. v. 或头孢洛扎/他唑巴坦 1～2g/8h i. v. 或头孢他啶/阿维巴坦 3g/8h i. v. ＋阿米卡星 15～20mg/（kg·24h）i. v. 或庆大霉素 5～7mg/（kg·24h）i. v.（基于临床改善） 持续时间 14～21 天	首选方案：阿莫西林/克拉维酸 1～2g/8h i. v. 替代方案：头孢曲松 2g/24h i. v 持续时间 10～14 天[开始抗生素治疗（i. v.）并在患者临床情况允许时改用 p.o.]	首选方案：氯唑西林（1～2）g/（4～6）h i. v. 备选方案：阿莫西林/克拉维酸 1～2g/8h i. v.；万古霉素（根据体重和肾功能调整剂量） 持续时间 2 周	首选方案：利奈唑胺 600mg/12h i. v. 备选方案：万古霉素（根据体重和肾功能调整剂量）；头孢洛林 600mg/8h i. v.；头孢托罗酯 500mg/8h i. v. 持续时间 2 周	嗜麦芽窄食单胞菌： 首选方案：复方磺胺甲噁唑（800mg/160mg）/12h i. v. 备选方案：左氧氟星 500mg/12h i. v. 鲍曼不动杆菌： 亚胺培南（0.5～1）g/（6～8）h i. v. 持续时间 2 周
CBI 的治疗	开始吸入抗生素治疗（按字母顺序）： 氨曲南赖氨酸（吸入用溶液）；庆大霉素（静脉用药）；黏菌素钠（干粉制剂通过吸入或妥布霉素（干粉或吸入用溶液） 与长效大环内酯类合用	①大环内酯类长期治疗 ②如果无效，开始长期（或周期性）口服抗生素治疗，根据药敏试验选择抗生素 ③如果无效，开始大环素（80mg，bid，连续治疗）或在任何用于铜绿假单胞菌引起的慢性支气管感染的特定吸入抗生素	①大环内酯类长期治疗 ②如果无效，开始长期（或周期性）口服抗生素治疗，根据药敏试验选择抗生素 ③如果无效，开始大环素（静脉）（80mg，bid，连续治疗）或任何用于由铜绿假单胞菌引起的 CBI 的特定吸入抗生素	①大环内酯类长期治疗 ②如果周期性口服抗生素长期治疗，根据药敏试验选择抗生素 ③如果无效，开始吸入抗生素：万古霉素（静脉给药，bid（80mg，bid，连续治疗，250mg，bid	用黏菌素钠（干粉或吸入用溶液）开始吸入抗生素治疗，与长效大环内酯类合用

原文表 5 是吸入性抗生素，原文表 6 是 COPD 和 CBI 患者随访期间记录的信息，建议阅读原文。原文表 7（表 2-5）是对有 PPM 分离的 COPD 患者进行处置的临床推荐汇总。科学委员会给出了每一条推荐的共识程度（Likert 量表评分选择是 1～5 五等，表中列出了每一条推荐给予评分的百分比）。

表 2-5（原文表 7）　对有 PPM 分离的 COPD 患者进行处置的临床推荐汇总

项目	不同意 （评分 1 或 2）	弃权 （评分 3）	同意 （评分 4 或 5）
模块 1　定义			
初始感染(primary infection)：临床疾病稳定期患者的呼吸道样本培养中，第一次分离出给定的 PPM	2.9	2.9	94.2
慢性支气管感染(chronic bronchial infection,CBI)：1 年内，至少 3 个培养中生长相同的 PPM,间隔至少 1 个月	↓	2.9	97.1
根除：在 1 年内至少 3 次连续培养中未分离到引起 CBI 的 PPM,间隔至少 1 个月	2.9	↓	97.1
根除后再次分离出 PPM 时，考虑是另一个原发性感染，前提是患者没有接受过长期抗生素治疗（chronic antibiotic treatment）	↓	2.9	97.1
和这些定义不完全一致时，病例应列入临床术语中最接近的病例定义	↓	8.6	91.4
模块 2　微生物学方面			
痰培养作为高风险 COPD 和（或）持续性黏液痰急性加重初始检查的一部分	↓	↓	100
每视野＞ 25（WBC）且＜25 扁平鳞状上皮细胞（EC）时（Murray-Washington 评分是 4～5），样本合格。样本不合格时，应该重新采样（尤其是高度疑似 CBI 或已分离出铜绿假单胞菌者）	↓	5.8	94.2
临床稳定期有 PPM 分离，或符合表 2-2(原文表 2)标准之一的所有患者，都进行微生物学随访	↓	↓	100
监测痰的颜色，因为这与稳定期 COPD 中 PPM 的存在有关（原文图 2）	↓	2.9	97.1
即使病情稳定，也应每年至少进行一次真菌和（或）非结核分枝杆菌的培养。下列患者同样进行：过去一年有 2 次及以上急性加重，且需要系统性应用类固醇和（或）抗生素；大剂量吸入剂（ICS）治疗；支气管扩张；放射影像是否与分枝杆菌感染相符；在长期大环内酯类治疗之前或期间（针对分枝杆菌）；对分离的 PPM 进行正确的治疗但没有临床改善	↓	2.9	97.1
分离株不考虑潜在致病性（"有口咽菌群混合生长"或"有正常菌群生长"），无须采取进一步行动，除非高度怀疑存在 CBI	↓	2.9	97.1

项目	不同意 (评分 1 或 2)	弃权 (评分 3)	同意 (评分 4 或 5)
样本收集、运输和处理之间的时间必须＜6h。在任何情况下，样本在室温下的停留时间不得超过 24h,并且最好储存在 4℃条件下,而非 20℃以下	↓	2.9	97.1

模块 3　COPD、CBI 和支气管扩张的关系

应行胸部高分辨率 CT,以评估具有某些临床特征的患者是否存在支气管扩张［表 2-3(原文表 3)］	↓	↓	100
如果 COPD 和支气管扩张同时存在,请遵循支气管扩张指南中呼吸道样本培养分离 PPM 的定义和治疗方案	↓	5.8	94.2
这些患者应根据 COPD 和支气管扩张的治疗指南进行处置	↓	2.9	97.1

模块 4　原发性感染的治疗

铜绿假单胞菌所致原发性感染,始终建议根治	↓	2.9	97.1
对其他 PPM,对稳定的支气管扩张患者,或符合表 2-2(原文表 2)标准之一的患者,考虑根治	↓	2.9	97.1
表 2-4(原文表 4)显示了最常见的 PPM 根治方案	↓	↓	100
建议在治疗结束至少 15 天后,用痰培养来证实已经根除。如果在 2 个周期后仍未根除,可考虑按 CBI 处理［表 2-4(原文表 4)］	↓	↓	100

模块 5　吸入性抗生素(IA)治疗

如果 COPD 和支气管扩张同时存在,请遵循支气管扩张指南用 IA 方式治疗 CBI	2.9	↓	97.1
对铜绿假单胞菌或其他非发酵革兰阴性杆菌［表 2-1(原文表 1)］所致 CBI,考虑其毒性,进行 IA 治疗	2.9	↓	97.1
临床和功能恶化或频繁的感染性加重时,针对其他 PPM 引起的 CBI 进行长期大环内酯类药物治疗。如果持续培养阳性,疾病持续控制不佳,开始 IA 治疗	2.9	2.9	94.2
使用哪种 IA 或其他处方的决策,不依赖于药敏试验结果,而是取决于 PPM。必须选择 PPM 一族(PPM family)已知敏感的 IA	2.9	↓	97.1
剂量与用于支气管扩张的剂量相同(原文表 5)	↓	↓	100
维持治疗,直到观察到临床益处。即根据原文图 2 中的痰色量表,脓性痰最少,且急性加重次数有减少。临床稳定且培养阴性后,过 6 个月后再评估。此时继续密切进行微生物监测,如果 CBI 再次出现,给予长期治疗	↓	2.9	97.1

项目	不同意 （评分 1 或 2）	弃权 （评分 3）	同意 （评分 4 或 5）
鉴于可能存在过敏、支气管痉挛、呼吸困难、咳嗽或咯血的风险，在实施 IA 治疗时应采取某些预防措施：对设备的使用和维护进行培训；预吸入快速作用的支气管扩张剂；在院内给予第一剂；严重 COPD（FEV1＜50%）时，考虑 IA 诱发支气管收缩的风险，评估首次服药前后进行肺活量测定（FEV1 下降≥15%）的可能性	↓	5.8	94.2
评估氨基糖苷类引起肾毒性和耳毒性的风险；避免在严重慢性肾功能不全患者中使用；第一年（然后每年）进行 6 个月的临床实验室检测；在治疗期间评估听力损失	↓	↓	100
如果患者进行支气管引流或接受高渗盐水喷雾治疗，这些治疗应先于 IA 治疗	↓	↓	100
模块 6　长期大环内酯类药物治疗			
即使有正确的核心治疗方案，对病情稳定患者每年 3 次或以上急性加重（中度或严重，需要抗生素治疗），也启动大环内酯类药物治疗	2.9	5.8	91.3
对铜绿假单胞菌引起的 CBI，不建议用大环内酯类单药治疗；相反，必须与 IA 相结合	5.8	8.5	85.7
大多数证据支持如下方案：阿奇霉素 500mg/d，每周 3 天，或阿奇霉素 250mg/d，持续 1 年。根据临床反应（加重次数和痰都有减少）和副作用确定后续的个体化治疗	↓	↓	100
加重有季节性分布；如果在温暖的月份长期稳定无加重且黏液分泌少，可以考虑停止治疗（treatment holiday）。秋季（或秋季之前病情再次恶化）考虑重新开始治疗	2.9	11.4	85.7
在开始治疗前应做心电图、肝功能检查、分枝杆菌培养和听力评估。评估在长期治疗中是否每年至少重复一次这些检查	↓	↓	100
模块 7　吸入激素（ICS）治疗			
对于 CBI 患者，在使用 ICS 时必须采取特殊的预防措施	↓	5.8	94.2
如果处方给予，考虑使用最低剂量	2.9	↓	97.1
对没有出现嗜酸性粒细胞增多症（嗜酸性粒细胞＜100/mm³ 持续存在）或特征与伴随性哮喘一致的患者，重新评估使用 ICS 的风险/效益比	5.8	2.9	91.3
模块 8　其他维持性治疗			
对于持续性咳痰、呼吸困难分级≥2 或运动水平较低的患者，制订呼吸康复计划（包括健康教育、呼吸理疗、肌肉训练和体育活动计划）	↓	2.9	97.1

项目	不同意 (评分 1 或 2)	弃权 (评分 3)	同意 (评分 4 或 5)
对经常加重的 COPD 患者,可考虑延长 N-乙酰半胱氨酸或半胱氨酸治疗	↓	11.4	88.6
COPD 和 CBI 患者应进行营养评估,至少包括体重指数、热量摄入量和进行性减重的纵向评估	↓	↓	100
根据医生的标准,评估每年需要若干抗生素周期的患者使用益生菌可能带来的益处,与用药周期一致,以避免腹泻和肠道生态不良	↓	25.7	74.3
模块 9　COPD 和 CBI 急性加重的处理			
在开始抗生素治疗前,总要在急性加重时先留取痰培养样本	↓	2.9	97.1
既往有 CBI,应根据下面信息选择抗生素(预期治疗):最后一次药敏试验结果;医院的抗生素敏感性数据[表 2-4(原文表 4)]	↓	↓	100
下列情况须调整治疗:培养有新的菌种分离株,与前一次不同;急性加重的临床过程不理想	↓	↓	100
如果加重期间,分离出和之前 CBI 不同的 PPM,则抗生素覆盖两种 PPM[表 2-4(原文表 4)]	2.9	↓	97.1
一般来说,针对任何 COPD 急性加重,都应该评估铜绿假单胞菌风险因素	↓	↓	100
涉及 PPM 的急性加重之后,只要可能,应在抗生素治疗结束后进行随访培养(follow-up culture)至少 15 天	2.9	8.5	88.6
模块 10　COPD 和 CBI 的患者随访			
原发性感染后的最初随访取决于微生物学监测(评估根除、细菌负荷减少或新的 PPM)和临床监测(症状减轻、加重次数减少)的需要	↓	↓	100
根据 COPD 的严重程度、加重频率和功能进展安排随访。对于重症患者[GOLD D 级(高症状、高风险)、FEV1 < 50% 和(或)慢性呼吸衰竭]可能至少需要每 3 个月进行一次;对轻度或病情较稳定的患者,可以每 4～6 个月进行一次	↓	↓	100
在原发性感染后的前 2 年,考虑在每次就诊时监测患者的微生物学状况;如果患者病情稳定,可以设定更长间隔时间的就诊计划	5.8	11.4	82.8
在开始抗生素治疗前,每年至少采集 3 个痰样本;急性加重与痰液量或脓液增加相关时也应如此	5.8	14.2	80
每年至少进行一次肺活量测定,以发现肺活量快速下降的患者。开始 IA 治疗的患者,在第一年每 3～6 个月进行一次肺活量测定;在严重性急性加重后,或维持改变后,也应如此	5.8	8.5	85.7

注:IA,吸入抗生素;ICS,吸入糖皮质激素;COPD,慢性阻塞性肺病;FEV1,第 1 秒用力呼气量;CBI,慢性支气管感染;PPM,可能致病微生物。

上面把 CBIinCOPD 的西班牙共识进行了简单介绍。原文一共 14 页，作为共识比较少见，而且内容全面细致，值得关注。具体而言，该文件为临床医生提供了一份如何检测、定义和治疗经常或不经常分离 PPM 的 COPD 患者的共识。表 2-5 总结了所有 10 个模块中的陈述，所有这些模块都取得了广泛的共识。其内容将随着新的科学证据的出现而更新。

参考文献

［1］ de la Rosa Carrillo D，López-Campos JL，Alcázar Navarrete B，et al. Consensus Document on the Diagnosis and Treatment of Chronic Bronchial Infection in Chronic Obstructive Pulmonary Disease. Arch Bronconeumol (Engl Ed)，2020，56（10）：651-664. English，Spanish. doi：10. 1016/j. arbres. 2020. 04. 023. Epub 2020 Jun 13. PMID：32540279.

12. 肺炎有哪些罕见病原？

肺炎是感染病里比较复杂的情况，包括病原谱也复杂。我们曾经写过两篇综述，来描述其病原谱特点[1,2]。这里把国内社区病原和国际文献少见分离株进行概括。现在是宏基因组二代测序（mNGS）的时代，少见病原的病例报道比mNGS应用前明显增多。

国内严重社区获得性肺炎的相关研究见相关文献[3]。单纯依靠培养方法、没有 mNGS 时综合各种方法、包括 mNGS 在内综合各种方法时的病原检出率分别是 14.4%（43/299）、40.8%（122/299）、74.2%（222/299），阶梯递增很明显。28.0%患者没有确立病原。确立病原的患者中，87.9%是单一病原（包括细菌 58.1%、病毒 25.3%）。12.1%的多微生物感染中，29.2%是细菌与病毒共感染，20.8%是病毒与真菌或支原体共感染。病原体构成比：流感病毒（46/222，20.7%）、肺炎链球菌（39/222，17.6%）、肠杆菌目（29/222，13.1%）[包括肺炎克雷伯菌（86.2%）、大肠埃希菌（6.9%）]、嗜肺军团菌（25/222，11.3%）、肺炎支原体（22/222，9.9%）（59.0%是与病毒共感染）、鹦鹉热衣原体（15/222，6.8%）（92.3% 有肺部实变影像学表现）、腺病毒（12/222，5.4%）（多见于年轻患者）、金黄色葡萄球菌（10/222，4.5%）和铜绿假单胞菌（7/222，3.2%）。

近期 PubMed 中关于肺部感染病例报告信息，检索时间段：2020 年 11 月 1 日—2022 年 11 月 1 日，检索条件为，"low respiratory tract infection"[Title] OR pneumonia [Title] and "case report"[Title]，检索结果为 383 篇。以病原为关注点的文献 63 篇，不包括 SARS-CoV 2，不完全统计汇总如下。

检测技术（没有全部阅读全文，故摘要没有、正文有的技术，部分没有纳入）共 72 项：mNGS（25，34.7%）、PCR（10，13.9%，包括 GeneXpert；部分加测序）、呼吸道样本培养（部分加涂片染色）（17，23.6%）、肺组织等组织培养（2）、胸水培养（1）、血培养（5）、涂片（1）、特征性和非特征性细胞学表现（2，HSV 特征性 1）、尿液抗原（3）、凝集试验（1，布鲁菌）、未知（5，摘要没有提及）。可见三大技术为 mNGS（34.7%）、PCR（13.9%）、各种培养

（部分加涂片染色）（25,34.7%），其中 mNGS 是近期革命性技术，需要优化质量、规范化流程。

63 篇文献中，呼吸道单一病原 54 篇、双病原 8 篇、三病原 1 篇，合计 73 个（以文献报道为准，这里不深入讨论文章确立病原的合理性），其中（括号内数字是数量，没有标注则是 1）病毒（12）：巨细胞病毒（CMV）（5）、水痘带状疱疹病毒（VZV）（2）、流感病毒 A（2）、单纯疱疹病毒、人冠状病毒 229E、细小病毒 B19。细菌（40）：鹦鹉热衣原体（7）、嗜肺军团菌（4）、长滩军团菌（2）、结核分枝杆菌（2）、惠普尔养障体（2）、布鲁菌属、洋葱伯克霍尔德菌、鼻疽伯克霍尔德菌、犬咬二氧化碳嗜纤维菌（*Capnocytophaga canimorsus*）、流产衣原体（*Chlamydia abortus*）、产吲哚金黄杆菌、痤疮丙酸杆菌（现名 *Cutibacterium acnes*）、阴道加德纳菌、戈曼军团菌、伊朗分枝杆菌（*Mycobacterium iranicum*）、堪萨斯分枝杆菌、非结核分枝杆菌、巴西诺卡菌、法氏诺卡菌（*Nocardia farcinica*）、小微单胞菌（*Parvimonas micra*）、荧光假单胞菌、中耳假单胞菌（*Pseudomonas otitidis*）、沙门菌属（非伤寒）、海藻希瓦菌、少动鞘氨醇单胞菌、化脓链球菌（emm 3 型）、猪链球菌、肺炎链球菌。真菌（19）：耶氏肺胞菌（PCP）（9）、曲霉菌属（2）、马尔尼菲篮状菌（2）、白念珠菌、镰刀菌属、多育结荚孢（*Lomentospora prolificans*）、拟青霉属（*Paecilomyces*）、尖端赛多孢（*Scedosporium apiospermum*）、群集裂褶菌（*Schizophyllum commune*）。寄生虫（2）：中华肝吸虫、未具名。可知肺部感染少见病原中，常见病原包括：PCP（9,12.3%）、鹦鹉热衣原体（7,9.6%）、CMV（5,6.8%）、军团菌属（5,6.8%）、分枝杆菌属（5,6.8%）。较常见病原（都是 2,2.7%）：VZV、流感病毒、惠普尔养障体、曲霉菌属、马尔尼菲篮状菌、非肺炎链球菌的链球菌属、诺卡菌属、假单胞菌属、伯克霍尔德菌属。

需要我们改变观念的病原包括鹦鹉热衣原体、惠普尔养障体[4]、CMV。而且总会有罕见病原断断续续出现[5]。

参考文献

[1] 宁永忠，王启斌. 浅析痰细菌培养与肺炎的关系 [J]. 中华医学杂志，2015，95（40）：3251-3255. DOI：10.3760/cma.j.issn.0376-2491.2015.40.003.

[2] 宁永忠，白志宇，王辉. 成人肺炎的病原学检查和病原谱 [J]. 中华检验医学杂志，2021，44（2）：175-178. DOI：10.3760/cma.j.cn114452-20200907-00716.

[3] Qu J, Zhang J, Chen Y, et al. Aetiology of severe community acquired pneumonia in adults identified by combined detection methods: a multi-centre prospective study in China. Emerg Microbes Infect，2022，11（1）：556-566. doi：10.1080/22221751.2022.2035194. PMID：35081880；PMCID：PMC8843176.

[4] 程燕，宁永忠. 惠普尔养障体导致急性肺炎的探讨 [J]. 中华检验医学杂志，2021，44（11）：1090-1093. DOI：10. 3760/cma. j. cn114452-20210320-00173.

[5] Zou X，Suo L，Wang Y，et al. Concurrent pigeon paramyxovirus-1 and Acinetobacter baumannii infection in a fatal case of pneumonia. Emerg Microbes Infect，2022，11（1）：968-977. doi：10. 1080/22221751. 2022. 2054366. PMID：35290154；PMCID：PMC8973364.

13. 性病出现了新的病原体吗？

近期国内业界提到性病出现了新的病原体，现检索、汇报一下相关信息。

背景信息：性病在生殖器发病，或者通过性行为传播。该病目前有的无法根治，比如 HIV 感染（艾滋病），有的有器质性损伤，比如三期梅毒。那如何避免这些疾病呢？

① 避免风险性行为。

② 避免非理智状态的性行为。

③ 避免暴力性行为。

④ 避免无保护性行为，比如没有避孕措施。

而如果一旦得病，或者不确定，比如风险性行为后，一定要到正规医院就诊——建议到三级医院或较高级别的综合医院、传染病院。这样的医院有临床微生物学实验室，可以确定病原体或排除感染。

下面，我们细分一下概念。目前，性病（venereal disease，VD），规范名称为性传播疾病（sexually transmitted diseases，STD）。这样通过性行为传播的感染性疾病，无论在生殖器局部有无表现，都是 STD。由此 STD 的范围比 VD 大。

阅读中，遇到文章《性病新发现——四种令专家担忧的超级病菌》。文中提及的四种 STD 病原包括脑膜炎奈瑟菌（*Neisseria meningitidis*，Nm）、生殖器支原体（*Mycoplasma genitalium*，Mg）、福氏志贺菌、性病淋巴肉芽肿（LGV）。

Mg 和 LGV 是 STD 病原，这没有悬念。LGV 是经典 VD 病原，而近年的教学都会提及 Mg，兹不赘述。Nm 和福氏志贺菌是 STD 病原，确实让人有一点惊讶。查 PubMed，看一看正式专业报道。

2015 年，在美国俄亥俄州哥伦比亚，发生了脑膜炎奈瑟菌尿道炎（Neisseria meningitidis urethritis）的聚集性事件，《临床感染性疾病》（CID）杂志，随后跟进报道[1]。研究时间段是 2015 年 1 月 1 日～11 月 18 日，共 75 例男性尿道炎病例。平均年龄 31 岁（IQR＝24～38），研究近 3 个月平均性伴侣数是 2 个

（IQR＝1～3）。99％是异性恋，91％有尿道分泌物/流出物（discharge）。过去12个月内和女性有口交者为96％。95％的治疗是基于头孢曲松。15％有尿路衣原体共感染。分离株是ST-11克隆复合群（cc11）、ET-15等多种。

按：

① 估计是因为不同源，所以文章没有用暴发（outbreak）一词，而是用聚集性事件（cluster）。

② 因为尿路Nm容易错误鉴定为淋病奈瑟球菌，大家的鉴定要更加准确，要明确区分是或不是Nm。

③ 该菌既是STD病原，也是VD病原。

近期研究显示，在经培养证实的美国脑膜炎奈瑟菌导致的男性尿道炎中，与其他常规尿道病原体合并感染的情况很少见，这表明该病原体与疾病密切相关[2]。其中一个独特分支主要在与女性发生性关系的男性中引起尿道炎。导致该分支的进化事件包括丧失表达包膜的能力，以及获得了几个淋球菌等位基因，包括一个编码高效淋球菌亚硝酸盐还原酶的等位基因。该分支的成员继续获得淋球菌等位基因，包括一个与抗生素敏感性降低相关的等位基因。这一演变对感染者及其密切接触者的临床和公共卫生管理具有重要意义，包括抗生素治疗和疫苗接种预防[3]。国内报道竟然早在2008年[4]。

关于福氏志贺菌，2016年一篇文章题目是《男性同性恋人群中的侵袭性志贺菌病》[5]。该文提到，福氏志贺菌引起了英国和其他发达国家与男性同性恋人群性行为相关的感染暴发。多数患者表现为胃肠炎，一些免疫低下患者会出现菌血症，或者是急性的不典型表现。该文给出一例男性同性恋病例，表现为福氏志贺菌菌血症。

按：

① 就目前看到的信息，没有写生殖器部位感染。

② 该病是通过性行为传播，而非典型的VD表现。所以，该菌可以说是STD病原，但不是VD病原。——是否确切如此，请大家指点。

③ 男性同性恋人群是目前的关注点，没有提其他的性传播过程或特殊人群。

④ 没有写其他腹泻病原体是否也有性病风险。这应该是未来的一个研究点。

后续研究关注HIV人群[6]。同样的思路也可以纳入大肠埃希菌[7]。

2015版美国CDC的STD指南中，Nm仅出现一次，没有说是STD病原[8]。结直肠炎（proctocolitis）处提到志贺菌属，没有明确说性传播，但在STD指南等于是间接认同。

后续重量级文献[9,10]都涉及了直肠结肠炎，但没有提志贺菌属，估计是患者数量不多所致。多篇研究性和综述性文章[11,12]都有性传播的界定，可见业界已经接受。

超级细菌（super bug）：一般是指耐药的，尤其是多药耐药、泛耐药的细菌。这是治疗领域的概念，不是诊断领域，不是传播角度。此处脑膜炎奈瑟菌、福氏志贺菌作为 STD 病原体，也涉及治疗难题。本文暂不扩展。近期北京协和医院杨启文教授的论文提到超级质粒[13]，即多重耐药的质粒，又增加了毒力基因。

参考文献

［1］ Bazan JA，Turner AN，Kirkcaldy RD，et al. Large Cluster of Neisseria meningitidis Urethritis in Columbus，Ohio，2015. Clin Infect Dis，2017，65（1）：92-99. doi：10.1093/cid/cix215. PMID：28481980；PMCID：PMC5848337.

［2］ Retchless AC，Itsko M，Bazan JA，et al. Evaluation of Urethrotropic-Clade Meningococcal Infection by Urine Metagenomic Shotgun Sequencing. J Clin Microbiol，2022，60（2）：e0173221. doi：10.1128/JCM.01732-21. Epub 2021 Nov 24. PMID：34817203；PMCID：PMC8849347.

［3］ Ladhani SN，Lucidarme J，Parikh SR，et al. Meningococcal disease and sexual transmission：urogenital and anorectal infections and invasive disease due to Neisseria meningitidis. Lancet，2020，395（10240）：1865-1877. doi：10.1016/S0140-6736（20）30913-2. PMID：32534649.

［4］ 马伟元，孙怡，陶书杰，等 . 男男性接触者脑膜炎奈瑟菌性尿道炎伴潜伏梅毒 1 例［J］. 中国麻风皮肤病杂志，2008，24（11）：891. DOI：10.3969/j.issn.1009-1157.2008.11.034.

［5］ Serafino Wani RL，Filson SA，Chattaway MA，et al. Invasive shigellosis in MSM. Int J STD AIDS，2016，27（10）：917-9. doi：10.1177/0956462415610275. Epub 2015 Oct 1. PMID：26429891.

［6］ Goulart MA，Wurcel AG. Shigellosis in men who have sex with men：an overlooked opportunity to counsel with pre-exposure prophylaxis for HIV. Int J STD AIDS，2016，27（13）：1236-1238. doi：10.1177/0956462416638609. Epub 2016 Mar 4. PMID：26945593.

［7］ Baker KS，Dallman TJ，Thomson NR，et al. An outbreak of a rare Shiga-toxin-producing Escherichia coli serotype（O117：H7）among men who have sex with men. Microb Genom，2018，4（7）：e000181. doi：10.1099/mgen.0.000181. Epub 2018 May 21. PMID：29781799；PMCID：PMC6113874.

［8］ Workowski KA. Centers for Disease Control and Prevention Sexually Transmitted Diseases Treatment Guidelines. Clin Infect Dis，2015，61 Suppl 8：S759-62. doi：10.1093/cid/civ771. PMID：26602614.

［9］ Dalby J，Stoner BP. Sexually Transmitted Infections：Updates From the 2021 CDC Guidelines. Am Fam Physician，2022，105（5）：514-520. PMID：35559639.

［10］ Tuddenham S，Hamill MM，Ghanem KG. Diagnosis and Treatment of Sexually Transmitted Infections：A Review. JAMA，2022，327（2）：161-172. doi：10.1001/jama.2021.23487. PMID：35015033.

［11］ Ridpath AD，Vanden Esschert KL，Bragg S，et al. Shigellosis Cases With Bacterial Sexually Transmitted Infections：Population-Based Data From 6 US Jurisdictions，2007 to 2016. Sex Transm Dis，2022，49（8）：576-581. doi：10.1097/OLQ.0000000000001641. Epub 2022 May 4. PMID：35533017.

［12］ O'Flanagan H，Siddiq M，Llewellyn C，et al. Antimicrobial resistance in sexually transmitted Shigella in men who have sex with men：A systematic review. Int J STD AIDS，2023，34（6）：374-384. doi：10.1177/09564624231154942. Epub 2023 Feb 14. PMID：36786731.

［13］ Jia X，Zhu Y，Jia P，et al. Emergence of a Superplasmid Coharboring Hypervirulence and Multidrug Resistance Genes in Klebsiella pneumoniae Poses New Challenges to Public Health. Microbiol Spectr，2022，e0263422. doi：10.1128/spectrum.02634-22. Epub ahead of print. PMID：36264236.

14. 什么是金黄色葡萄球菌肠炎？

听讲座听到金黄色葡萄球菌肠炎一词。做微生物学工作多年，却不熟悉，现学习汇报如下。

2022 年 11 月 16 日重新检索 PubMed，检索词和条件：aureus［title］AND（enteritis［title］OR enteritidis［title］OR colitis［title］OR colonitis［title］OR proctitis［title］OR rectitis［title］），一共 54 篇。部分有沙门菌。改为 {aureus［title］AND（enteritis［title］OR enteritidis［title］OR colitis［title］OR colonitis［title］OR proctitis［title］OR rectitis［title］）} NOT salmonella 检索，是 31 篇。

首先让人惊讶的是，竟然有 VRSA（万古霉素耐药金黄色葡萄球菌，全球罕见）致病——术后 VRSA 肠炎，利福平治疗有效[1]。文章报告了一例结肠重建术后并发 VRSA 肠炎的病例，随后进行了食管切除术和全胃切除术，并对食管鳞状细胞癌进行了扩大淋巴结清扫。该病例是 66 岁男性，因临床分期为 T3 N0 M0、ⅡA 的食管癌转诊至该文作者医院。从术后第 3 天起，患者出现了 10 多次严重的水样大便和高热，推测为耐甲氧西林金黄色葡萄球菌（MRSA）肠炎。使用万古霉素治疗肠炎，随后粪便培养表明，是 VRSA 而不是 MRSA，改为利福平治疗，患者症状有所改善。

有病例报道，金黄色葡萄球菌肠炎继发于复杂性急性憩室炎，或金黄色葡萄球菌肠炎继发了阑尾炎，都明确说了罕见、不常见[2,3]。如 33 岁肥胖女性最近诊断为急性憩室炎（AD），在口服抗生素治疗 2 天后，因严重腹痛、顽固性恶心呕吐和腹泻而入院。再次入院时收集粪便样本，培养艰难梭菌，其抗原和毒素 A、B 均为阴性，但 MRSA 有显著生长。患者开始静脉注射哌拉西林/他唑巴坦、静脉注射万古霉素和口服万古霉素溶液，症状迅速缓解。不幸的是，两周后她的症状复发，最终因持续性憩室炎接受了腹腔镜结肠前低位切除术。这使其症状得到了彻底解决。再如，一名 32 岁的西班牙裔女性，有 1 型糖尿病病史，表现为感觉改变，有 2 天的水样、非血液性腹泻，以及顽固性呕吐和弥漫性痉挛性腹痛病史。在报告前一个月左右，患者左脚出现软组织撕裂伤，接受为期 7 天的头孢氨苄和克林霉素治疗，并愈合。体检：心率 110/分，呼吸急促，呼吸频率为 28 次/分，嗜睡，但格拉斯哥昏迷评分＞12。腹部柔软，触诊时不反弹或保护。血糖为 54.2mmol/L，伴有阴离子间隙（AG，结果是 46mmol/L，中国参考区间一般是 8~16mmol/L）代谢性酸中毒。因为怀疑患有结肠炎，在重症监护室开始静脉注射液体、胰岛素和抗生素。艰难梭菌检测阴性，但粪便培养出 MRSA，她开始使用万古霉素和复方磺胺甲噁唑（TMP-SMX）。由于持续腹痛，腹部 CT 显示急性阑尾炎，无穿孔或脓肿，需要行腹腔镜阑尾切除术。这是第一例糖尿病酮症酸中毒（DKA）并发急性阑尾炎、MRSA 小肠结肠炎的病例报告。

也有耐甲氧西林金黄色葡萄球菌假膜性肠炎的病例报道，说明也不多见[4]。

诊断角度，除了金黄色葡萄球菌特异性毒素（临床实验室无法检测）之外，较严谨的文章[5]是这样进行诊断的：

① 发生在接受过广谱抗生素治疗的婴儿身上。这是疾病的风险因素。

② 尽管进行了广谱抗生素治疗，腹泻和腹胀仍在发展并恶化。这是临床表现，不特异。

③ 组织学评估显示黏膜溃疡伴中性粒细胞浸润、黏膜下微脓肿和革兰阳性球菌集落存在。这是确诊的金标准，组织涂片见到葡萄球菌侵入及对应的炎症表现。

④ MRSA 是体液培养的主要微生物。进一步确定了菌种、耐药性特点。

是的，该报道做了肠壁组织学检查——严谨。如果进一步完成组织培养或组织的分子生物学检查确定金黄色葡萄球菌，就完美了。

另一篇研究共收集 17 个患者：从粪便中分离出 10 株 MRSA，从胃液中分离出 8 株，从腹腔分泌物中分离出 3 株[6]。

其他文章部分是从粪便样本分离出的[7]。

这提示我们，特殊情况下需要考虑金黄色葡萄球菌肠炎的可能。最佳样本是肠壁组织，检测特异性毒素的诊断效果也很好，可以考虑粪便培养。因为金黄色葡萄球菌会有粪便定植，所以粪便培养结果的解释须谨慎，不仅仅是结合临床。金黄色葡萄球菌小肠结肠炎的治疗可以考虑粪便菌群移植[8]。

参考文献

[1] Okada N, Fujita T, Kanamori J, et al. A case report of postoperative VRSA enteritis: Effective management of rifampicin for vancomycin resistant Staphylococcus aureus enteritis after esophagectomy and colon reconstruction. Int J Surg Case Rep, 2018, 52: 75-78. doi: 10.1016/j.ijscr.2018.08.038. Epub 2018 Aug 24. PMID: 30321829; PMCID: PMC6197771.

[2] Rogers E, Dooley A, Vu S, et al. Methicillin-resistant *Staphylococcus Aureus* Colitis Secondary to Com-

plicated Acute Diverticulitis: A Rare Case Report. Cureus, 2019, 11 (6): e5013. doi: 10. 7759/cureus. 5013. PMID: 31497443; PMCID: PMC6716748.

[3] Estifan E, Nanavati SM, Kumar V, et al. Unusual Presentation of Methicillin-Resistant *Staphylococcus aureus* Colitis Complicated with Acute Appendicitis. J Glob Infect Dis, 2020, 12 (1): 34-36. doi: 10. 4103/jgid. jgid _ 117 _ 19. PMID: 32165800; PMCID: PMC7045764.

[4] Pressly KB, Hill E, Shah KJ. Pseudomembranous colitis secondary to methicillin-resistant *Staphylococcus aureus* (MRSA) . BMJ Case Rep, 2016, 2016: bcr2016215225. doi: 10. 1136/bcr-2016-215225. PMID: 27165998; PMCID: PMC4885368.

[5] Han SJ, Jung PM, Kim H, et al. Multiple intestinal ulcerations and perforations secondary to methicillin-resistant *Staphylococcus aureus* enteritis in infants. J Pediatr Surg, 1999, 34 (3): 381-6. doi: 10. 1016/s0022-3468 (99) 90481-5. PMID: 10211636.

[6] Takeuchi K, Tsuzuki Y, Ando T, et al. Clinical studies of enteritis caused by methicillin-resistant *Staphylococcus aureus*. Eur J Surg, 2001, 167 (4): 293-6. doi: 10. 1080/110241501300091507. PMID: 11354322.

[7] Sugiyama Y, Okii K, Murakami Y, et al. Changes in the agr locus affect enteritis caused by methicillin-resistant *Staphylococcus aureus*. J Clin Microbiol, 2009, 47 (5): 1528-35. doi: 10. 1128/JCM. 01497-08. Epub 2009 Mar 18. PMID: 19297601; PMCID: PMC2681822.

[8] Wei Y, Gong J, Zhu W, et al. Fecal microbiota transplantation restores dysbiosis in patients with methicillin resistant *Staphylococcus aureus* enterocolitis. BMC Infect Dis, 2015, 15: 265. doi: 10. 1186/s12879-015-0973-1. PMID: 26159166; PMCID: PMC4498521.

15. 什么是需氧菌性阴道炎？

2021 年 1 月中华医学会妇产科学分会感染性疾病协作组在《中华妇产科杂志》上发表了《需氧菌性阴道炎诊治专家共识》（2021 版）[1]。对此国际上无专门的指南和共识，但有指南涉及，如 *Genital Tract GAS Infection ISIDOG Guidelines*[2]。

概念

需氧菌性阴道炎（aerobic vaginitis，AV）是以阴道内乳杆菌减少或缺失、需氧菌增多为主要特点的常见阴道感染性疾病。1956 年将其命名为渗出性阴道炎（exudative vaginitis），1965 年也称其为脱屑性炎性阴道炎（DIV），直至 2002 年 AV 的概念提出，既往的 DIV 被认为是 AV 的重度形式。

风险因素和临床表现

据报道，与 AV 相关的风险因素有多个性伴侣、宫内节育器的使用、抗菌药物和基础用品的长期使用、阴道冲洗或理化刺激等。AV 与 DIV 的临床表现：黄色和恶臭的脓性分泌物、间歇性外阴和阴道瘙痒、阴道红斑和水肿、阴道和宫颈溃疡。DIV 比 AV 严重，无症状的 DIV 很少发生，平均症状持续 15～31 个月，严重程度常发生波动。多见于绝经后妇女。需要与滴虫病区分，滴虫病偶见环状红斑丘疹、中心苍白[3]。

AV 患者阴道病原体复杂，包括革兰阳性和革兰阴性需氧菌，10%～20% 的 AV 患者无症状。有症状者主要表现为黄色阴道分泌物、分泌物异味、外阴烧灼感或刺痛、性交痛等，查体可见阴道黏膜红肿、溃疡或一定程度的阴道黏膜萎缩等，并常合并其他阴道炎症。有症状者症状持续时间长、间歇性加重，且治疗后易复发。AV 不仅可导致患者外阴阴道不适，还与盆腔炎症性疾病、不孕症以及流产、早产、胎膜早破、绒毛膜羊膜炎、新生儿感染、产褥感染等不良妊娠结局有关。AV 也会增加性传播病原体（如 HPV、HIV、阴道毛滴虫、沙眼衣原体等）的感染风险。

临床诊断

关于 AV 的实验室诊断目前没有精确的方法，需结合临床表现诊断。AV 多采用湿片镜检评分≥3 分结合临床表现进行诊断，其他诊断方法有分子诊断、功能学检测，不推荐用细菌培养法诊断 AV。AV 患者易合并其他阴道炎，诊断时应注意排除其他常见阴道炎症的混合感染。治疗前应充分评估是否存在其他阴道炎症，如细菌性阴道病（bacterial vaginosis）、阴道毛滴虫病（trichomoniasis）、外阴阴道假丝酵母菌病（vulvovaginal candidiasis）等，可同时检查沙眼衣原体和淋病奈瑟球菌等。

关于 AV 的主要诊断方法湿片镜检（图 2-4），国外有研究可参考[4]。具体做法：用生理盐水稀释阴道分泌物直接或加氢氧化钾后不染色镜检，立即观察，最好不超过 10min，如有疑似阴道毛滴虫的运动，可加热以增加其运动性。根据上皮细胞形态种类可区分阴道或其他来源，排除某些主观判断的植物背景细胞，根据乳杆菌的情况可分级报告：Ⅰ级，仅存在乳杆菌；Ⅱa 级，存在其他细菌，但乳杆菌占主导地位；Ⅱb 级，乳杆菌存在，但其他细菌占主导地位；Ⅲ级，乳杆菌缺失。以上各级对应的评分标准为缺失（0～2）、轻度（3～4）、中度（5～6）和重度（DIV、7～10）（表 2-6）。

表 2-6　AV/DIV 的评分

评分	乳杆菌分级	炎症	毒性白细胞	背景菌丛	基底细胞
0	Ⅰ 或 Ⅱa	分叶核粒细胞<10/高倍镜视野	无,稀少	无典型	无
1	Ⅱb	分叶核粒细胞>10/高倍镜视野，上皮细胞<10/高倍镜视野	毒性白细胞占白细胞总数<50%	小的肠道阴性杆菌	1%～10%
2	Ⅲ	上皮细胞>10/高倍镜视野	毒性白细胞占白细胞总数>50%	球菌或链球菌	>10%

注：毒性白细胞（toxic leukocytes）指白细胞（笔者理解主要是中性粒细胞）肿胀，呈颗粒状。

本病诊断可参见国内共识《基于革兰染色涂片结合临床特征的需氧菌性阴道

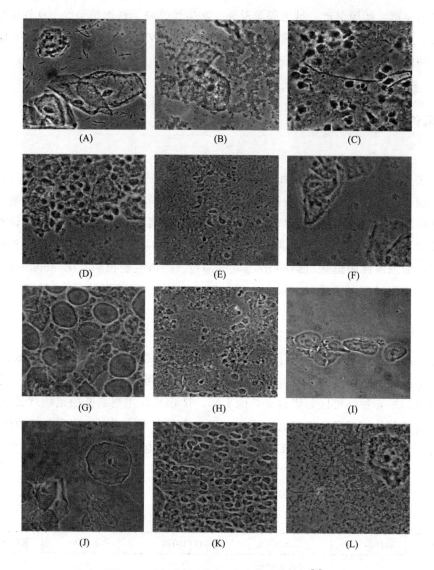

图 2-4　需氧菌性阴道炎显微镜下形态学[4]

（A）为正常（存在多形乳杆菌和表面细胞）；（B）为细菌性阴道病（线索细胞，

无乳杆菌，存在颗粒状菌群）；（C）为念珠菌（菌丝和芽生孢子，中度炎症，乳杆菌级Ⅱa；

提示白念珠菌）；（D）为念珠菌和细菌性阴道病（无乳杆菌，颗粒状菌群，严重炎症，芽生孢子）；

（E）为细胞溶解性阴道病（丰富的乳杆菌、裸核和细胞质碎片）；（F）为需氧菌性阴道炎（中度；

乳杆菌Ⅲ级，球菌）；（G）为消退性炎性阴道炎（严重 AV、乳杆菌Ⅲ级、球菌、萎缩和中度炎症）；

（H）为毛滴虫病和细菌性阴道病（线索细胞、颗粒状菌群、无乳杆菌、炎症、阴道毛滴虫病）；

（I）为阴道萎缩（乳杆菌缺失，细胞缺乏，基底旁细胞）；（J）为纤毛菌；（K）为子宫颈黏液；

（L）为细菌性阴道病和精子（精子可与芽生孢子混淆，特别是在失去尾巴后）

治疗

AV 的治疗根据患者的临床特点及镜检结果进行分类处置，包括抗菌药物治疗、针对阴道黏膜炎症反应的治疗及恢复阴道微生态。AV 患者的性伴侣无需常规筛查及治疗。对于妊娠期是否进行 AV 筛查和治疗尚缺乏循证医学证据支持，妊娠期 AV 应在权衡治疗获益与潜在风险的情况下进行治疗，妊娠合并 AV 者治疗后注意随访。

国内对调节阴道微生态方面有相应研究[6]。

关于 AV 诊断是否需要做培养和药敏试验的问题

国际上也是常规的阴道病不推荐做细菌培养，对于 AV 的细菌培养和药敏试验的诊断意义需要看镜检结果。如果湿片镜检结果，镜下细菌形态单一，可以做细菌培养看是否一致。若培养成功可加做药敏试验，通过药敏试验指导治疗和随访。因为是较新领域，不确定性多，诊断和治疗检查结果的解释须谨慎。

参考文献

［1］ 中华医学会妇产科学分会感染性疾病协作组 . 需氧菌性阴道炎诊治专家共识（2021 版）［J］. 中华妇产科杂志，2021，56（1）：11-14. DOI：10. 3760/cma. j. cn112141-20201009-00763.

［2］ Donders G，Greenhouse P，Donders F，et al. Genital Tract GAS Infection ISIDOG Guidelines. J Clin Med，2021，10（9）：2043. doi：10. 3390/jcm10092043. PMID：34068785；PMCID：PMC812 6195.

［3］ Sonthalia S，Aggarwal P，Das S，et al. Aerobic vaginitis-An underdiagnosed cause of vaginal discharge-Narrative review. Int J STD AIDS，2020，31（11）：1018-1027. doi：10. 1177/0956462420913435. Epub 2020 Aug 25. PMID：32842907.

［4］ Vieira-Baptista P，Grincevičiené Š，Oliveira C，et al. The International Society for the Study of Vulvovaginal Disease Vaginal Wet Mount Microscopy Guidelines：How to Perform，Applications，and Interpretation. J Low Genit Tract Dis，2021，25（2）：172-180. doi：10. 1097/LGT. 0000000000000595. PMID：33631782.

[5]　董梦婷，王辰，李会阳，等．基于革兰染色涂片结合临床特征的需氧菌性阴道炎联合诊断标准专
　　　家建议［J］．中国实用妇科与产科杂志，2021，37（3）：327-335．DOI：10.19538/j.fk2021030115.

[6]　谷丽娜，曲学玲，申英姬．哺乳期需氧菌性阴道炎患者定期补充乳杆菌的疗效［J］．中国微生态学
　　　杂志，2022，34（1）：86-90．DOI：10.13381/j.cnki.cjm.202201017.

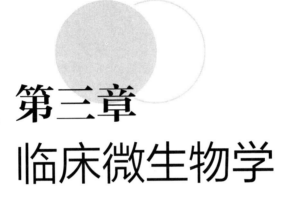

第三章

临床微生物学

16. 结核分枝杆菌的 WHO 新指南有哪些？

WHO 出了系列指南，具体如下。

强化系列

C1. WHO consolidated guidelines on tuberculosis：module 1：prevention：tuberculosis preventive treatment——关于预防用药。

C2. WHO consolidated guidelines on tuberculosis：module 2：screening：systematic screening for tuberculosis disease——关于结核病系统性筛查。

C3. WHO consolidated guidelines on tuberculosis：module 3：diagnosis：tests for TB infection——关于结核感染的检测。

C4. WHO consolidated guidelines on tuberculosis：module 3：diagnosis：rapid diagnostics for tuberculosis detection，2021 update——关于快速诊断。

C5. WHO consolidated guidelines on tuberculosis：module 4：treatment-drug-susceptible tuberculosis——关于敏感菌治疗。

C6. WHO consolidated guidelines on tuberculosis：module 4：treatment：drug-resistant tuberculosis treatment——关于耐药菌治疗。

C7. WHO consolidated guidelines on tuberculosis：module 4：treatment-tuberculosis care and support——关于照护和支持。

C8. WHO consolidated guidelines on tuberculosis：module 5：management of tuberculosis in children and adolescents——关于青少年和儿童。

操作系列（和强化系列对应）

O1. WHO operational handbook on tuberculosis：module 1：prevention：

tuberculosis preventive treatment.

O2. WHO operational handbook on tuberculosis：module 2：screening：systematic screening for tuberculosis disease.

O3. WHO operational handbook on tuberculosis：module 3：diagnosis：tests for tuberculosis infection.

O4. WHO operational handbook on tuberculosis：module 3：diagnosis：rapid diagnostics for tuberculosis detection，2021 update.

O5. WHO operational handbook on tuberculosis：module 4：treatment-drug-susceptible tuberculosis treatment.

O6. WHO operational handbook on tuberculosis：module 4：treatment：drug-resistant tuberculosis treatment.

O7. WHO operational handbook on tuberculosis：module 4：treatment：tuberculosis care and support.

O8. WHO operational handbook on tuberculosis module 5：management of tuberculosis in children and adolescents.

具体内容详见 WHO 官网，用"consolidated guidelines on tuberculosis"检索。

模块 2（module 2）：结核病的系统性筛查

尽管结核病在很大程度上是可以治愈和预防的，但它是单一传染源导致死亡的主要原因。2019 年，在 1000 万结核病患者中，估计有 290 万人没有得到诊断或向 WHO 报告。2018 年 9 月，联合国大会（United Nations General Assembly）通过了《政治宣言》（*Political Declaration*），其中承诺到 2022 年诊断和治疗 4000 万结核病患者。为了实现这一雄心勃勃的目标，迫切需要战略部署，改进对结核病患者的诊断和照护。其中之一是对结核病进行系统性筛选——这已经纳入《消灭结核病战略》（*End TB Strategy*），作为其第一个支柱的核心组成部分，以确保对所有结核病患者进行早期诊断。

为了帮助促进在国家层面落实结核病筛选工作，WHO 于 2013 年发布了结核病筛选指南。自那时以来，有一些重要的新研究评估了筛选干预措施对个人和社区结核病相关结果的影响，或评估了结核病高风险人群筛选结核病的创新性手段。

鉴于这些新发展，并响应各国希望提供更多指导的需求，WHO 于 2020 年召集了一个指南制定小组（Guideline Development Group，GDG），对证据进行综述评价，并编制 WHO 结核病综合指南。C2 是这一进程的结果之一。其包括一套 17 项新的和升级的结核病筛选推荐。这些推荐确定了结核病患者、艾滋病患者、二氧化硅接触者（就是硅沉着病患者）、囚犯和其他需要优先进行结核病筛选的关键人群。新指南还推荐了不同的筛选工具，即症状、胸部 X 线片、计算机辅助检测软件、WHO 批准的分子快速诊断和 C 反应蛋白。这些新推荐是作为 WHO 结核病综合指南模块化系列的一部分发布的，并附有实施指南（即 C2 对应 O2）。

C2 正文推荐和更新如下。

目标人群结核病（TB）的筛查：

① 在估计结核病流行率为 0.5% 或更高的地区，可以在普通人群中进行结核病的系统性筛查（更新推荐：有条件推荐，证据的确定性低）。

② 可以在具有结核病结构性风险因素的人群亚群中进行结核病的系统性筛查。其中包括城市贫困社区、无家可归者社区、偏远或孤立地区的社区、土著居民、移民、难民、国内流离失所者和其他获得医疗保健机会有限的弱势或边缘化群体（既有推荐：有条件的推荐，证据的确定性极低）。

③ HIV 感染者应在每次访问卫生机构时进行系统性结核病筛查（既有推荐：强推荐，证据的确定性极低）。

④ 应对结核病患者的家庭接触者和其他密切接触者进行系统性结核病筛查（更新推荐：强推荐，证据的确定性中等）。

⑤ 应在监狱和监禁教养机构进行系统的结核病系统性筛查（更新推荐：强推荐，证据的确定性极低）。

⑥ 应对接触二氧化硅的工作场所的现任和前任工作人员进行系统性结核病筛查（既有推荐：强烈推荐，证据的确定性低）。

⑦ 在普通人群中结核病流行率为 100/10 万或更高的情况下，可以在有结核病风险因素的人群中进行系统性结核病筛查，这些人要么正在寻求医疗保健，要么已经在接受治疗（既有推荐：有条件的推荐，证据的确定性极低）。

⑧ 胸部 X 线检查发现未经治疗的纤维化病变者，可以进行系统性结核病筛查（既有推荐：有条件的推荐，证据的确定性极低）。

筛查 TB 的工具：

⑨ 在推荐进行结核病筛查的 15 岁及以上者，可以单独或联合使用症状筛查、胸部 X 线片或 WHO 推荐的分子快速诊断试验来进行结核病的系统性筛查（更新推荐：有条件的推荐，证据的确定性极低）。

⑩ 在推荐进行结核病筛查的 15 岁及以上者，可以使用计算机辅助检测软件程序（computer-aided detection software programmes）代替人工阅读，来解释

数字胸部 X 线片，以筛查和分诊结核病（更新推荐：有条件的推荐，证据的确定性极低）。

⑪ 在感染 HIV 的成年人和青少年中，应使用 WHO 推荐的 4 种症状筛查进行结核病的系统性筛查；那些报告当前有咳嗽、发热、体重减轻或盗汗症状之一的患者可能患有结核病，应评估是否患有结核病和其他疾病（既有推荐：强推荐，证据的确定性中等）。

⑫ 在感染 HIV 的成年人和青少年中，C 反应蛋白阈值大于 5mg/L 时可用于结核病筛查（更新推荐：有条件的推荐，证据的确定性极低）。

⑬ 在感染 HIV 的成年人和青少年中，胸部 X 线片可用于结核病筛查（更新推荐：有条件的推荐，基于检测准确性的证据的确定性中等）。

⑭ 在感染 HIV 的成年人和青少年中，WHO 推荐的分子快速诊断检查可用于结核病筛查（更新推荐：有条件的推荐，基于检测准确性的证据的确定性中等）。

⑮ 在结核病流行率大于 10% 的医疗病房中，感染 HIV 的成人和青少年住院患者，应使用 WHO 推荐的分子快速诊断检查进行系统性结核病检查（更新推荐：强推荐，基于检测准确性的证据的确定性中等）。

⑯ 在与肺结核患者密切接触的 15 岁以下的个体中，应基于症状进行肺结核的系统性筛查，包括咳嗽、发热或体重增加低于预期，或胸部射线照相术，或两者兼而有之（更新推荐：强推荐，基于检测准确性的证据的确定性从中等到低）。

⑰ 在感染 HIV 的 10 岁以下儿童中，应基于症状进行结核病的系统性筛查，包括当前咳嗽、发热、体重增加低于预期，或与结核病患者密切接触——其中任何一种（更新推荐：强推荐，基于检测准确性的证据的确定性低）。

当前版本指南的主要更改如下。

① 基于公共卫生益处的新证据，在结核病流行率为 0.5% 及以上的环境中，可以使用准确的筛查检查和诊断算法进行社区范围的系统性 TB 筛查。

② 首次建议将计算机辅助检测（CAD）作为数字化胸部 X 射线（CXR）的替代方案，用于结核病筛查和分诊。其应用应仅限于 15 岁或以上个体肺结核的普通 CXR 解释。

③ WHO 推荐的分子快速诊断检查（mWRD），可用于提高结核病高风险人群症状筛查的准确性。

④ 在扩大 CXR 和 CAD、C 反应蛋白和 mWRD 等手段用于筛查时，应适当考虑避免其造成的不公平。mWRD 优先用于推定结核病患者的诊断检查。实施 CAD 时需要充分考虑其基础设施要求，包括数字化射线照相设备、计算机和互联网接入的可用性，以及许可和使用不同 CAD 产品的成本。

⑤ 在感染 HIV 的成年人和青少年中，使用 CXR 筛查提高了 WHO 推荐的

基于四症状（咳嗽、发热、体重减轻和盗汗）筛查结核病的敏感性，包括在接受抗反转录病毒治疗的 AIDS 群体；除了 WHO 推荐的基于四症状的筛查外，C 反应蛋白还可用于结核病筛查，用于结核病负担高的环境中的所有 HIV 感染者；mWRD 可用于所有 HIV 感染者以及结核病负担高的其他高风险人群的结核病筛查，可以改善结核病负担高的医疗病房中 HIV 住院患者的及时诊断和治疗。

模块 3（module 3）：结核感染的检测试验

其中 C3 文件是一项新的结核病感染检测强化策略指南。该策略首次提出了一类新型结核分枝杆菌抗原皮肤试验（mycobacterium tuberculosis antigen-based skin tests，TBST）的推荐，并整合了所有现有的结核感染诊断推荐，包括传统的结核菌素皮肤试验（TST）和 γ 干扰素释放试验（IGRA）。IGRA 和 TBST 使用结核分枝杆菌复合物特异性抗原，代表了半个多世纪以来 TST 的重大进展。该强化指南提供了 WHO 推荐的结核病感染检测的背景、理由、建议和实施注意事项。对应的是 O3 文件。该文件为实验室人员、临床医生以及卫生部门和技术合作伙伴提供了关于如何实施 WHO 结核病感染检测循证推荐的详细指导。该文件描述了 WHO 推荐的检测、检测程序、模型算法以及扩大结核病感染检测所需要的步骤。

C3 正文推荐和更新如下。

① 结核分枝杆菌抗原皮肤试验（TBST）：可以用于结核病感染检测（对干预的有条件推荐，证据的确定性极低）。

② 无论结核菌素皮肤试验（TST）还是 γ 干扰素释放试验（IGRA），都可以用于结核病感染检测（强推荐，证据的确定性极低）。

③ IGRA（和 TST）不应该用于低和中低收入国家肺部和肺外结核病的诊断，也不应该用于疑似活动性结核病的工作人员的诊断（包括 HIV 阳性者）（强推荐。按：WHO 原文此处没有写证据的确定性）。

17. 分枝杆菌属的分类有什么进展？

2020 年，国内总结汇报了分枝杆菌属菌种重新分类为 5 个属的进展[1]。国外报道见相关文献[2]。近期进展如何？我们回顾一下文献。检索日期是 2022 年 11 月 16 日。

5 个属名称和建议译名分别是：① *Mycobacterium*，分枝杆菌属；② *Mycolicibacter*，分枝酸杆菌属；③ *Mycolicibacillus*，分枝酸棒菌属；④ *Mycobacteroides*，拟分枝酸杆菌属；⑤ *Mycolicibacterium*，分枝酸菌属。

分枝杆菌属 (Mycobacterium)

因为 *Mycobacterium* 和原来的名字一样，不好检索，所以用了 "Mycobacterium and Tuberculosis-Simiae" 进行检索。

国外报道：只有 2 篇。一篇是国外第一篇建议五分类的文献[3]。另一篇是韩国文章[4]，注意韩国文章的摘要，把五个新属的名称写错了（缺失一个，重复一个）。

中文报道：除了国内文献外，万方数据检索 "Mycobacterium and Tuberculosis-Simiae"，无特殊；检索 "分枝杆菌属 结核-猿"，无特殊。

分枝酸杆菌属（Mycolicibacter）

国外报道：抗 γ 干扰素中和性自身抗体相关的免疫缺陷综合征患者，出现播散性 *Mycolicibacter arupensis* 和鸟分枝杆菌共感染[5]；一个极端耐酸的分枝酸杆菌属成员[6]；*Mycolicibacter kumamotonensis* 引起的严重肺部疾病[7]。其药敏试验见相关文献[8]，分离株来自野生动物。

中文报道：除了国内文献外，万方数据检索 "Mycolicibacter"，无特殊；检索"分枝酸杆菌属",无特殊。

分枝酸棒菌属 (Mycolicibacillus)

国外报道:题目中没有该词。加摘要检索,也是包含五种的涵纳性文章。一篇综合描述五个分支的文章[9]提到,*Mycolicibacillus* 显示出最短的平均细胞长度、周长和纵横比,以及最高的平均细胞圆形度。对其他分支也有描述。

中文报道:除了国内文献外,万方数据检索"Mycolicibacillus",无特殊;检索"分枝酸棒菌属",无特殊。

拟分枝酸杆菌属 (Mycobacteroides)

国外报道:PubMed中检索"Mycobacteroides"[Title/Abstract],竟然有67个;检索"Mycobacteroides"[Title],也有37个。可以看看病例[10]和耐药学研究[11]。日本也报道了一些病例[12-15]。

中文报道:除了国内文献外,万方数据检索"Mycobacteroides",无特殊;检索"拟分枝酸杆菌属",无特殊。这说明,日本不仅仅是科研意识强,而且它追踪国际名词变化的意识也很强。

分枝酸菌属 (Mycolicibacterium)

国外报道:按题目检索有很多。唯一一篇综述出自郑州,是基础研究[16]!可以看一篇偶发分枝酸菌的基因组流行病学、耐药组、毒力组[17]。

中文报道:除了国内文献外,万方数据检索"Mycolicibacterium",基础研究有2篇[18,19],后者翻译 *Mycolicibacterium smegmatis* 为"分枝菌酸小杆菌",似乎不太懂命名和翻译规则。万方数据检索"分枝酸菌属",无特殊。

对分枝杆菌五分类进展进行了小综述。希望国内重视这个变化,及时跟进。和我讨论的同道,遇到了 mNGS 检测结果,检测结果给的是新的分类名称。这至少说明,mNGS 虽然是商业化运转,但其中还是有追踪前沿的专业人员在。这让我们充满希望。

参考文献

［1］ 赵敬焕，李祥，付琪瑶，等. 分枝杆菌属菌种重新分类为 5 个属的进展 ［J］. 中华微生物学和免疫学杂志，2020，40（12）：958-960. DOI：10. 3760/cma. j. cn112309-20200418-00209.

［2］ Meehan CJ，Barco RA，Loh YE，et al. Reconstituting the genus *Mycobacterium*. Int J Syst Evol Microbiol，2021，71（9）：004922. doi：10. 1099/ijsem. 0. 004922. PMID：34554081；PMCID：PMC8549266.

［3］ Gupta RS，Lo B，Son J. Phylogenomics and Comparative Genomic Studies Robustly Support Division of the Genus *Mycobacterium* into an Emended Genus *Mycobacterium* and Four Novel Genera. Front Microbiol，2018，9：67. doi：10. 3389/fmicb. 2018. 00067. Erratum in：Front Microbiol. 2019 Apr 09；10：714. PMID：29497402；PMCID：PMC5819568.

［4］ Gerasimova EN，Ismatullin DD，Lyamin AV，et al. General characteristics，features of cultivation and antibiotic resistance representatives of *Mycobacterium* fortuitum group representatives（review of literature）. Klin Lab Diagn，2021，66（4）：223-228. English. doi：10. 51620/0869-2084-2021-66-4-223-228. PMID：33878244.

［5］ Hirayama K，Kanda N，Suzuki T，et al. Disseminated *Mycolicibacter arupensis* and *Mycobacterium avium* co-infection in a patient with anti-interferon-γ neutralizing autoantibody-associated immunodeficiency syndrome. J Infect Chemother，2022，28（9）：1336-1339. doi：10. 1016/j. jiac. 2022. 05. 018. Epub 2022 Jun 10. PMID：35691862.

［6］ Xia J，Ni G，Wang Y，et al. *Mycolicibacter acidiphilus* sp. nov. ，an extremely acid-tolerant member of the genus *Mycolicibacter*. Int J Syst Evol Microbiol，2022，72（6）. doi：10. 1099/ijsem. 0. 005419. PMID：35679111.

［7］ Manika K，Kontos F，Papavasileiou A，et al. Severe Pulmonary Disease Caused by *Mycolicibacter* kumamotonensis. Emerg Infect Dis，2021，27（3）：962-964. doi：10. 3201/eid2703. 191648. PMID：33622489；PMCID：PMC7920653.

［8］ Odoi JO，Ohya K，Moribe J，et al. Isolation and Antimicrobial Susceptibilities of Nontuberculous *Mycobacteria* from Wildlife in Japan. J Wildl Dis，2020，56（4）：851-862. doi：10. 7589/2019-10-261. PMID：32402237.

［9］ Yamada H，Chikamatsu K，Aono A，et al. Fundamental Cell Morphologies Examined With Cryo-TEM of the Species in the Novel Five Genera Robustly Correlate With New Classification in Family *Mycobacteriaceae*. Front Microbiol，2020，11：562395. doi：10. 3389/fmicb. 2020. 562395. PMID：33304323；PMCID：PMC7701246.

［10］ Hamada S，Takata T，Kitaura T，et al. Peritoneal dialysis-associated peritonitis caused by Mycobacteroides massiliense：the first case and review of the literature. BMC Nephrol，2021，22（1）：90. doi：10. 1186/s12882-021-02297-y. PMID：33711948；PMCID：PMC7953774.

［11］ Ng HF，Ngeow YF. Genetic Determinants of Tigecycline Resistance in *Mycobacteroides abscessus*. Antibiotics（Basel），2022，11（5）：572. doi：10. 3390/antibiotics11050572. PMID：35625216；PMCID：PMC9137676.

［12］ 福井ちひろ，井上円，丹羽宏文，et al. ステロイド治療中に生じた*Mycobacteroides chelonae* 感染

症の 1 例 [J]. 皮膚科の臨床，2021，63（7）：1057-1061.

[13] 中村かおり，福田知雄. クラリスロマイシン，イソニアジドの多剤併用療法で治癒した皮膚 *Mycobacteroides abscessus* subsp. *massiliense* 感染症の 1 例 [J]. 臨床皮膚科，2022，76（3）：269-273.

[14] 椎山理恵，御手洗聡，安西秀美. 当初粉瘤が疑われた *Mycobacteroides abscessus* subsp. massiliense 皮膚感染症の1例 [J]. 皮膚科の臨床，2021，63（7）：1076-1078.

[15] 間中結香，菊池荘太，山口貴子，et al. 外科的治療を要した保存的治療に抵抗性の皮膚 *Mycobacteroides chelonae* 感染症の1例 [J]. 皮膚科の臨床，2021，63（13）：2095-2099.

[16] Zhao A, Zhang X, Li Y, et al. Mycolicibacterium cell factory for the production of steroid-based drug intermediates. Biotechnol Adv，2021，53：107860. doi：10.1016/j.biotechadv.2021.107860. Epub 2021 Oct 26. PMID：34710554.

[17] Morgado S, Ramos NV, Freitas F, et al. *Mycolicibacterium fortuitum* genomic epidemiology，resistome and virulome. Mem Inst Oswaldo Cruz，2022，116：e210247. doi：10.1590/0074-02760210247. PMID：35019071；PMCID：PMC8752049.

[18] 郭岩，马建，杨宗政，等. 石油烃降解菌 *Mycolicibacterium fluoranthenivorans* Y3 的筛选鉴定及降解特性研究 [J]. 环境科学导刊，2022，41（5）：1-7.

[19] 蒙书红，常蕾，柳峰松，等. 基于 Ti^{4+}-IMAC 富集的分枝菌酸小杆菌深度覆盖磷酸化蛋白质组研究 [J]. 微生物学报，2022，62（10）：3768-3783. DOI：10.13343/j.cnki.wsxb.20220070.

18. 孕妇筛查 GBS，肛周拭子培养出 GAS，有意义吗？

GBS，即 B 群乙型溶血性链球菌、无乳链球菌；GAS 即 A 群乙型溶血性链球菌、化脓链球菌。山东陈老师曾在临床微生物学论坛提问：产科孕妇筛查 GBS，肛周拭子培养却长出化脓链球菌，有意义吗？这个问题很好，问到了我的知识盲区。

欧洲蓝皮书[1]：第 30 章新生儿感染，产时感染和产后感染未及 GAS。第 106 章链球菌感染 GAS 部分：新生儿感染是由于母亲垂直传播、医务人员鼻咽部获得。早发感染引起脓毒症、肺炎；晚发感染引起软组织感染。

Feigin and Cherry's Textbook of Pediatric Infectious Diseases（2018 版）[2]：第 82 章 GAS 感染中，只有几个点涉及新生儿，提到可引起新生儿脓毒症，并没有展开论述。

PPPID（2008 版）[3]：第 118 章 GAS 感染中提到，新生儿疾病不常见。临床表现部分列出了新生儿脓毒症。

看来这三本书都涉及得很少，但都提到了脓毒症。这是否意味着虽然感染发生概率低，但一旦发生后果却严重？

在 PubMed 查（newborn or neonate or "new born" or neonatal or fetal or fetus）and（pyogenes or "group A streptococcus"），限定题目或摘要，仅有 180 篇。我们没有查针对母亲的影响设定的检索词，只针对新生儿感染风险进行检索。不过上述检索词检索结果中涉及的母亲感染，也会在此适当列出。下面对 2000 年后部分文献进行总结。

英国对母亲、新生儿严重的侵袭性 GAS 感染（iGAS）进行了连续 17 年的回顾性研究[4]。统计范围是出生后 28 天内。共有 134 例母亲，21 例新生儿。母亲产后 28 天的 iGAS 发生率是每 10 万人每年 109 例（95％CI 90～127），而普通 15～44 岁女性是 1.3 例（按：母亲产后感染风险是普通女性的 83.8 倍），新生儿是 1.5 例（95％CI 9～23）。母亲的平均发病时间是产后 2 天 [四分位距（IQR）0～5 天]，新生儿是 12 天（IQR 7～15 天）。在产妇病房 20 簇发病（59

例）中，2簇可能是传播。该研究提供了新生儿出生 28 天内感染 GAS 的发生率是每 10 万人每年 1.5 例，非常低。当然这是在英国，社会发展、医疗保健水平比较高。最后一句的"簇"，指群聚性出现。

英国对 4 年的家庭内侵袭性 GAS 感染进行了研究[5]。平均起病间隔是 2 天（范围 0～28 天），1/3 是同时起病。暴露后 30 天内的攻击率是每 10 万人每年 4250 人（95％CI 2900～6730）。总体而言，为预防 1 例继发感染，理论上需要预防性对 271 位用药（95％CI 194～454），母婴组合是 50 位（95％CI 27～393），老年（年龄超过 75 岁）组合是 82 位（95％CI 46～417）。作者建议母婴组合、老年组合需要预防性用药。按：这是流行病学研究。为了防止 1 例婴儿感染，需要 50 位服用抗生素——是否合理肯定没有客观标准。同意作者的建议，因为一旦发生，后果严重。

埃塞俄比亚对新生儿细菌性脑膜炎进行了 10 年回顾性研究[6]。1189 例疑似病例，56 例脑脊液培养阳性（4.7％）。肺炎链球菌 13 例（23％）、大肠埃希菌 9 例（16％）、不动杆菌属 7 例（13％）、脑膜炎奈瑟菌 5 例（9％）、克雷伯菌属 5 例（9％）、金黄色葡萄球菌 3 例（5％）、GAS 3 例（5％）、CoNS 2 例（4％）、非 A 群链球菌 2 例（4％）、流感嗜血杆菌 1 例（2％）。27 例（48％）是早期感染，29 例（52％）是晚期感染。

尼日利亚对新生儿脓毒血症（septicaemia）病原体进行了研究[7]。46 例血培养阳性，64 例阴性。发生率是每 1000 个活婴为 5.9。16 例是金黄色葡萄球菌，5 例（10.9％）是 GAS，大肠埃希菌 9 例，肺炎克雷伯菌 7 例。

肯尼亚儿童侵袭性 GAS 感染研究[8]显示，其构成比中，皮肤软组织感染为 70％、严重肺炎 23％、原发性菌血症 14％。整体病死率 12％。新生儿中，每 1000 个活婴的发生率为 0.6。小于 1 岁时，发生率是每 10 万人每年 101 例，小于 5 岁的则是 35 例。

温州医科大学也有类似研究[9]，回顾了 8 年数据，有 19 例侵袭性 GAS 感染（iGAS），其中 1 例是新生儿脓毒血症。

英国与乌干达联合研究新生儿脑病时的血液病原体[10]。应用培养、PCR 方法，设置了阴性对照。有新生儿脑病时，血液培养、PCR、血液培养＋PCR 的细菌性病原发生率是 3.6％、6.9％、8.9％。而对照组血液培养＋PCR 为 2.0％（$P=0.028$）。PCR 检测出 11 例血液培养阴性者的病原，3 例 GBS、1 例 GAS、1 例金黄色葡萄球菌、6 例肠杆菌目。CMV、单纯疱疹病毒（HSV）、疟疾发生率分别是 1.5％、0.5％、0.5％。此例说明血液培养有漏检，当然 PCR 也有漏检，最好是多手段联合 mNGS。

巴基斯坦对社区新生儿脐炎进行了研究[11]。6904 个婴儿中，1501 个（21.7％）有脐炎。轻度、中度、重度脐炎及并发脓毒症的分别有 325 例

（21.6％）、1042 例（69.4％）、134 例（8.9％）、141 例（9.3％）。每 1000 个活婴脐炎发生率为 217.4 个，中到重度的为 170.3 个，脓毒症的为 20.4 个。853 例化脓性分泌物，培养出 583 个分离株（64％）。最常见病原是金黄色葡萄球菌，其中甲氧西林敏感金黄色葡萄球菌（MSSA）291 个（95.7％）、MRSA 13 个（4.2％）。另外，GAS 105 个（18％），GBS 59 个（10％），假单胞菌属 52 个（8.9％），气单胞菌属 19 个（3.2％），克雷伯菌属 12 个（2％）。按：这个占比比较高，而且超过 GBS。

美国对耶鲁 75 年（1928—2003）来的新生儿脓毒症进行了研究[12]。647 个婴儿，755 个病程的脓毒症，862 个分离株。GBS 和大肠埃希菌感染在减少。肺炎链球菌、GAS，早年多，近年没有分离。其中 GAS 在 1933—1943 年占比近乎50％；而 1988—2003 年为零。脓毒症相关病死率，由 1928 年的 87％降到 2003 年的 3％。按：此文年度跨度大，GAS 的变迁规律有一定意义。

下面都是个例报道。病例报道这种形式持续存在，说明两点：发生率低，但疾病重。

（1）瑞典 1 例病例报道[13]：新生儿肩关节 GAS 化脓性关节炎、骨髓炎。

（2）日本 1 例病例报道[14]：6 型 GAS 引起新生儿脓胸。

（3）印度 1 例病例报道[15]：GAS 引起新生儿化脓性关节炎。

（4）土耳其 1 例病例报道[16]：GAS 引起新生儿脓胸。

（5）西班牙 1 例病例报道[17]：GAS 引起新生儿晚期脓毒症，疑似脑膜炎。

（6）塞尔维亚 1 例病例报道[18]：GAS 引起新生儿蜂窝织炎、脓毒症。

（7）瑞典 1 个暴发（2 例）报道[19]：非复杂性生产后，瑞典的产妇和新生儿会住在患者旅馆（patient hotel）。该文章报道一个旅馆内，2 个母亲和各自新生儿出现了 GAS 的疑似传播，并发产褥感染。

（8）美国 1 例病例报道[20]：GAS 引起新生儿腮腺炎。

（9）德国母女病例报道[21]：产后 15h，女婴死亡。尸体解剖确定 GAS 导致吸入性肺炎、脓毒症。产后 3 天，产妇也因 GAS 脓毒症住院。母亲阴道有 GAS 定植，考虑是感染源。

（10）沙特阿拉伯 1 例病例报道[22]：GAS 引起新生儿脑膜炎。

（11）西班牙 1 例病例报道[23]：GAS 引起新生儿毒素休克综合征。

（12）加拿大 1 例病例报道[24]：GAS 引起新生儿头皮坏死性筋膜炎（necrotizing fasciitis of the scalp）。妈妈同时有 GAS 会阴部感染、菌血症。

（13）英国也有 1 例坏死性筋膜炎报道[25]。

综述类文章如下。

（1）美国 GAS 感染综述[26]。

（2）英国对发展中国家新生儿严重细菌性感染进行了综述[27]，认为最常见感染包括菌血症、脑膜炎、呼吸道感染。病死率有的高达 45%。关键病原是大肠埃希菌、克雷伯菌属、金黄色葡萄球菌、GAS。GBS 的发生率变化很大，和耐药性有关。

（3）法国综述[28]：GBS 占新生儿脓毒症的 40%。大肠埃希菌、流感嗜血杆菌、肺炎链球菌、GAS 应该有现实可行的预防策略，并给出了具体的操作规程。法国这篇文章比较早，可以作为这一章的豹尾。

综上可知：

（1）新生儿 GAS 感染，历史上曾经多见，目前实际很少发生。

（2）新生儿 GAS 感染，可以很重，乃至病死。产妇也可能出现产褥感染，后果严重。

（3）新生儿 GAS 感染，目前主要是产道垂直传播[29]，也有医院传播（医务人员携带）。

（4）早期识别 GAS 的存在、早期干预，会改变预后。

（5）一旦确定感染，或感染概率很高，需要抗生素治疗和其他必要的处置。

（6）我们建议，筛查 GBS 一定要以培养方法为第一选择。固体培养基生长的 β 溶血性链球菌、葡萄球菌、棒状杆菌等阳性杆菌，都要鉴定。GBS、单核细胞性李斯特菌、金黄色葡萄球菌、GAS，报告菌种和药敏。其他 β 溶血性链球菌，如 C 群或 G 群，可以提示性回报，不强求药敏。之所以强调培养，原因有三点：①可以同时筛单核细胞性李斯特菌、金黄色葡萄球菌、GAS 等，也可能还有其他病原生长；②拿到 GBS 分离株，可以确定型别、毒力；③可以完成药敏，为抗生素预防提供客观证据。这三点都不是 PCR、抗原等检查方式可比的。

（7）其实 GAS 由多到少、GBS 由少到多的变化，是客观现象。英、美筛查GBS，是英、美的实际。我们国家，亟须两方面工作：较大规模的真实的流行病学调查；基于调查结果确定实验室筛查策略和临床处置方式。固然我们更可能是和国际上主体一致，但也可能有细节的不同。

（8）综上，**建议实验室：用血平皿筛查 GBS，如果有 GAS 生长，一定要回报临床**。是否做药敏取决于具体情况，也取决于医院规定。比如早期筛查，可以不做药敏。但孕晚期筛查，建议一定要做药敏。

2022 年 11 月 16 日我们整理本文时，重新进行了检索。近期文章中有一篇值得关注，是 Lancet Infect Dis 的荟萃分析[30]。文章提到，在确定的 950 篇已发表文章和 29 个未发表数据集中，来自 12 个国家的 20 项研究（7 项未发表；3829 例侵袭性 GAS 病例）提供了足够的数据，可纳入结果进行汇总。没有发现报道低收入和中等收入国家（LMIC）孕妇中侵袭性 GAS 发病率的研究，也没有报道 LMIC 中侵袭性 GAS 后神经发育受损的研究。9 项来自高收入国家（HICs）的研究报道了产妇妊娠期和产后阶段的侵袭性 GAS 信息。产妇侵袭性

GAS 发病率为 0.12/1000 活婴（95％CI 0.11～0.14，$I^2 = 100\%$）。（说明：荟萃分析中 I^2 是一个百分比，是评价异质性的一个相对指标，范围为 0 到 100％。有学者按照 25％、50％和 75％的界值进行划分，分别代表异质性的低、中、高。注意它不能以绝对值的形式来量化研究中效应量变异的大小。）

（1）世界范围侵袭性 GAS 感染发病率：新生儿为 0.04/1000 活婴（95％CI 0.03～0.05，$I^2 = 100\%$；11 项研究），婴儿为 0.13/1000 活婴（95％CI 0.10～0.16，$I^2 = 100\%$；10 项研究），儿童为 0.09/（1000人·年）（95％CI 0.07～0.10，$I^2 = 100\%$；9 项研究）。

（2）LMIC 侵袭性 GAS 感染发病率：新生儿 0.12/1000 活婴（95％CI 0.002～0.24，$I^2 = 100\%$；3 项研究），婴儿 0.33/1000 活婴（95％CI-0.22～0.88，$I^2 = 100\%$；2 项研究），儿童 0.22/（1000人·年）（95％CI 0.13～0.31，$I^2 = 100\%$；2 项研究）。

（3）HICs 侵袭性 GAS 感染发病率：新生儿 0.02/1000 活婴（95％CI 0.000～0.03，$I^2 = 100\%$；8 项研究），婴儿 0.08/1000 活婴（95％CI 0.05～0.11，$I^2 = 100\%$；8 个研究），儿童 0.05/（1000人·年）（95％CI 0.03～0.06，$I^2 = 100\%$；7 项研究）。

病死风险很高，尤其是 LMIC 中的新生儿 [61％（95％CI 33％～89％），$I^2 = 54\%$；2 项研究]。该文章发现幼儿中有大量的侵袭性 GAS 感染。在 LMIC 中，关于新生儿和儿童的数据很少，孕妇的数据阙如。由于低 GAS 监测，侵袭性 GAS 的发生率可能有所低估，特别是在 LMIC 中。必须改进现有的数据质量，为制定侵袭性 GAS 的预防和处置提供信息。按：这个结论部分证伪、部分证实了这一章一开头的问题，即发病率低——可能是有所低估，后果严重——确实如此，病死风险很高。

另外两则信息，谨供大家参考。

以色列对妊娠相关 GAS 感染（pregnancy-related GAS infection，PRAI）进行了连续 13 年的回顾性研究[31]。结果显示：124 位产妇诊断为 PRAI，115 例（93％）是产后发生。每 1000 个活婴的发生率是 0.8 例（95％CI 0.7～0.9）。多因素分析显示，初产（primiparity）和剖宫产是独立的保护因素 [调整比值比（95％置信区间）分别为 0.60 例（0.38～0.97）和 0.44 例（0.23～0.81）]。主要临床表现是发热、腹部触痛（abdominal tenderness）。23％有严重 GAS 感染。都使用了 β 内酰胺类药，84％用了克林霉素，仅有 3％需要外科干预。没有复发、母亲死亡、新生儿并发症。按：此文针对孕妇感染，不限于生殖道分泌物培养；最后一句话提示，母亲 GAS 感染的情况下，新生儿并发感染的概率很低。初产有保护因素，不太理解。

爱尔兰研究显示[32]，产妇脓毒症病原体中，毒力最强的是 GAS，和产后脓毒症相关。

对产妇而言，大家一定要记住"产褥感染"这个病——在现代西方医学之前的时代，可能导致多达 1/10（数值不确切）的住院产妇死亡。而产褥感染病原体中，GAS 毒性大。所以，和 GBS 于新生儿相比，GAS 于产妇更有意义。

参考文献

［1］ 迈克·沙兰. 儿童感染性疾病蓝皮书. 3 版. 马小军，王晓玲，周炯主译. 北京：科学技术文献出版社，2015.

［2］ James Cherry，Gail J Demmler-Harrison，Sheldon L Kaplan. Feigin and Cherry's Textbook of Pediatric Infectious Diseases. 8th edition. Elsevier，2018.

［3］ Sarah S Long，Larry K Pickering，Charles G Prober. Principles and Practice of Pediatric Infectious Disease. 3rd edition. Churchill Livingstone，2008.

［4］ Leonard A，Wright A，Saavedra-Campos M，et al. Severe group A streptococcal infections in mothers and their newborns in London and the South East，2010-2016：assessment of risk and audit of public health management. BJOG，2019，126（1）：44-53. doi：10. 1111/1471-0528. 15415. Epub 2018 Sep 9. PMID：30070056.

［5］ Mearkle R，Saavedra-Campos M，Lamagni T，et al. Household transmission of invasive group A Streptococcus infections in England：a population-based study，2009，2011 to 2013. Euro Surveill，2017，22（19）：30532. doi：10. 2807/1560-7917. ES. 2017. 22. 19. 30532. PMID：28537550；PMCID：PMC5476984.

［6］ Reta MA，Zeleke TA. Neonatal bacterial meningitis in Tikur Anbessa Specialized Hospital，Ethiopia：a 10-year retrospective review. Springerplus，2016，5（1）：1971. doi：10. 1186/s40064-016-3668-1. PMID：27917346；PMCID：PMC5108733.

［7］ Pius S，Bello M，Galadima GB，et al. Neonatal septicaemia，bacterial isolates and antibiogram sensitivity in Maiduguri North-Eastern Nigeria. Niger Postgrad Med J，2016，23（3）：146-51. doi：10. 4103/1117-1936. 190340. PMID：27623727.

［8］ Seale AC，Davies MR，Anampiu K，et al. Invasive Group A Streptococcus Infection among Children，Rural Kenya. Emerg Infect Dis，2016，22（2）：224-32. doi：10. 3201/eid2202. 151358. PMID：26811918；PMCID：PMC4734542.

［9］ Fan J，Dong L，Chen Z，et al.［Clinical characteristics and antimicrobial resistance of invasive group A β-hemolytic streptococcus infection in children］. Zhonghua Er Ke Za Zhi，2014，52（1）：46-50. Chinese. PMID：24680408.

［10］ Tann CJ，Nkurunziza P，Nakakeeto M，et al. Prevalence of bloodstream pathogens is higher in neonatal encephalopathy cases vs. controls using a novel panel of real-time PCR assays. PLoS One，2014，9（5）：e97259. doi：10. 1371/journal. pone. 0097259. PMID：24836781；PMCID：PMC4023955.

［11］ Mir F，Tikmani SS，Shakoor S，et al. Incidence and etiology of omphalitis in Pakistan：a community-based cohort study. J Infect Dev Ctries，2011，5（12）：828-33. doi：10. 3855/jidc. 1229. PMID：22169780.

［12］ Bizzarro MJ，Raskind C，Baltimore RS，et al. Seventy-five years of neonatal sepsis at Yale：1928-

2003. Pediatrics, 2005, 116 (3): 595-602. doi: 10. 1542/peds. 2005-0552. PMID: 16140698.

[13] Dierig A, Ritz N, Tacke U, et al. Group A Streptococcal Suppurative Arthritis and Osteomyelitis of the Shoulder With Brachial Plexus Palsy in a Newborn. Pediatr Infect Dis J, 2016, 35 (10): 1151-3. doi: 10. 1097/INF. 0000000000001255. PMID: 27622687.

[14] Nohara F, Nagaya K, Asai H, et al. Neonatal pleural empyema caused by emm type 6 group A streptococcus. Pediatr Int, 2013, 55 (4): 519-21. doi: 10. 1111/ped. 12061. PMID: 23910803.

[15] Umadevi S, Kali A, Sreenivasan S, et al. Septic Arthritis caused by Group A Streptococcus in Newborn: An Unusual Presentation. J Clin Diagn Res, 2013, 7 (6): 1143-4. doi: 10. 7860/JCDR/2013/4852. 3034. Epub 2013 Jun 1. PMID: 23905122; PMCID: PMC3708217.

[16] Erol S, Dilli D, Aydın B, et al. Pleural empyema due to group A beta-hemolytic streptococci in a newborn: case report. Tuberk Toraks, 2013, 61 (2): 152-4. doi: 10. 5578/tt. 5156. PMID: 23875594.

[17] Fariñas Salto M, De la Huerga López A, Menéndez Hernando C, et al. Sepsis neonatal tardía por Streptococcus pyogenes [Late neonatal sepsis caused by Streptococcus pyogenes]. Arch Argent Pediatr, 2011, 109 (4): e85-7. Spanish. doi: 10. 5546/aap. 2011. e85. PMID: 21829864.

[18] Martic J, Mijac V, Jankovic B, et al. Neonatal cellulitis and sepsis caused by group A streptococcus. Pediatr Dermatol, 2010, 27 (5): 528-30. doi: 10. 1111/j. 1525-1470. 2010. 01262. x. Epub 2010 Aug 27. PMID: 20807361.

[19] Starlander G, Lytsy B, Melhus A. Lack of hygiene routines among patients and family members at patient hotels-a possible route for transmitting puerperal fever. Scand J Infect Dis, 2010, 42 (6-7): 554-6. doi: 10. 3109/00365541003699656. PMID: 20297926.

[20] Herrera Guerra AA, Osguthorpe RJ. Acute neonatal parotitis caused by streptococcus pyogenes: a case report. Clin Pediatr (Phila), 2010, 49 (5): 499-501. doi: 10. 1177/0009922809360928. Epub 2010 Feb 17. PMID: 20164068.

[21] Jänisch S, Germerott T, Bange FC, et al. Postnatale Sepsis bei Mutter und Kind durch Streptokokken der Gruppe A [Postnatal sepsis due to group A Streptococcus in a mother and her newborn]. Arch Kriminol, 2009, 224 (3-4): 93-100. German. PMID: 19938405.

[22] Lardhi AA. Neonatal group A streptococcal meningitis: a case report and review of the literature. Cases J, 2008, 1 (1): 108. doi: 10. 1186/1757-1626-1-108. PMID: 18710558; PMCID: PMC2531175.

[23] Díaz A M. Sindrome de shock tóxico neonatal por Streptococcus pyogenes: Reporte de caso y revisión de la literatura [Neonatal toxic shock syndrome due to Streptococcus pyogenes: case report and literature review]. Rev Chilena Infectol, 2007, 24 (6): 493-6. Spanish. Epub 2007 Dec 13. PMID: 18180826.

[24] Davey C, Moore AM. Necrotizing fasciitis of the scalp in a newborn. Obstet Gynecol, 2006, 107 (2 Pt 2): 461-3. doi: 10. 1097/01. AOG. 0000164094. 02571. 77. PMID: 16449149.

[25] Griffiths AN, Sudhahar AA, Ashraf M. Neonatal necrotising fasciitis and late maternal pelvic abscess formation. A late complication of group A Streptococcus. J Obstet Gynaecol, 2005, 25 (2): 197-8. doi: 10. 1080/01443610500051320. PMID: 15814407.

[26] Sosa ME. Streptococcal A infection: reemerging and virulent. J Perinat Neonatal Nurs, 2009, 23 (2): 141-7; quiz 148-9. doi: 10. 1097/JPN. 0b013e3181a2ed26. PMID: 19474584.

[27] Osrin D, Vergnano S, Costello A. Serious bacterial infections in newborn infants in developing countries. Curr Opin Infect Dis, 2004, 17 (3): 217-24. doi: 10. 1097/00001432-200406000-00008. PMID: 15166824.

[28] Blond MH, Gold F, Pierre F, et al. Infection bactérienne néonatale par contamination materno-foe-

tale : pour un changement de paradigme? 2e partie : Incertitudes et propositions [Neonatal bacterial infection by maternal-fetal contamination : for a change in approach? 2. Uncertainties and proposals]. J Gynecol Obstet Biol Reprod (Paris), 2001, 30 (6): 533-51. French. PMID: 11883021.

[29] Saito R, Kerr-Liddell R, Paul SP. Late onset neonatal sepsis caused by group A streptococcus. Br J Hosp Med (Lond), 2017, 78 (3): 170-171. doi: 10. 12968/hmed. 2017. 78. 3. 170. PMID: 28277774.

[30] Sherwood E, Vergnano S, Kakuchi I, et al. Invasive group A streptococcal disease in pregnant women and young children: a systematic review and meta-analysis. Lancet Infect Dis, 2022, 22 (7): 1076-1088. doi: 10. 1016/S1473-3099 (21) 00672-1. Epub 2022 Apr 4. PMID: 35390294; PMCID: PMC9217756.

[31] Rottenstreich A, Benenson S, Levin G, et al. Risk factors, clinical course and outcomes of pregnancy-related group A streptococcal infections: retrospective 13-year cohort study. Clin Microbiol Infect, 2019, 25 (2): 251. e1-251. e4. doi: 10. 1016/j. cmi. 2018. 10. 002. Epub 2018 Oct 16. PMID: 30336220.

[32] Knowles SJ, O'Sullivan NP, Meenan AM, et al. Maternal sepsis incidence, aetiology and outcome for mother and fetus: a prospective study. BJOG, 2015, 122 (5): 663-71. doi: 10. 1111/1471-0528. 12892. Epub 2014 May 23. PMID: 24862293.

19. 惠普尔养障体是什么？竟然会引起肺炎？

惠普尔养障体（*Tropheryma whipplei*）在分类上属于放线菌目纤维素单胞菌科养障体属，属于革兰阳性杆菌，不过常规一直不能分离培养，诊断主要靠基因检测。自然情况下，这个菌存在于污水等自然环境。免疫功能缺陷时，人体会感染，叫惠普尔感染、惠普尔病（Whipple's disease，Whipple disease）。该病常见累及部位是关节和消化道。大部分患者表现为间断和游走性单关节或多关节痛，一半以上患者误诊为炎症性关节炎而使用激素和免疫抑制剂。近75%患者出现腹泻，80%～90%患者体重下降。超过1/3的患者出现腹痛或发热的症状。此外还包括精神、神经系统表现（抽搐、记忆减退、焦虑抑郁，甚至痴呆等），也包括心内膜炎、心包炎、心肌炎、深部淋巴结肿大等，以及非特异症状（如头痛、乏力、肌痛等）。因为是细菌，所以治疗方案里抗生素必不可少。个别患者有可能需要终身口服抗生素治疗，以避免复发。

传统书籍文献没有提该菌导致肺部感染，虽然一直在说是多系统感染。我们也是近期才知道这个菌可以导致肺部感染[1]！我们看一下近期该菌导致肺部感染的进展。万方数据库，题名检索：惠普尔 and 肺。结果7条。除了我们发表的综述，其余6条是病例报告[2-7]。其中一篇一例是结核分枝杆菌与该菌混合感染，由mNGS技术确诊[3]。一篇5例，是支气管肺泡灌洗液（BALF）样本经mNGS技术确诊[4]。通过这些病例可知，最早的是2021年上半年报道的，都是通过mNGS技术诊断，通过抗生素治疗都有一定好转或治愈。

2022年11月16日，在PubMed中用（whipple［Title］OR whipplei［Title］）AND（respiratory［Title］OR pulmonary［Title］OR pneumonia［Title］）检索，一共24篇。当然会有漏检——题目中不出现惠普尔的都漏检了。我们先看看这24篇。早期文献没有明确肺部感染，诊断惠普尔病而有肺部表现，也认为是对局部沉积的含有细菌抗原的免疫复合物的炎症反应[8]。2008年报道了第一例惠普尔病伴纤维蛋白机化性肺炎（organising pneumonia）[9]。就我们的检索范围，第一篇明确的惠普尔肺炎病例报告发布于2010年[10]。同一个团队进行了进一步阐述，包括PCR诊断[11]，而且分离培养成功[12]。再之后，就是我国的病例报道[13-16]。由此可见，最早确定肺部感染是近十余年的事。大规模报道，是基于 mNGS 技术。

除了作者本人的综述[1]给出了诊断标准外，下面的文章也讨论了诊断标准，而且给出了粪便拷贝的阈值，当然不仅仅针对肺炎。有文章[17]提到，自 2001 年以来，人们对该菌感染进行了微生物学诊断。在 2012 年开发定量 PCR 之前，使用针对 16S rRNA 的 PCR。在此，有人报告一组惠普尔病（WD）患者的临床特征，并评估这些分子技术的影响。从微生物学数据库中回顾性地收集了 2001—2016 年期间该菌 PCR 阳性的患者。两名感染病专家审查了他们的医疗记录，并将其分类为**明确的（definite）WD、可能的（probable）WD** 或携带者（不致病）。共对 1153 个样本进行了检测；36 例患者的 76 份样本呈阳性。**15 人认为是明确的 WD，7 人是可能的 WD**，14 人是携带者。平均年龄为 56.4 岁（极端值为 6.6～76.1）。从症状到诊断的平均时间为 3 年（2.5 个月至 13.3 年）。约 60% 的患者存在免疫抑制。最常见的临床表现是关节疼痛（16/22）、体重减轻（15/22）和/或消化道疾病（15/22）；41% 有神经表现，32% 有肺部受累，32% 有淋巴结病变。粪便或唾液中的细菌载量分别为 88425 拷贝/ml（IQR 6175～292725）（在明确的 WD 和可能的 WD 中）和 311 拷贝/ml（IQR 253～2090）（在携带者中）。我们观察到粪便样本 90% 阳性预测值（PPV）时，浓度高于 32200 拷贝/ml。WD 是一种慢性多系统疾病，常累及肺部。普遍观察到潜在的免疫缺陷导致更复杂的临床表现。粪便和唾液中的 PCR 阳性具有较高的 PPV。此外，**WD 患者粪便中的细菌载量较高，预测持续感染的阈值大于 32200 拷贝/ml。**

另一篇文章[18]提到，在无 WD 的人群中，2.3% 的粪便样本 PCR 阳性，0.2% 的唾液样本 PCR 阳性。唾液样本 PCR 和粪便样本 PCR 结果均为阳性的患者很可能诊断为 WD（PPV 95.2%）。当细菌负荷 $>10^4$ CFU/g 粪便时，PPB 为 100%。唾液或粪便样本的 PCR 阴性结果对典型 WD 具有 99.2% 的阴性预测值（NPV）。对于局部 WD，唾液样本 PCR 和粪便样本 PCR 的阳性结果敏感性为 58%（而经典 WD 的敏感性为 94%）。血液、脑脊液和尿液样本检测的 PPV 分别为 100%，十二指肠活检样本检测的 NPV 为 97.5%。由此可知，唾液和粪便样本的特异性定量 PCR 应作为 WD 的一线无创筛查。当两种样本的结果均为阳性时，应高度怀疑经典 WD 的诊断，尤其是在检测到高细菌负荷的情况下。由于唾液和粪便样本的 PCR 检测对确定局部 WD 缺乏敏感性，应根据临床表现采集侵入性样本进行检测。

此外，尿液样本也受到关注——因为没有正常定植。有文章[19]提到，在 12 份来自未接受治疗的独立 WD 患者的尿液样本中，9 份该菌 PCR 呈阳性。在 3 名患者中，荧光原位杂交显示尿液中的菌体。所有对照样本均为阴性，包括 11

名健康携带者（粪便样本阳性）。在我们的研究中，在未经治疗的患者的尿液中检测到该菌，与 WD 的所有病例都相关。由此可知，在大多数未接受治疗的 WD 患者的尿液中，PCR 可检测到该菌。WD 的发病率较低，但在诊断后会产生深远的后果，有必要对 WD 患者进行侵入性采样。当然，侵入性操作的前提是强烈提示该菌——这有一定难度。尿液检测可以防止患者出现多年未确诊的状态，避免继续延误。尿液可作为一种新的、易于获取的非侵入性样本，用于指导 WD 的初步诊断，尤其是肠外 WD 患者。目前尿液检测还在进一步积累资料过程中[20]。

参考文献

[1] 程燕，宁永忠．惠普尔养障体导致急性肺炎的探讨 [J]．中华检验医学杂志，2021，44（11）：1090-1093. DOI：10.3760/cma.j.cn114452-20210320-00173.

[2] 曾灏瑜，佘德宇．以肺部感染为主的惠普尔病 1 例 [J]．中国感染与化疗杂志，2021，21（5）：609-611. DOI：10.16718/j.1009-7708.2021.05.019.

[3] 诸炳骅，唐菁，方荣，等．结核分枝杆菌与惠普尔养障体致肺部混合感染 1 例并文献回顾 [J]．贵州医药，2021，45（5）：711-712. DOI：10.3969/j.issn.1000-744X.2021.05.013.

[4] 马大文，王宏俊．惠普尔养障体肺炎的临床特点及诊治分析 [J]．首都食品与医药，2022，29（18）：41-44. DOI：10.3969/j.issn.1005-8257.2022.18.016.

[5] 周莹，白文学，岳俊卿，等．以肺炎为主要表现的惠普尔病二例 [J]．临床内科杂志，2022，39（7）：493-494. DOI：10.3969/j.issn.1001-9057.2022.07.018.

[6] 尹辛大，许明玲．惠普尔养障体重症肺炎 1 例报告 [J]．中国感染控制杂志，2022，21（8）：812-815. DOI：10.12138/j.issn.1671-9638.20222183.

[7] 周心怡，黄晖蓉．支气管肺泡灌洗液宏基因组学测序诊断惠普尔病 1 例报道并文献复习 [J]．国际呼吸杂志，2022，42（15）：1176-1180. DOI：10.3760/cma.j.cn131368-20211209-00907.

[8] Symmons DP，Shepherd AN，Boardman PL，et al. Pulmonary manifestations of Whipple's disease，Q J Med，1985，56（220）：497-504. PMID：2413499.

[9] Canessa PA，Prattico L，Sivori M，et al. Acute fibrinous and organising pneumonia in Whipple's disease. Monaldi Arch Chest Dis，2008，69（4）：186-8. doi：10.4081/monaldi.2008.382. PMID：19350842.

[10] Bousbia S，Papazian L，Auffray JP，et al. *Tropheryma whipplei* in patients with pneumonia. Emerg Infect Dis，2010，16（2）：258-63. doi：10.3201/eid1602.090610. PMID：20113556；PMCID：PMC2957999.

[11] Stein A，Doutchi M，Fenollar F，et al. *Tropheryma whipplei* pneumonia in a patient with HIV-2 infection. Am J Respir Crit Care Med，2013，188（8）：1036-7. doi：10.1164/rccm.201304-0692LE. PMID：24127807.

[12] Fenollar F，Ponge T，La Scola B，et al. First isolation of *Tropheryma whipplei* from bronchoalveolar fluid and clinical implications. J Infect，2012，65（3）：275-8. doi：10.1016/j.jinf.2011.11.026. Epub 2011 Dec 4. PMID：22172770.

[13] Li W，Zhang Q，Xu Y，et al. Severe pneumonia in adults caused by *Tropheryma whipplei* and *Can-*

dida sp. infection: a 2019 case series. BMC Pulm Med，2021，21（1）：29. doi：10.1186/s12890-020-01384-4. PMID：33451316；PMCID：PMC7810182.

[14]　Zhu B，Tang J，Fang R，et al. Pulmonary coinfection of Mycobacterium tuberculosis and *Tropheryma whipplei*：a case report. J Med Case Rep，2021，15（1）：359. doi：10.1186/s13256-021-02899-y. PMID：34243811；PMCID：PMC8269402.

[15]　Yan J，Zhang B，Zhang Z，et al. Case Report：*Tropheryma whipplei* Hide in an AIDS Patient With *Pneumocystis* Pneumonia. Front Public Health，2021，9：663093. doi：10.3389/fpubh.2021.663093. PMID：34485213；PMCID：PMC8414578.

[16]　Wang S，Xia D，Wu J，et al. Severe Pneumonia Caused by Infection With *Tropheryma whipplei* Complicated With *Acinetobacter baumannii* Infection：A Case Report Involving a Young Woman. Front Public Health，2021，9：729595. doi：10.3389/fpubh.2021.729595. PMID：34760862；PMCID：PMC8575073.

[17]　Duss FR，Jaton K，Vollenweider P，et al. Whipple disease：a 15-year retrospective study on 36 patients with positive polymerase chain reaction for *Tropheryma whipplei*. Clin Microbiol Infect，2021，27（6）：910. e9-910. e13. doi：10.1016/j. cmi.2020.08.036. Epub 2020 Sep 4. PMID：32896657.

[18]　Fenollar F，Laouira S，Lepidi H，et al. Value of *Tropheryma whipplei* quantitative polymerase chain reaction assay for the diagnosis of Whipple disease：usefulness of saliva and stool specimens for first-line screening. Clin Infect Dis，2008，47（5）：659-67. doi：10.1086/590559. PMID：18662136.

[19]　Moter A，Janneck M，Wolters M，et al. Potential Role for Urine Polymerase Chain Reaction in the Diagnosis of Whipple's Disease. Clin Infect Dis，2019，68（7）：1089-1097. doi：10.1093/cid/ciy664. PMID：30351371；PMCID：PMC6424077.

[20]　Lagier JC，Raoult D. Whipple's disease and *Tropheryma whipplei* infections：when to suspect them and how to diagnose and treat them. Curr Opin Infect Dis，2018，31（6）：463-470. doi：10.1097/QCO.0000000000000489. PMID：30299363.

20. 临床角度 L 型细菌有什么意义?

L 型细菌是细菌的细胞壁缺陷型，有些讨论也包括真菌。临床微生物学实验室涂片革兰染色等检查时，常常可以看到 L 型细菌。临床病例讨论，偶尔也会听到临床医生说 L 型可能。那临床角度，L 型细菌有什么实际意义呢？我们看看文献。

2022 年 11 月 26 日检索 PubMed，检索方式：L-form [Title]。结果是 421 篇。高峰期是 1976 年，19 篇；低谷期是 2004 年，1 篇。近十来年，每年个位数。由此可见研究频率。

除了非微生物学领域外，其中大部分文章是基础性科学研究。短期看，这对临床医学价值不大。比如有文章报道，Demurilactone A 是一个 L 型枯草芽孢杆菌的特异性生长抑制剂[1]。有临床价值的文章，凤毛麟角。

从临床角度看，目前认为 L 型细菌会导致细菌耐药、隐匿存在，进而导致持续性感染、难治性感染和复发性感染[2]。Nat Commun 一篇文章讨论了尿路感染[3]，提到尿路感染复发（rUTI）是一个主要的医学问题，尤其是在老年人和体弱者中，但导致人类抗生素治疗后细菌存活和再定居的生物库的性质尚不清楚。该文章证明了 30 名患有 rUTI 的老年患者中，有 29 人的新鲜尿液中存在 L 型细菌。在尿液中，来自患者样本的大肠埃希菌菌株在细胞壁靶向抗生素的攻击过程中，很容易从有细胞壁状态转换为 L 型。抗生素停药后，它们会有效地转变回有壁状态。大肠埃希菌在斑马鱼幼虫感染模型中，在有壁状态和 L 型状态之间可以转换。这表明 L 型转换是一种与细菌生理相关的现象，可能导致老年rUTI 患者感染复发，并可能导致其他感染。

有文章提到，L 型细菌在人体血液中可能持续存在，并且具有病毒样大小（直径 100nm）的可过滤、自我复制的状态，能够通过垂直传播途径穿过母体-胎儿屏障，然后进入胎儿血液循环并定植在新生儿体内[4]。另有文章提到，自闭症患者可能存在母亲到婴儿的 L 型细菌垂直传播[5]。这个垂直传播确实匪夷所思，值得深入研究。

中国上海相关文章着眼于幽门螺杆菌[6]。不过不是胃黏膜感染，是胆汁培养分离到的。该文提到，幽门螺杆菌不能从胆汁诱导培养中分离出来，但 L 型幽门螺杆菌可以从幽门螺杆菌胆汁诱导阴性的培养中分离出来。胆汁诱导培养的 L 型分离株，通过 PCR 显示出幽门螺杆菌特异性基因的阳性反应，L 型幽门螺杆菌和幽门螺杆菌之间的核苷酸序列的符合率为 99％。用非高渗透分离技术进行细菌培养但结果阴性的胆汁样本中，L 型细菌的分离率为 93.2％。可见幽门螺杆菌可在人胆汁中迅速诱导为 L 型；L 型作为潜在细菌，可以在宿主胆囊中长期生存，它们使宿主成为 L 型幽门螺杆菌的潜在携带者。L 型幽门螺杆菌可通过相应的分离技术进行分离培养，可通过幽门螺杆菌特异性基因 16S rRNA 和 reA 的基因分析鉴定。中国安徽文章着眼于结核分枝杆菌[7]。对肺尘埃沉着病合并肺结核患者的多重耐药 L 型结核分枝杆菌的耐药基因 katG 突变特征进行了分析。

另有方法学角度的研究，通过过滤方法分离尿液中的 L 型细菌[8]。

通过上面信息可知，L 型细菌是微生物学历史上一个长期存在的概念，但其临床实用却是一个有待科学积累和临床积累的题目。实际工作中，我们涂片看到有 L 型细菌存在并有把握确认是，建议汇报临床。这样可以提示临床，注意耐药或持续性感染、复发感染等。mNGS 结果分析时，也可以将此纳入视野，一并考虑、合理解释。另外，这似乎也可以说明抗生素使用的程度、强度，当然这比较泛泛，不好得出具体结论。整体性讨论见相关文献[9,10]。

参考文献

[1] Dashti Y，Tajabadi FM，Wu LJ，et al. Discovery of Demurilactone A：A Specific Growth Inhibitor of L-Form *Bacillus subtilis*. ACS Infect Dis，2022，8（11）：2253-2258. doi：10.1021/acsinfec-dis. 2c00220. Epub 2022 Oct 21. PMID：36268971.

[2] Petrovic Fabijan A，Martinez-Martin D，Venturini C，et al. L-Form Switching in *Escherichia coli* as a Common β-Lactam Resistance Mechanism. Microbiol Spectr，2022，10（5）：e0241922. doi：10.1128/spectrum. 02419-22. Epub 2022 Sep 14. PMID：36102643；PMCID：PMC9603335.

[3] Mickiewicz KM，Kawai Y，Drage L，et al. Possible role of L-form switching in recurrent urinary tract infection. Nat Commun，2019，10（1）：4379. doi：10.1038/s41467-019-12359-3. Erratum in：Nat Commun. 2019 Nov 20；10（1）：5254. PMID：31558767；PMCID：PMC6763468.

[4] Markova ND. L-form bacteria cohabitants in human blood：significance for health and diseases. Discov Med，2017，23（128）：305-313. PMID：28715646.

[5] Markova N. Dysbiotic microbiota in autistic children and their mothers：persistence of fungal and bacterial wall-deficient L-form variants in blood. Sci Rep，2019，9（1）：13401. doi：10.1038/s41598-019-49768-9. PMID：31527606；PMCID：PMC6746791.

[6] Wang DN，Ding WJ，Pan YZ，et al. The *Helicobacter pylori* L-form：formation and isolation in the

human bile cultures in vitro and in the gallbladders of patients with biliary diseases. Helicobacter, 2015, 20 (2): 98-105. doi: 10.1111/hel.12181. Epub 2014 Nov 8. PMID: 25381932.

[7] Lu J, Jiang S, Liu QY, et al. Analysis of mutational characteristics of the drug-resistant gene katG in multi-drug resistant *Mycobacterium tuberculosis* L-form among patients with pneumoconiosis complicated with tuberculosis. Mol Med Rep, 2014, 9 (5): 2031-5. doi: 10.3892/mmr.2014.2045. Epub 2014 Mar 13. PMID: 24626681.

[8] Davison F, Chapman J, Mickiewicz K. Isolation of L-form bacteria from urine using filtration method. J Vis Exp, 2020, (160). doi: 10.3791/61380. PMID: 32597873.

[9] Errington J, Mickiewicz K, Kawai Y, et al. L-form bacteria, chronic diseases and the origins of life. Philos Trans R Soc Lond B Biol Sci, 2016, 371 (1707): 20150494. doi: 10.1098/rstb.2015.0494. PMID: 27672147; PMCID: PMC5052740.

[10] Errington J. Cell wall-deficient, L-form bacteria in the 21st century: a personal perspective. Biochem Soc Trans, 2017, 45 (2): 287-295. doi: 10.1042/BST20160435. PMID: 28408469; PMCID: PMC5390494.

21. 军团菌有哪些关注点?

Legionellaceae 是军团菌科,只有 1 个属。军团菌科与 *Coxiellaceae*(考克斯体)亲缘关系最近,都是胞内,毒力基因也相似。*Legionella* 是军团菌属,多于 60 种。嗜肺军团菌(*Legionella pneumophila*)最常见。其他如长滩军团菌(*Legionella longbeachae*)、米克戴德军团菌(*Legionella micdadei*)、杜莫夫军团菌(*Legionella dumoffii*)等。这个领域有 legionnaires' disease(LD)和 legionellosis 两个词,都翻译为军团(菌)病,后者的范围比前者大。后者指与军团菌感染相关的任何临床综合征,主要包括 LD、庞蒂亚克热(Pontiac fever)两种综合征。其中,LD 是由军团菌引起的肺炎,等于 legionella pneumonia;庞蒂亚克热,这是一种急性、自限性发热疾病,通常在暴发期间获得。LD 有社区获得,也有医院获得。下面对相关的 18 个问题进行讨论。下文如无特殊说明,菌都是指嗜肺军团菌。

(1)何时发现?

多数书籍都写了 1976 年 7 月在美国宾夕法尼亚州费城由退伍军人协会召开的一次会议,此次会议期间、其后出现了流行性肺炎,病死率高达 15%[1]。其实,该病在 1957 年有描述,而菌在 20 世纪 40 年代有分离[2]。

(2)该菌在自然界都是水里的浮游菌吗?

该菌在自然界水体中广泛存在,偶尔高浓度出现在含水管道系统、热水器、温泉浴场、冷却塔等暖水中。很多军团菌种在自然界中存在于自由生活的阿米巴体内,这使得这些苛养菌既可以在阿米巴体内增殖,又能避免接触杀菌剂[3]。该菌会形成生物膜。长滩军团菌可存在于土壤中,尤其是某些盆栽土[4]。

(3)引起感染的菌株是自然界常见的菌株吗?

不是。主要见于临床的嗜肺军团菌血清型 1 型,在环境中并不常见。大多数自然环境中常见的嗜肺军团菌,很少引起 LD[5,6]。希腊文章[7]报道了希腊东北部水中嗜肺军团菌的环境监测结果、分子流行病学,时长是 4 年。一共 458 个样本,71 个检测到军团菌。多数属于嗜肺军团菌血清型 2~15(75.0%)。所有 1型(23.6%)都分离自一家医院。阳性样本中最高比例者见于管道末梢的位点

（19.4%），没有冷却系统分离株。每一家医院至少有一个定植。处置措施会导致菌浓度显著减少。基于随机扩增多态性 DNA（random amplified polymorphism DNA，RAPD）模式，血清型 2~15 型分为 24 个运算分类单元（operational taxonomic units，OTUs），血清型 1 型分为 9 个。欧洲军团菌感染工作组（European Working Group for Legionella Infections，EWGLI）推荐进行管家基因和可变的压力相关基因测序。结果显示，一方面是高度变异，另一方面是一个医院内有一个特异性基因型在循环、持续性存在。文章强调了时序性研究的重要性。

中国温州疾病预防控制中心（CDC）文章[8]报道了自然、人工水环境中军团菌的流行率和遗传多态性。总体上水样本中 25.56%（46/180）军团菌阳性，温泉最高达 62.5%，共分离 52 株嗜肺军团菌。2015—2016 年 6 个水样本中各自都含有 2 个血清型。水样本中细菌浓度是 20~10720CFU/100ml。主要血清型是 LP1（30.69%）、LP3（28.85%）。PFGE 分型、基因测序分型（SBT）研究显示高度遗传多态性。

（4）引起社区感染、医院感染的菌株相同吗？

社区获得 LD：95%~98% 是嗜肺军团菌血清型 1 型。其中 80%~90% 为庞蒂亚克/单克隆抗体（MAb）3-1 亚型。就散发病例而言，致病的克隆株也非常有限。血清型 1 型庞蒂亚克亚型，仅有几个克隆就导致了 50% 以上的病例[9,10]。

对医院 LD（NLD）：嗜肺军团菌血清型 1 型庞蒂亚克亚型，在 NLD 中并不常见，尤其在免疫功能低下的患者中更少见。高达 60% 的医院获得 LD 可能是由嗜肺军团菌血清型 1 型的其他亚型、其他血清型，甚至其他菌种所致[11,12]。

（5）问题 4 中医院感染信息的启示是什么？

如果仅仅依靠尿液 1 型抗原检查，那会漏诊 60% 的医院获得 LD。所以一定要有其他检查手段，比如 PCR。美国文章[13]综述了军团菌诊断学。该文发布在 CMR 上，又出自美国疾病控制与预防中心（CDC），所以是业界最重要的综述。文章提到，尿液抗原试验只检测嗜肺军团菌血清型 1 型，其他军团菌和嗜肺军团菌其他血清型不能检测，这会形成诊断的盲区（blind spot）。文章对历史、目前、新现的诊断技术进行归纳，强调了在暴发调查中流行病学专家与实验室同仁合作的重要性，并对面临的挑战、未来的解决之路进行了探讨。

德国文章[14]报道了德国南部一次暴发中，军团菌分离株的微生物学诊断和分子分型。2009 年 12 月至 2010 年 1 月，共 64 例患者感染嗜肺军团菌。其中 50 例患者尿液抗原，用浓缩尿液 EIA 方法检测为阳性。BinaxNow 快速检测的敏感性是：15min 70%，60min 84%。25 个患者进行了呼吸道样本 PCR 检查，15 个（60%）阳性。研究显示，血清型 1 型、单克隆抗体亚型 Knoxville（直接分型技术）、序列亚型 ST62（基于直接巢式序列的分型 nSBT）是优势流行株，见于 26%（8/31）的患者，从冷却塔也有分离（最可能的暴发源头）。

新西兰文章[15]报道了流行区 107 例长滩军团菌（*Legionella longbeachae*）导致肺炎的临床特征、结局。时长为 4 年，技术采用 PCR 和培养。平均年龄 65 岁（25～90 岁），63％为男性，多数发生在春天、夏天。临床特征与社区获得性肺炎（CAP）类似，常见伴头痛、肌痛、腹泻，CRP 升高、低钠血症、肝功能异常也常见。咳痰病史、累及双肺、高细菌浓度与下呼吸道样本军团菌培养阳性独立相关。1/4 患者需要入住 ICU，5％死亡。在入院前即给予抗生素治疗的患者中，没有抗军团菌活性者更可能入住 ICU。同期嗜肺军团菌感染仅有 19 例。结论：长滩军团菌肺炎的临床特征与 CAP 类似，例外是春夏发病。

（6）人们是如何获得该菌的？会人际传播吗？外出旅行会感染吗？

主要是两种方式。一是气溶胶吸入（aerosol inhalation），通过呼吸吸入；二是微吸入（microaspiration），通过口鼻吸入。少见方式如大量吸入（massive aspiration）[16]。LD 或庞蒂亚克热不存在人际传播。目前仅报道 1 例"可能的"人际传播（probable person-to-person transmission）[17]。

约 20％的 LD 与旅行相关，有的国家报道多达 50％。在外过夜是该病的风险因素。部分病例可以找到共同的感染源，也有很多是散发。欧洲报告系统曾经发现多个共同的感染源[18,19]。美国文章[20]综述了旅馆房间管路机会病原（opportunistic premise plumbing pathogens，OPPPs）的流行病学、病原学。OPPPs 包括嗜肺军团菌、鸟分枝杆菌、铜绿假单胞菌。西班牙文章[21]报道了一个军团菌持续定植的旅馆出现暴发时的军团菌基因组研究。2011 年 11 月至 2012 年 7 月，44 例患者，其中 6 例死亡。对 14 个临床样本、260 个环境样本测序显示序列分型 ST23 是主要感染菌株。ST23 主要见于一个 SPA 池，推测是感染源。有无法培养的临床样本显示为 ST23、ST578 和混合分型。水系统的生物膜样本直接测序所得是 ST578，估计是非 ST23 患者的感染源。

（7）该菌是肺炎的主要病原吗？发病率如何？

虽然军团菌在我们周围的环境中普遍存在，但 LD 并不是肺炎的常见病因。需住院治疗的成人肺炎中，0.5％～5％为 LD。美国被动性上报数据表明，该病的发病率为每年每 100 万人 4～20 例。一项前瞻性研究估计该病的发病率约为每年每百万人 80 例，或者说，美国每年有 8000～18000 例 LD[22]。

（8）该菌导致肺炎的数据，是高估还是低估？原因是什么？

德国报道该菌导致肺炎的发病率约为每年每百万人 180～360 例，几乎占全部社区获得性肺炎（而不仅仅是需要住院的肺炎患者）的 4％[23]。2010 年仅有 3400 例 LD 病例上报给美国 CDC，2011 年仅 4200 例。报道其发生率低于法国[24]。所以对美国而言，实际是低估了，而且低估很常见。原因：散发病例经验治疗为主；临床很少检查；实验室检查不敏感；只有被动监测网络。这提示我们：需要强化意识；增加检查手段，尤其是灵敏的检查手段，这非常重要。

（9）该菌感染，散发的多还是暴发的多？

散发的更为多见。美国只有约 4％的病例与聚集性发病有关[25]。另有文献报道，65％～95％的报告病例，和已知的流行/暴发没有关联[26,27]。

（10）医院内暴发有什么特点？

部分暴发呈现出时间长、感染数量多、病死多的特点。比如加利福尼亚一次医院内暴发，多达 250 个病例，长达 8 年[28]。另一家美国医院暴发，长达 17 年[29]。医院内肺炎通常只影响很少一部分患者，攻击率不到 1％。暴发期间，在医院肺炎构成比中该病也仅仅为 5％～11％。仅在个别的位点，其攻击率高[30]。

（11）三间如何分布？

LD 全年均可发生，季节高峰在温暖月份（春末至秋初）；美国和欧洲的患者中，约 60％发生于 6 月至 10 月[31,32]。一些地区 LD 明显多，比如宾夕法尼亚州西部、俄亥俄州，西班牙 Catalonia。不过并不知道，这是真实的增加，还是由于病例评估更为精准所致。儿童中 LD 罕见，不到肺炎构成比的 1％。免疫低下儿童可以出现医院内感染。新生儿的感染风险高一些。免疫正常儿童，医院和社区感染的报道都有[33,34]。广州越秀区儿童医院文章[35]报道了 13198 例住院的急性呼吸道感染儿童的病原学检查结果。尿液抗原检查显示，军团菌阳性率为 3.27％，支原体为 25.31％，衣原体为 12.74％。

（12）感染后潜伏期是多少？

LD 的潜伏期为 2～14 天，中位数约为 4 天。对荷兰一次大暴发的研究发现，潜伏期可长达 19 天，中位数为 7 天[36]。有医院内感染潜伏期 2 个月的报道[37]。军团菌属其他菌种感染的潜伏期未知，免疫低下患者的潜伏期可能与嗜肺军团菌类似。

（13）致病机制和免疫力如何？

自然综述微生物学（NRM）文献强调了胞内菌的特点。嗜肺军团菌通过感染人的单个核细胞，主要是肺泡巨噬细胞而致病。通过Ⅳ型分泌系统向该细胞注入数以百计的致病性效应分子。通常，宿主细胞在融合的吞噬溶酶体内杀死细菌，而注入的军团菌效应分子阻止了正常的防御反应。有毒力的细菌驻留于与宿主核糖体相关的非融合吞噬体中，从中汲取营养，并在特殊的吞噬体中增殖。增殖数千代后，细菌致细胞死亡，细菌继续感染其他细胞。宿主主要通过先天性免疫和获得性细胞免疫控制细菌[38]。中国 CDC 传染病预防控制国家重点实验室对军团菌的分泌系统和致病性进行了研究[39]。中国广州孙逸仙大学有团队对嗜肺军团菌毒力损害机制进行了研究[40]。

（14）病死率如何？

军团菌感染的病死率高度可变，暴发时从 1％～80％。住院患者、有严重基础性疾病、未经治疗时，病死率可以达到80%。散发病例病死率为10%~15%。美国医院内军团菌病的病死率已经下降了50%以上。同时美国社区获得性感染的病死率也下降很多。下降的原因：尿液抗原检测导致诊断更快、更准，可经验治疗覆盖该菌[41]。

长沙中心医院文章[42]报道了一例嗜肺军团菌感染导致多器官衰竭的患者。2015年3月长沙市中心医院收治了1例发热伴呼吸困难患者，初期以社区获得性肺炎治疗，效果不佳；随后出现横纹肌溶解、急性肝肾功能衰竭及神经系统损害。免疫学检查提示军团菌抗体阳性，考虑为军团菌肺炎并发多器官功能衰竭，通过莫西沙星联合阿奇霉素抗感染及连续性血液净化治疗后病情好转。当对社区获得性肺炎患者进行抗生素治疗无效，同时并发多器官功能衰竭时需考虑嗜肺军团菌肺炎，在联合应用大环内酯类及氟喹诺酮类抗感染基础上积极治疗并发症能显著改善军团菌肺炎患者预后。上述信息提示我们，该菌可以引起系统性感染及重症感染。

（15）风险因素有哪些？

包括男性、吸烟、慢性心脏或肺部疾病、糖尿病、终末期肾衰竭、器官移植、免疫抑制、一些肿瘤、年龄超过50岁[43]。男性风险增加2倍；吸烟则增加2~7倍；细胞免疫受抑制或使用糖皮质激素，风险增加2~6倍。抗CD52治疗可以导致严重LD。接触水也会增加风险。家中接触水、管道工作、水供给故障、管道老旧、电子水加热等，都是LD的风险因素。游戏或旅游接触水、SPA、热水温泉、冷却塔旁、娱乐性温泉等，也是风险因素[44]。医院内风险因素主要包括淋浴、中和剂、气雾剂、氧雾化吸入、机械通气、鼻胃管、灌洗。牙科操作导致感染的少见[45]。

美国文章[46]报道了社区军团菌病的暴发，并进行了社区水系统的环境调查。一共2次暴发，一次在老年中心，一次在老年人高层住宅。同时观察到附近居民社区中有散发病例。这些病例集中在一个社区水塔周围。没有识别到空气传播。水塔中的条件有利于军团菌生长，尤其是氯浓度低。≥50岁居民的军团菌病发病率（两个暴发地区分别是61.0/10万、64.1/10万）是临近地区（9.0/10万）的8倍，是州平均水平（3.2/10万）的20倍。

加拿大文章[47]研究了嗜肺军团菌生长时能量的转换和促进——在医院暴发时热交换器的可能作用。加拿大某大学附属医院（400床）出现2例医院获得性军团菌病。随后，热水系统调查显示，嗜肺军团菌血清型5型有高比例阳性：A区25个水龙头，22个阳性；B区9个水龙头，5个阳性。A区热交换器的水样本（3/3）、拭子样本（4/5）中也有检出。研究显示，热水系统是感染源。PFGE和序列分型显示同源，说明热交换器促进了嗜肺军团菌的生长，导致了感染。

(16) 病例如何进行流行病学定义？

美国 CDC 和欧洲 CDC 的定义见官网。采用分层诊断方式，包括确诊（proven）、极似诊断（probable）、拟诊（possible）。美国 CDC 文章[48]提到军团菌病暴发中临床调查的重要性。文章针对 2011—2012 年宾夕法尼亚州的一次医院暴发。5 例确诊（definite），17 例极似（probable）。6 例死亡。25 个位点采样（多为管道水）进行军团菌培养，23 个有生长；通过序列分型，11 个环境分离株与 3 个临床分离株一致。11 个水样本的铜和银离子浓度高于生产商推荐目标，不过也都有军团菌生长。

另有美国文章[49]报道了与宾馆温泉相关的军团菌暴发。芝加哥公共卫生部门发现一群会议人员在 2012 年 7 月 30 日至 8 月 3 日出现急性呼吸道感染。他们都住在一个旅馆内。调查时时间范围扩大到 2012 年 7 月 16 日至 8 月 15 日。共发现 114 例患者，确诊军团菌病 11 例，疑似军团菌病 29 例，庞蒂亚克热病例 74 例。患者出现时间范围是 2012 年 7 月 21 日至 8 月 22 日。平均年龄 48 岁（22～82 岁），64％为男性，59％就医（15 家医院），3 例死亡。旅馆暴露风险显示，接近休息室内的温泉、酒吧者感染风险分别是不接触者的 2.13 倍（95％CI 1.64～2.77）、1.25 倍（95％CI 1.09～1.44）。环境分离株和临床分离株的序列分型彼此匹配。

(17) PPID8 中提到的暴发调查，有什么信息？

如果有高度疑似、确诊的 LD 病例，则立即通知公共卫生部门。单个病例可能是暴发聚集中的一例，可能是指示性患者（index case）。会提醒医生明确肺炎病原，来发现新出现或持续一段时间的暴发[50]。医疗机构要对院内 LD 展开调查，哪怕仅有 1 例。之前研究显示，回顾 3～6 个月内的肺炎病例，会发现新的 LD 患者。出现院内 LD 后，新的肺炎患者要考虑 LD 可能。直到医院感染或暴发明确根除。

调查具体内容包括：形成关于暴发感染源头的假说；通过比对研究确定风险因素；流行病学调查（epidemiologic investigation）；指导环境监测（注意如果没有流行病学指导，环境监测会误导判断）；实验室能力、资质很重要，美国部分地区需要执照；确定同源性，目前的分型方法的金标准是序列分型（sequence-based typing, SBT），类似于多位点序列分型（multilocus sequence typing, MLST）。全基因组测序 WGS 技术是近期热点[51,52]。

英国文章[53]对嗜肺军团菌用全基因组测序（whole-genome sequencing, WGS）方式进行流行病学分型进行了评估。评估了 4 种 WGS 方式，包括单核苷酸多态性（SNP）方法、应用不同数量基因的扩展 MLST 法、基因存否决定法（determination of gene presence or absence）、千摩法（a kmer-based method）。嗜肺军团菌血清型 1 型：106 株之前有研究，另有 229 株其他分离株。用 SNP 法、千摩法，98％可分型；扩展 MLST 法，为 86.8％（1455 个基因）～99.1％（50 个基因）；基因存否决定法，则仅有 41.5％。所有方法的可重复性是 100％。

分辨指数（indices of discrimination）范围是 0.972（核糖体 MLST 法）到 0.999（SNP 法），都比 SBT（0.940）高。作者认为，使用包括 50 个基因的扩展 MLST 法有最优流行病学一致性，并且可以提高 SBT 的分辨率。

美国 CDC 文章[54]对纽约州 2004—2012 年与多次暴发相关的嗜肺军团菌血清型 1 型的全基因组测序（whole-genome sequencing，WGS）分型进行了研究。一共 30 个分离株，代表 10 次不同军团菌病暴发。核心基因组单核苷酸多态性（core genome single nucleotide polymorphism，core SNP）和全基因组多位点序列分析（whole-genome multilocus sequence typing，wgMLST）可以区分不同暴发中的分离株，PFGE 谱不能区分时二者依然可以区分。结构毒素重复序列 A（repeats in structural toxin A）在不同暴发的分离株中各不相同，提示可以用于亚型分型。

澳大利亚文章[55]报道了嗜肺军团菌血清型 1 型医院感染暴发后在医院范围内的根除。2 例军团菌肺炎医院感染发生后，研究者在患者痰（3 个样本）、支气管灌洗液（3 个样本）、胸水（1 个样本）、医院水分配系统（WDS）（39 个样本）分离出嗜肺军团菌血清型 1 型。通过全基因组测序，和嗜肺军团菌巴黎参考菌株进行了比较。消毒措施：先是用氯化的碱性清洁剂（chlorinated, alkaline deter-gent），然后过氯化（superchlorination），并让残留的游离氯维持一段时间，同时去除多余的水管路。结果：2011 年、2013 年患者分离株都是血清型 1 型。基于 SNP 和移动遗传片段谱，患者分离株与 2013 年医院水样本分离株有相关性。这提示了医院感染的感染源，而且嗜肺军团菌群体已经进化为 3 个不同的克隆群，每一个与 WDS 不同部位相关联。

（18）预防

尚无疫苗[56]。之前的感染不会防止再次感染。医院内流行时，对免疫低下患者可以考虑抗生素预防，来防止高风险人群发生暴发。工程的调整、维持：建筑、冷却塔、管路、结构都可以优化；SPA 设计也可以调整。医院水体定植：回顾性研究[57]发现，定植位点超过 30％则开始消毒，医院获得 LD 会随之减少。需要前瞻性研究来证实。

汇总信息可知，患者通过吸入污染了军团菌的气溶胶感染军团菌病，也有微吸入致病。本病发病率发达国家每年每 100 万人为 20～80 例，国内需要进一步研究。风险因素包括老年、男性、吸烟、免疫低下。CAP 住院患者，有 1％～5％是 LD。散发为主，偶有暴发。需要进行暴发的流行病学调查。

参考文献

[1] Fraser DW，Tsai TR，Orenstein W，et al. Legionnaires' disease：description of an epidemic of pneumonia. N

Engl J Med, 1977, 297 (22): 1189-97. doi: 10. 1056/NEJM197712012972201. PMID: 335244.

[2] Osterholm MT, Chin TD, Osborne DO, et al. A 1957 outbreak of Legionnaires' disease associated with a meat packing plant. Am J Epidemiol, 1983, 117 (1): 60-7. doi: 10. 1093/oxford-journals. aje. a113516. PMID: 6823953.

[3] Rowbotham TJ. Current views on the relationships between amoebae, legionellae and man. Isr J Med Sci, 1986, 22 (9): 678-89. PMID: 3793451.

[4] O'Connor BA, Carman J, Eckert K, et al. Does using potting mix make you sick? Results from a Legionella longbeachae case-control study in South Australia. Epidemiol Infect, 2007, 135 (1): 34-9. doi: 10. 1017/S095026880600656X. Epub 2006 Jun 19. PMID: 16780608; PMCID: PMC2870547.

[5] Harrison TG, Afshar B, Doshi N, et al. Distribution of Legionella pneumophila serogroups, monoclonal antibody subgroups and DNA sequence types in recent clinical and environmental isolates from England and Wales (2000-2008). Eur J Clin Microbiol Infect Dis, 2009, 28 (7): 781-91. doi: 10. 1007/s10096-009-0705-9. Epub 2009 Jan 21. PMID: 19156453.

[6] Kozak NA, Benson RF, Brown E, et al. Distribution of lag-1 alleles and sequence-based types among Legionella pneumophila serogroup 1 clinical and environmental isolates in the United States. J Clin Microbiol, 2009, 47 (8): 2525-35. doi: 10. 1128/JCM. 02410-08. Epub 2009 Jun 24. PMID: 19553574; PMCID: PMC2725700.

[7] Alexandropoulou IG, Ntougias S, Konstantinidis TG, et al. Environmental surveillance and molecular epidemiology of waterborne pathogen Legionella pneumophila in health-care facilities of Northeastern Greece: a 4-year survey. Environ Sci Pollut Res Int, 2015, 22 (10): 7628-40. doi: 10. 1007/s11356-014-3740-8. Epub 2015 Feb 25. PMID: 25712880.

[8] Zhang L, Li Y, Wang X, et al. High Prevalence and Genetic Polymorphisms of Legionella in Natural and Man-Made Aquatic Environments in Wenzhou, China. Int J Environ Res Public Health, 2017, 14 (3): 222. doi: 10. 3390/ijerph14030222. PMID: 28245548; PMCID: PMC5369058.

[9] Cazalet C, Jarraud S, Ghavi-Helm Y, et al. Multigenome analysis identifies a worldwide distributed epidemic Legionella pneumophila clone that emerged within a highly diverse species. Genome Res, 2008, 18 (3): 431-41. doi: 10. 1101/gr. 7229808. Epub 2008 Feb 6. PMID: 18256241; PMCID: PMC2259107.

[10] Harrison TG, Afshar B, Doshi N, et al. Distribution of Legionella pneumophila serogroups, monoclonal antibody subgroups and DNA sequence types in recent clinical and environmental isolates from England and Wales (2000-2008). Eur J Clin Microbiol Infect Dis, 2009, 28 (7): 781-91. doi: 10. 1007/s10096-009-0705-9. Epub 2009 Jan 21. PMID: 19156453.

[11] Helbig JH, Uldum SA, Bernander S, et al. Clinical utility of urinary antigen detection for diagnosis of community-acquired, travel-associated, and nosocomial legionnaires' disease. J Clin Microbiol, 2003, 41 (2): 838-40. doi: 10. 1128/JCM. 41. 2. 838-840. 2003. PMID: 12574296; PMCID: PMC149701.

[12] Helbig JH, Uldum SA, Lück PC, et al. Detection of Legionella pneumophila antigen in urine samples by the BinaxNOW immunochromatographic assay and comparison with both Binax Legionella Urinary Enzyme Immunoassay (EIA) and Biotest Legionella Urin Antigen EIA. J Med Microbiol, 2001, 50 (6): 509-516. doi: 10. 1099/0022-1317-50-6-509. PMID: 11393288.

[13] Mercante JW, Winchell JM. Current and emerging Legionella diagnostics for laboratory and outbreak investigations. Clin Microbiol Rev, 2015, 28 (1): 95-133. doi: 10. 1128/CMR. 00029-14. PMID: 25567224; PMCID: PMC4284297.

[14] Essig A，von Baum H，Gonser T，et al. Microbiological diagnosis and molecular typing of Legionella strains during an outbreak of legionellosis in Southern Germany. Int J Med Microbiol，2016，306 (2)：109-14. doi：10.1016/j.ijmm.2016.01.001. Epub 2016 Jan 28. PMID：26868659.

[15] Isenman HL，Chambers ST，Pithie AD，et al. Legionnaires' disease caused by Legionella long-beachae：Clinical features and outcomes of 107 cases from an endemic area. Respirology，2016，21 (7)：1292-9. doi：10.1111/resp.12808. Epub 2016 May 19. PMID：27199169.

[16] John E Bennett，Raphael Dolin，Martin J Blaser. Mandell，Douglas，and Bennett's Principles and Practice of Infectious Diseases. 8th Edition. Saunders，S 2014：2633.

[17] Correia AM，Ferreira JS，Borges V，et al. Probable Person-to-Person Transmission of Legionnaires' Disease. N Engl J Med，2016，374 (5)：497-8. doi：10.1056/NEJMc1505356. PMID：26840151.

[18] Beauté J，Zucs P，de Jong B. Risk for travel-associated legionnaires' disease，Europe，2009. Emerg Infect Dis，2012，18 (11)：1811-6. doi：10.3201/eid1811.120496. PMID：23092591；PMCID：PMC3559146.

[19] Centers for Disease Control and Prevention (CDC)．Surveillance for travel-associated legionnaires disease-United States，2005-2006. MMWR Morb Mortal Wkly Rep，2007，56 (48)：1261-3. PMID：18059257.

[20] Falkinham JO 3rd，Hilborn ED，Arduino MJ，et al. Epidemiology and Ecology of Opportunistic Premise Plumbing Pathogens：Legionella pneumophila，Mycobacterium avium，and Pseudomonas aeruginosa. Environ Health Perspect，2015，123 (8)：749-58. doi：10.1289/ehp.1408692. Epub 2015 Mar 20. PMID：25793551；PMCID：PMC4529011.

[21] Sánchez-Busó L，Guiral S，Crespi S，et al. Genomic Investigation of a Legionellosis Outbreak in a Persistently Colonized Hotel. Front Microbiol，2016，6：1556. doi：10.3389/fmicb.2015.01556. PMID：26834713；PMCID：PMC4720873.

[22] Marston BJ，Plouffe JF，File TM Jr，et al. Incidence of community-acquired pneumonia requiring hospitalization. Results of a population-based active surveillance Study in Ohio. The Community-Based Pneumonia Incidence Study Group. Arch Intern Med，1997，157 (15)：1709-18. PMID：9250232.

[23] von Baum H，Ewig S，Marre R，et al. Community-acquired Legionella pneumonia：new insights from the German competence network for community acquired pneumonia. Clin Infect Dis，2008，46 (9)：1356-64. doi：10.1086/586741. PMID：18419436.

[24] Murdoch DR，Podmore RG，Anderson TP，et al. Impact of routine systematic polymerase chain reaction testing on case finding for Legionnaires' disease：a pre-post comparison study. Clin Infect Dis，2013，57 (9)：1275-81. doi：10.1093/cid/cit504. Epub 2013 Jul 29. PMID：23899682.

[25] Centers for Disease Control and Prevention (CDC)．Legionellosis-United States，2000-2009. MMWR Morb Mortal Wkly Rep，2011，60 (32)：1083-6. PMID：21849965.

[26] Benin AL，Benson RF，Besser RE. Trends in legionnaires disease，1980-1998：declining mortality and new patterns of diagnosis. Clin Infect Dis，2002，35 (9)：1039-46. doi：10.1086/342903. Epub 2002 Oct 14. PMID：12384836.

[27] Joseph CA，Harrison TG，Ilijic-Car D，et al. Legionnaires' disease in residents of England and Wales：1998. Commun Dis Public Health，1999，2 (4)：280-4. PMID：10598386.

[28] Edelstein PH，Nakahama C，Tobin JO，et al. Paleoepidemiologic investigation of Legionnaires disease at Wadsworth Veterans Administration Hospital by using three typing methods for comparison of legionellae from clinical and environmental sources. J Clin Microbiol，1986，23 (6)：1121-6. doi：

10. 1128/jcm. 23. 6. 1121-1126. 1986. PMID：3711303；PMCID：PMC268806.

[29] Kool JL，Fiore AE，Kioski CM，et al. More than 10 years of unrecognized nosocomial transmission of legionnaires' disease among transplant patients. Infect Control Hosp Epidemiol，1998，19（12）：898-904. doi：10. 1086/647760. PMID：9872525.

[30] Carratala J，Gudiol F，Pallares R，et al. Risk factors for nosocomial Legionella pneumophila pneumonia. Am J Respir Crit Care Med，1994，149（3 Pt 1）：625-9. doi：10. 1164/ajrccm. 149. 3. 8118629. PMID：8118629.

[31] Centers for Disease Control and Prevention（CDC）. Legionellosis—United States，2000-2009. MMWR Morb Mortal Wkly Rep，2011，60（32）：1083-6. PMID：21849965.

[32] Beauté J，Zucs P，de Jong B，et al. Legionnaires disease in Europe，2009-2010. Euro Surveill，2013，18（10）：20417. doi：10. 2807/ese. 18. 10. 20417-en. PMID：23515061.

[33] Unit for Surveillance and Control of Communicable Diseases. Legionnaires disease in a neonatal unit of a private hospital，Cyprus，December 2008：preliminary outbreak report. Euro Surveill，2009，14（2）：19090. doi：10. 2807/ese. 14. 02. 19090-en. PMID：19161719.

[34] Shachor-Meyouhas Y，Kassis I，Bamberger E，et al. Fatal hospital-acquired Legionella pneumonia in a neonate. Pediatr Infect Dis J，2010，29（3）：280-1. doi：10. 1097/INF. 0b013e3181c176c9. PMID：19934790.

[35] Liao JY，Zhang T. ［Distribution characteristics of Mycoplasma pneumoniae，Chlamydia pneumoniae，and Legionella pneumophila in hospitalized children with acute respiratory tract infection：an analysis of 13198 cases］. Zhongguo Dang Dai Er Ke Za Zhi，2016，18（7）：607-13. Chinese. doi：10. 7499/j. issn. 1008-8830. 2016. 07. 008. PMID：27412543；PMCID：PMC7388999.

[36] Den Boer JW，Yzerman EP，Schellekens J，et al. A large outbreak of Legionnaires' disease at a flower show，the Netherlands，1999. Emerg Infect Dis，2002，8（1）：37-43. Erratum in：Emerg Infect Dis 2002 Feb；8（2）：180. PMID：11749746.

[37] Marrie TJ，Bezanson G，Haldane DJ，et al. Colonisation of the respiratory tract with Legionella pneumophila for 63 days before the onset of pneumonia. J Infect，1992，24（1）：81-6. doi：10. 1016/0163-4453（92）91094-r. PMID：1548422.

[38] Isberg RR，O'Connor TJ，Heidtman M. The Legionella pneumophila replication vacuole：making a cosy niche inside host cells. Nat Rev Microbiol，2009，7（1）：13-24. doi：10. 1038/nrmicro1967. Epub 2008 Nov 17. PMID：19011659；PMCID：PMC2631402.

[39] Qin T，Zhou H，Ren H，et al. Distribution of Secretion Systems in the Genus Legionella and Its Correlation with Pathogenicity. Front Microbiol，2017，8：388. doi：10. 3389/fmicb. 2017. 00388. PMID：28352254；PMCID：PMC5348487.

[40] Zhao BB，Li XH，Zeng YL，et al. ClpP-deletion impairs the virulence of Legionella pneumophila and the optimal translocation of effector proteins. BMC Microbiol，2016，16（1）：174. doi：10. 1186/s12866-016-0790-8. PMID：27484084；PMCID：PMC4969725.

[41] Sopena N，Force L，Pedro-Botet ML，et al. Sporadic and epidemic community legionellosis：two faces of the same illness. Eur Respir J，2007，29（1）：138-42. doi：10. 1183/09031936. 00077206. Epub 2006 Sep 27. PMID：17005576.

[42] Li J，Wen R，Deng H，et al. ［A case of Legionella pneumonia with multiple organ failure］. Zhong Nan Da Xue Xue Bao Yi Xue Ban，2016，41（6）：657-60. Chinese. doi：10. 11817/j. issn. 1672-

7347. 2016. 06. 017. PMID：27374453.

[43] Straus WL，Plouffe JF，File TM Jr，et al. Risk factors for domestic acquisition of legionnaires disease. Ohio legionnaires Disease Group. Arch Intern Med，1996，156（15）：1685-92. PMID：8694667.

[44] Dufresne SF，Locas MC，Duchesne A，et al. Sporadic Legionnaires' disease：the role of domestic electric hot-water tanks. Epidemiol Infect，2012，140（1）：172-81. doi：10. 1017/S0950268811000355. Epub 2011 Mar 14. PMID：21396146.

[45] Ricci ML，Fontana S，Pinci F，et al. Pneumonia associated with a dental unit waterline. Lancet，2012，379（9816）：684. doi：10. 1016/S0140-6736（12）60074-9. PMID：22340301.

[46] Cohn PD，Gleason JA，Rudowski E，et al. Community outbreak of legionellosis and an environmental investigation into a community water system. Epidemiol Infect，2015，143（6）：1322-31. doi：10. 1017/S0950268814001964. Epub 2014 Aug 1. PMID：25083716；PMCID：PMC9507180.

[47] Bédard E，Lévesque S，Martin P，et al. Energy Conservation and the Promotion of Legionella pneumophila Growth：The Probable Role of Heat Exchangers in a Nosocomial Outbreak. Infect Control Hosp Epidemiol，2016，37（12）：1475-1480. doi：10. 1017/ice. 2016. 205. Epub 2016 Sep 19. PMID：27640674；PMCID：PMC5197645.

[48] Demirjian A，Lucas CE，Garrison LE，et al. The importance of clinical surveillance in detecting legionnaires' disease outbreaks：a large outbreak in a hospital with a Legionella disinfection system-Pennsylvania，2011-2012. Clin Infect Dis，2015，60（11）：1596-602. doi：10. 1093/cid/civ153. Epub 2015 Feb 25. Erratum in：Clin Infect Dis. 2017 Jun 1；64（11）：1635. PMID：25722201.

[49] Smith SS，Ritger K，Samala U，et al. Legionellosis Outbreak Associated With a Hotel Fountain. Open Forum Infect Dis，2015，2（4）：ofv164. doi：10. 1093/ofid/ofv164. PMID：26716104；PMCID：PMC4692259.

[50] Jernigan DB，Hofmann J，Cetron MS，et al. Outbreak of Legionnaires' disease among cruise ship passengers exposed to a contaminated whirlpool spa. Lancet，1996，347（9000）：494-9. doi：10. 1016/s0140-6736（96）91137-x. PMID：8596266.

[51] Khodr A，Kay E，Gomez-Valero L，Ginevra C，et al. Molecular epidemiology，phylogeny and evolution of Legionella. Infect Genet Evol，2016，43：108-22. doi：10. 1016/j. meegid. 2016. 04. 033. Epub 2016 May 13. PMID：27180896.

[52] Morrison SS，Desai HP，Mercante JW，et al. Complete Genome Sequences of Three Outbreak-Associated Legionella pneumophila Isolates. Genome Announc，2016，4（4）：e00696-16. doi：10. 1128/genomeA. 00696-16. PMID：27445383；PMCID：PMC4956456.

[53] David S，Mentasti M，Tewolde R，et al. Evaluation of an Optimal Epidemiological Typing Scheme for Legionella pneumophila with Whole-Genome Sequence Data Using Validation Guidelines. J Clin Microbiol，2016，54（8）：2135-48. doi：10. 1128/JCM. 00432-16. Epub 2016 Jun 8. PMID：27280420；PMCID：PMC4963484.

[54] Raphael BH，Baker DJ，Nazarian E，et al. Genomic Resolution of Outbreak-Associated Legionella pneumophila Serogroup 1 Isolates from New York State. Appl Environ Microbiol，2016，82（12）：3582-3590. doi：10. 1128/AEM. 00362-16. PMID：27060122；PMCID：PMC4959152.

[55] Bartley PB，Ben Zakour NL，Stanton-Cook M，et al. Hospital-wide Eradication of a Nosocomial Legionella pneumophila Serogroup 1 Outbreak. Clin Infect Dis，2016，62（3）：273-279. doi：10. 1093/cid/civ870. Epub 2015 Oct 13. PMID：26462745.

［56］ He J，Huang F，Chen H，et al. Recombinant Mip-PilE-FlaA dominant epitopes vaccine candidate against Legionella pneumophila. Immunol Lett，2017，186：33-40. doi：10. 1016/j. imlet. 2017. 03. 016. Epub 2017 Mar 31. PMID：28366526.

［57］ Squier CL，Stout JE，Krsytofiak S，et al. A proactive approach to prevention of health care-acquired Legionnaires' disease：the Allegheny County (Pittsburgh) experience. Am J Infect Control，2005，33 (6)：360-7. doi：10. 1016/j. ajic. 2005. 01. 012. PMID：16061143.

22. EORTC/MSG 指南有几版了？最新版有什么内容？有什么讨论？

侵袭性真菌病（invasive fungal disease，IFD）领域最重要的指南之一是 EORTC/MSG 指南，2008 年发布第二版[1]。近期终于发布了第三版[2]。题目：欧洲癌症治疗研究组织（EORTC）和真菌研究组（MSG）教育与研究共同体对侵袭性真菌病定义共识的修订和更新。作者 65 位；一作兼通讯作者是 J. Peter Donnelly，现任 EORTC 及 ISHAM 主席。文章发表于美国 *Clin. Infect. Dis.* 杂志。

摘要 背景：侵袭性真菌病仍然是导致患者发病和死亡的重要原因。EORTC 和 MSG 感染病组对 IFD 的定义共识，对抗真菌临床研究、真菌诊断试验评估以及真菌病流行病学研究具有巨大价值。然而，该定义对癌症、接受造血干细胞或实体器官移植以外的 IFD 患者应用价值有限。随着较新诊断技术的出现，显然 IFD 的定义需要更新。方法：为此，共计 10 个工作组密切关注了 IFD 的影像和实验室诊断，以及有 IFD 风险的特殊人群。经科学研讨，并经 3 个月的公众评议后，工作组达成更新的最终决定。手稿的最终版本经几轮讨论后得到批准。结果：确诊（proven diagnosis）、极似诊断（probable diagnosis）和拟诊（possible diagnosis）IFD 的诊断分类没有改变（表 3-1）。但极似（probable）诊断的定义有所扩大，拟诊（possible diagnosis）的范围有所缩小。确诊 IFD 的分类适用于任何患者，无论是否存在免疫功能低下。除了地方性真菌病外，极似诊断（probable diagnosis）和拟诊（possible diagnosis），相关的推荐建议仅适用于免疫缺陷患者。结论：IFD 定义的更新显示适用于（should prove applicable）更广泛的高危患者的临床、诊断和流行病学研究。

拟诊（possible diagnosis）一词，在真菌病领域纳入极似诊断（probable diagnosis）之前，一直是拟诊，别的领域也一直是。国内有翻译作"疑诊"，因为疑诊对应的是 suspected diagnosis，所以 possible diagnosis 不能翻译为疑诊。查了一下 PubMed，不加任何限制，与 possible diagnosis 有关的有 1617 条，而与 suspected diagnosis 有关的有 1687 条，可见二者并行不悖。在感染性疾病角度

probable diagnosis 的理念，最先是病毒病领域应用，之后扩展到真菌病领域（见表 3-2、表 3-3）。我们写过文章说明了细菌性感染领域实际也有应用 probable diagnosis[3]。该词国内有翻译为"临床诊断"，一方面字面不对应，一方面笼统不当，所以我们没有这样翻译。本文翻译行文，所有 possible diagnosis 和 probable diagnosis 译文大都加英文，这样有效对应、避免误解。结论里，prove 一词耐人寻味，我们理解是系词形式。

表 3-1　IFD 确诊标准

真菌	显微镜分析：无菌组织样本	培养:无菌部位样本	血液	血清学	组织核酸诊断
霉菌①	组织病理学、细胞病理学或直接显微镜检查②，样本通过针吸或活检获得，可见菌丝或黑色酵母样形态伴有相关组织损伤的证据	从通常无菌的、临床或影像学上与感染疾病过程一致的异常部位，通过无菌技术获得样本，培养得到透明或着色的霉菌，但不包括 BALF、副鼻窦或乳突窦样本、尿液样本	在相匹配的感染病过程中，血培养获得霉菌③（如镰刀菌属）	不适用	福尔马林固定、石蜡包埋的组织中发现霉菌时，PCR 扩增真菌 DNA，并结合 DNA 测序
酵母菌①	组织病理学、细胞病理学或直接显微镜检查，样本是从正常无菌部位（除黏膜外）获取，显示有酵母细胞，例如，隐球菌会有出芽；念珠菌会有假菌丝或真菌丝④	从通常无菌的,临床或影像学上与感染疾病过程一致的部位[包括新放置（<24h）引流管]，通过培养获得酵母细胞	血培养获得酵母（如隐球菌属或念珠菌属）或酵母样真菌（如毛孢子菌属）	脑脊液或血液中的隐球菌抗原证实隐球菌病	福尔马林固定、石蜡包埋的组织中发现酵母菌时，PCR 扩增真菌 DNA，并结合 DNA 测序
肺孢菌	用传统的或免疫荧光染色的方法，显微镜下在组织、BALF、痰液样本中观察到菌体	不适用	不适用	不适用	不适用
地方性真菌	用组织病理学或直接镜检方法,在疾病受累部位显示该菌的独特形态	受累部位样本培养获得该菌	血培养获得该菌	不适用	不适用

注：BAL, 支气管肺泡灌洗；PCR, 聚合酶链反应。

① 如果可以培养，培养结果附加属或种水平的鉴定。

② 组织和细胞提交组织病理学或细胞病理学检查时，使用六胺银染色或过碘酸希夫染色来检查真菌结构。如果可能，使用荧光染料[如钙荧光白（calcofluor）或字仑可风荧光增白剂（blankophor）]对来自 IFD 病灶的湿样本进行染色。

③ 血培养有曲霉菌生长，很少提示血管内疾病，几乎总是代表污染。

④ 毛孢子菌属、酵母样地霉属（Geotrichum），以及头状芽生裂殖菌（Blastoschizomyces capitatus）也可形成假菌丝或真菌丝。

表 3-2　侵袭性肺霉菌病（invasive pulmonary mold diseases）极似诊断（probable diagnosis）

宿主因素

近期中性粒细胞减少[中性粒细胞计数＜$0.5×10^9$/L（中性粒细胞计数＜500/mm^3），持续 10 天以上]，与侵袭性真菌病发病时间有相关性

血液系统恶性疾病[①]

接受同种异体造血干细胞移植

接受实体器官移植

在过去 60 天内，以≥0.3mg/kg 治疗剂量长时间使用皮质类固醇≥3 周[不包括变应性支气管肺曲霉病（ABPA）患者]

在过去 90 天内使用其他公认的 T 细胞免疫抑制剂，如钙调磷酸酶抑制剂、肿瘤坏死因子 α 阻滞剂、淋巴细胞特异性单克隆抗体、免疫抑制核苷类似物进行治疗

使用识别 B 细胞免疫抑制剂治疗，例如 Bruton 酪氨酸激酶抑制剂，如依布替尼（Ibrutinib）

遗传性严重免疫缺陷病（例如慢性肉芽肿病、STAT 3 缺乏或严重的联合免疫缺陷病）

累及肠道、肺部或肝脏的急性移植物抗宿主病Ⅲ级或Ⅳ级，用类固醇一线药物治疗无效

临床表现

肺曲霉菌病

　CT 上至少出现下列 4 种影像中的 1 种：

　　致密的、边界清楚的病变，伴或不伴晕轮征

　　空气新月征

　　空洞

　　楔形、节段性或大叶性实变

其他肺部霉菌病

　和肺曲霉菌病类似，＋反向晕轮征（即反晕征）

支气管炎

　支气管镜下可见气管支气管溃疡、结节、假膜、斑块或焦痂

鼻腔鼻窦疾病

　急性局部疼痛（包括眼部放射痛）

　鼻部溃疡伴黑色焦痂

　从鼻窦延伸穿过骨屏障，包括进入眼眶

中枢神经系统感染

　至少出现 2 种特征中的 1 种：

　　影像学上的局灶性病变

　　MRI 或 CT 上的脑膜强化

真菌学证据

从痰液、BAL、支气管毛刷或抽吸物中培养检出任何霉菌，例如曲霉菌、镰刀菌、赛多孢霉属或毛霉菌

显微镜镜检 BAL、支气管刷片或抽吸液，有真菌成分则提示存在霉菌

气管支气管炎
通过 BAL 或支气管毛刷培养检出曲霉菌
显微镜镜检 BAL 或支气管刷片,有真菌成分则提示存在霉菌
鼻腔鼻窦疾病
鼻窦吸出物培养检出霉菌
显微镜镜检鼻窦吸出物,有真菌成分则提示存在霉菌
仅对曲霉菌病
半乳甘露聚糖抗原(GM)
在血浆、血清、BALF 或 CSF 中检测到该抗原
下列任何一项:
单测血清或血浆≥1.0
BALF≥1.0
单测血清或血浆≥0.7 且 BALF≥0.8
CSF≥1.0
PCR 检测曲霉菌
下列任何一项:
血浆、血清或全血样本:2 次及以上连续 PCR 检测阳性
BALF:2 次及以上重复 PCR 检测阳性
血浆、血清或全血:至少 1 次 PCR 检测阳性,且 BALF 至少 1 次 PCR 检测阳性
痰、BALF、支气管毛刷或抽吸物培养检出曲霉菌种

注:1. 表 2-2 和表 2-3 "IFD 极似诊断需要存在 1 个宿主因素、1 个临床特征和 1 个真菌学证据"都重复了一遍,是为了强调。

2. BAL,支气管肺泡灌洗;CSF,脑脊液;PCR,聚合酶链反应。

3. mold 是霉菌,即丝状真菌。国内有把念珠菌等当作霉菌,是错误表达,比如霉菌性阴道炎一词。

4. IFD 极似诊断至少需要存在 1 个宿主因素、1 个临床特征和 1 个真菌学证据,且仅适用于免疫缺陷患者。而 IFD 确诊适用于任何患者,无论是否存在免疫缺陷。符合宿主因素和临床特征标准,但尚未发现真菌学证据的病例,即 IFD 极似诊断病例。目前认为 $(1,3)$-β-D-葡聚糖不能提供任何侵袭性真菌病的真菌学证据。

① 血液系统恶性肿瘤指活动性恶性肿瘤、接受治疗的活动性恶性肿瘤,以及近期缓解的恶性肿瘤。主要包括急性白血病、淋巴瘤、多发性骨髓瘤患者。再生障碍性贫血患者是一组更加异质性的群体,未予纳入。

表 3-3　其他侵袭性真菌病的极似诊断（probable diagnosis）

念珠菌病
宿主因素
近期中性粒细胞减少病史,即中性粒细胞持续 10 天计数 $<0.5\times10^9$/L(中性粒细胞计数 $<500/mm^3$),与侵袭性真菌病发病的时间有相关性
血液系统恶性肿瘤

同种异体造血干细胞移植受者

实体器官移植受者

长期使用糖皮质激素患者[除外变应性支气管肺曲霉病(ABPA)]，且既往 60 天内接受过≥3 周治疗剂量为≥0.3mg/kg 的激素治疗

既往 90 天内接受过其他公认的 T 细胞免疫抑制剂治疗，如钙调神经磷酸酶抑制剂、肿瘤坏死因子 α 阻滞剂、淋巴细胞特异性单克隆抗体、免疫抑制核苷类似物

遗传性严重免疫缺陷病(如慢性肉芽肿性疾病、STAT 3 缺乏、CARD 9 缺乏、STAT1 亢进，或严重的联合免疫缺陷病)

急性移植物抗宿主病Ⅲ或Ⅳ级，累及肠道、肺部或肝脏，且糖皮质激素的一线治疗无效

临床特征

先前 2 周内发生念珠菌病后，至少出现以下 2 种情况中的 1 种：

肝脏或脾脏(牛眼征)或大脑或脑膜增强处的小的靶状脓肿

眼科检查中进行性视网膜渗出或玻璃体混浊

真菌学证据

除外其他因素，至少在两次连续的血清样本中检测到(1,3)-β-D-葡聚糖≥80ng/L(pg/ml)
T2 Candida 检测阳性[①]

隐球菌病

宿主因素[②]

人类免疫缺陷病毒感染(HIV 感染)

实体器官移植或造血干细胞移植受者

血液恶性肿瘤

抗体缺乏(如常见的各种免疫球蛋白缺乏症)

免疫抑制治疗(包括单克隆抗体)

终末期肝脏或肾脏疾病

特发性 CD4 淋巴细胞减少症

临床特征

脑膜炎症

与隐球菌发病一致的放射损伤部位

真菌学证据

从任何无菌部位采集的样本中发现隐球菌

耶氏肺孢菌病[③]

宿主因素

任何理由的 CD4 淋巴细胞计数 200×10^6/L(<200/mm^3)

暴露于与 T 细胞功能障碍相关的药物中(抗肿瘤治疗、抗炎或免疫抑制治疗)

既往 60 天内接受过≥2 周的治疗剂量为≥0.3mg/kg 的泼尼松等量治疗

实体器官移植

临床特征

任何一致的影像学特征,特别是双侧磨玻璃混浊影,实变、小结节或单侧浸润、大叶浸润、结节浸润伴或不伴空洞、多病灶浸润、粟粒样改变④

伴有咳嗽、呼吸困难和低氧血症的呼吸系统症状,且伴有胸部 X 线或 CT 检查的影像学异常,包括实变、小结节、单侧浸润、胸腔积液或囊性病变

真菌学证据

除外其他因素,至少在 2 次连续的血清样本中检测到(1,3)-β-D-葡聚糖$\geqslant$80ng/L(pg/ml)

实时定量 PCR 检测呼吸道样本中的耶氏肺孢菌 DNA

地方性真菌病

宿主因素

这些疾病不适用于健康和亚健康宿主人群

临床特征

地理上或职业上暴露(包括远程的)于真菌的证据,伴相匹配的临床疾病

真菌学证据

尿液、血清或体液中的组织胞浆菌或芽生菌抗原

脑脊液中抗球孢子菌抗体阳性,或连续 2 次血清样本中抗球孢子菌抗体滴度升高 2 倍

注:极似(probable)诊断 IFD 需要具备至少 1 个宿主因素、1 个临床特征和 1 个真菌学证据,且仅发生在免疫功能缺陷患者人群。而确诊 IFD,可发生于任何患者,无论患者是否有免疫功能缺陷。除了地方性真菌病,极似(probable)诊断 IFD 需要具备 1 个宿主因素、1 个临床特征和 1 个真菌学证据,而符合 1 个宿主因素和 1 个临床特征标准,但没有真菌学证据的病例,则是拟诊(possible diagnosis)IFD。

① T2 Candida 是美国食品药品监督管理局批准的试剂盒,用于检测血液样本中的白念珠菌、近平滑念珠菌、热带念珠菌、克柔念珠菌和光滑念珠菌。

② 隐球菌病也发生在表型正常的宿主人群。

③ 人类免疫缺陷病毒感染(HIV 感染)相关的肺囊虫病(human immunodeficiency virus-associated pneumocystosis)未包括。

④ 双侧弥漫性磨玻璃模糊影伴间质浸润,比其他特征如实变、小结节、薄壁空洞和单侧浸润更常见。

第一版 EORTC/MSG 指南推出后,国内在呼吸病学、重症医学、血液病学、儿科医学领域都推出了自己基于该指南的专家共识——可见该指南影响之大。而血液病领域共识标准后续屡有更新。对第三版内容的点评如下。

余跃天(ICU):

① 过去 10 年,随着诊断手段的进展及对于病理生理学的再认识,医务工作者对于 IFD 的认识逐步加深。高危宿主已经从传统的"特异"(同种异体干细胞移植、肿瘤)转为"非特异"[实体器官移植、慢性阻塞性肺疾病(COPD)、糖尿病甚至 CARD-9 及 PTX3 基因突变患者],虽然指南提出"三分类"的方式不变,但由于部分 IFD 疗程长(6 个月),因此临床诊断应极为谨慎,综合判断。

② 新型诊断技术的开展及验证为临床准确诊治提供保障。全血样本 T2 Candida panel 检测念珠菌血症首次在指南中被推荐,指南引用的是 2018 年 CID 的两篇论文,T2 Candida 的原理说明及其他 IFD 诊断技术进展建议阅读相关文献[4]。

③ PCR 技术逐步被指南接受及推荐。BALF GM 截值（cutoff）由于稀释度原因，几个指南均有不同，此处截值 1.0 或单测血清或血浆≥0.7 以及 BALF≥0.8。IDSA 2016：截值≥0.5。ESCMID 2017：COPD 截值＞1.0（敏感性 67%，特异性 96%），＞0.5（敏感性 89%，特异性 88%）；ICU 截值＞0.5（敏感性 88%，特异性 90%）；任何部位器官移植截值＞1.0（敏感性 100%，特异性 91%）；肺器官移植截值＞1.5（敏感性 100%，特异性 90%）；ESCMID 2019 儿童曲霉病指南特别指出 BALF GM 有诊断价值，但阳性值无法确定。因此，BALF 内可溶性物质的定量检测，使用内参指标（如尿素）作为稀释度校正是必然趋势。建议阅读相关文献[5]。

④ 时间总会让我们对于疾病的诊治防做出最佳的选择，IFD 亦是如此。无创检测手段发展迅速，TAFC（triacetylfusarinineC，真菌含铁细胞代谢产物）由血及 BALF 样本中初探，目前已经可以在患者尿液中检测，其定量指标及与肌酐的比值显示较好的诊断效率，建议阅读相关文献[6,7]。VOC（volatile organic compounds，呼出气代谢产物）在呼吸科支气管哮喘及 COPD 的诊断方面取得成效后，此技术逐步向 IPA 诊断过渡，并促使了电子鼻技术（electronic nose technology）的发展，相信经大样本临床研究进一步验证后，也将成为今后的诊断趋势。建议阅读相关文献[8,9]。

李培（呼吸科）：

值得注意的一个重要变化——确诊因为证据充分，无需纠结于宿主因素；但拟诊（possible diagnosis）和极似诊断（probable diagnosis）因为证据不充分，尤其直接的微生物学证据不足，该共识建议仅限于有宿主因素的患者群。我认为这是较为谨慎的。

该版本的确诊依据中纳入了组织核酸检测的证据，弥补了临床小样本活检的病理诊断的缺陷。因为临床常见这样的窘状——穿刺等方式获取的无菌部位小样本组织培养可生长真菌，但组织切片镜检却因未见菌丝和足够数量的孢子而无法诊断。

王一民（呼吸科）：

Osler 强调临床医学的三原则是"Diagnosis，Diagnosis，Diagnosis"，诊断的重要性不言而喻。本次 EORTC 和 MSGERC 两大协会对侵袭性真菌病定义的更新恰恰符合了这一理念，拟诊（possible diagnosis）、极似诊断（probable diagnosis）和确诊（proven diagnosis）恰好符合 Osler 对疾病诊断的三层递进。阅读了指南，个人的思考就是在脑海中搭建了一个"病菌—病人—疾病"的诊断框架，无论哪一层诊断，都需要遵循整体思维，即病人特点（宿主特点）＋临床表现＋影像学特点＋微生物证据（形态学、血清学、分子生物学）＋组织或细胞病理学表现。

本指南是针对侵袭性真菌病的定义更新，上一次对侵袭性真菌病的共识定义是 2008 年。本次的更新基于现有的诊断及流行病学方面的临床试验证据。因此定义适用人群有所丰富，涵盖的真菌病也更加多样。由于证据更多来自癌症患者、造血干细胞移植（HSCT）或实体器官移植（SOT）患者，因此指南强调更适用于上述免疫缺陷人群，然而我们知道，真实临床面临的侵袭性真菌病患者，人群特点越来越丰富，包括服用激素及免疫抑制剂、使用单抗类药物、糖尿病、肝肾功能衰竭，甚至流感后等患者，都可能发生侵袭性真菌病。因此尽管指南存在一定局限性，但是遵照指南建立的临床思维，从宿主因素出发，到综合影像学、微生物学、病理学等线索的综合评估，实现对 IFD 临床实践的诊断，也是恰当的。

本指南更新的另一大亮点在于微生物证据的相对标准化，以侵袭性肺曲霉菌病为例，(1,3)-β-D-葡聚糖（G 试验）不能提供任何侵袭性霉菌病的真菌学证据，GM 试验也提供了适当的阈值，即单测血清或血浆≥1.0、BALF≥1.0、单测血清或血浆≥0.7 且支气管肺泡灌洗液≥0.8、CSF≥1.0。如以肺孢菌肺炎为例，PCR 检测虽不能作为确诊依据，但仍是非常敏感且重要的微生物证据。除肺孢菌肺炎外，其他侵袭性真菌病都未把分子生物学作为微生物诊断依据，因此应当理性看待真菌 PCR，包括二代测序技术在真菌病诊断中的价值。

总之，指南修订的定义代表了基于现有最佳证据的专家意见，也为未来临床研究提供了诊断标准。个人体会本指南的结论表达，更多的是一种期待，依赖宿主因素、临床特征和真菌学证据来综合诊断所选人群是否为 IFD 是有意义的。本指南可以给更多的高危患者提供更多的证据（个人认为摘要结尾的"prove"还是应该译为"证实"），尤其是临床决策的建议，即综合多种因素来评判。

叶芳（血液科）：

EORTC 和 MSG 感染病组对侵袭性真菌病的定义共识，对抗真菌临床研究、真菌诊断试验评估以及真菌病流行病学研究意义重大，为临床医生和微生物学家提供了诊疗依据。该定义尤其是对恶性肿瘤、接受造血干细胞或实体器官移植合并 IFD 患者的应用价值不言而喻，有非常重要的实用价值。指南中对于血液系统恶性肿瘤做了专门强调，指活动性恶性肿瘤、接受治疗的活动性恶性肿瘤以及近期缓解的恶性肿瘤，主要包括急性白血病、淋巴瘤、多发性骨髓瘤。除此之外还有其他血液系统恶性肿瘤，如骨髓增生异常综合征、骨髓增殖性肿瘤、慢性白血病等，以及血液系统良性疾病，不知该指南是否也适用于这些血液系统恶性肿瘤放化疗后、粒细胞缺乏合并侵袭性真菌病，期待着扩大指南的适用范围，让更多的良、恶性血液系统肿瘤患者更受益。

该指南对极似诊断（probable diagnosis）的定义范围有所扩大。对侵袭性肺霉菌病极似诊断（probable diagnosis）进行了详细界定：从宿主因素，到临床表现，再到真菌学证据，均有明确的阐述。尤其是宿主因素，界定得非常详细，甚至具体到某一类或某一种药物，为临床医生提供了直接的循证医学依据。总体而言，该指南的更新可以为临床提供有力的帮助。

刘刚（儿科）：

该指南反映了侵袭性真菌病诊断的新理念，贴近临床需求。与成人略不同，儿童隐球菌病主要发生于免疫力大致正常的儿童，吸入途径不容忽视。儿童白念珠菌侵袭性感染，医院获得性和社区获得性都有，消化道穿孔手术易合并侵袭性白念珠菌感染。

王世富（临床微生物学）：

该指南明确了中性粒细胞减少的定义［中性粒细胞计数$<0.5\times10^9$/L（中性粒细胞计数<500/mm^3），必须持续 10 天以上］，使其在临床中更好操作和应用，但是中间有一次或几次中性粒细胞一过性（或者合并细菌感染）升高（计数$\geq0.5\times10^9$/L），如何区分或扣除时间？

目前认为$(1,3)$-β-D-葡聚糖不能提供任何侵袭性真菌病的真菌学证据，但对于真菌药物（如三唑类）治疗后导致了 GM 假阴性的情况，G 试验的价值如何评估？

该指南明确了不同样本（脑脊液）中的检测阈值、多次和不同样本联合检测价值的联合评估，GM 试验中的单测血清或血浆≥1.0，BALF 的阈值设定为$\geq$1.0（否定了儿 0.8），CSF≥1.0，或者单测血清或血浆≥0.7且支气管肺泡灌洗液≥0.8，统一了标准，促进了指南在临床操作中的落地；两次支气管肺泡灌洗液≥0.8是否可以呢？

该指南明确了念珠菌病中的至少在 2 次连续的血清样本中检测到 $(1,3)$-β-D-葡聚糖≥80ng/L（pg/ml），但没有明确两次的间隔时间是多少。T2 Candida 检测在国内还未进入临床，应用价值在国内有待于进一步评估。

宁永忠（临床微生物学）：

时隔十年推出更新版，后面的决定性因素是证据的积累、观念的更新。相信这一版会如第一版一样（当时国内推出了 4 个领域的变体），引起巨大关注。至少部分国内共识会随之有所更新。三分类的方式不变，说明一开始的设定是理性的，也说明了分级诊断是临床诊断发展的必然。希望国内的临床微生物学、临床医学、临床药学同仁，逐渐建立专业角度的"分级诊疗"观念。

第二版的最大变化，是纳入了 GM 等生物学标志物。这一版，相信如摘要所说，是范围的改变。原文分群第一群（Group 1）就是儿科，最好的例子。细节种种调整，如 GM 的样本、G 的适用性、PCR 应用等。当然仍有一些不明确。第二版我就不太能分清楚宿主因素和风险因素。这一版后面解释拟诊时，试图对此进行说明。应该给出 RR 值并给出判断阈值才一目了然——当然这样很难。

第二版配套有治疗角度的共识[10]，期待第三版对应的定义文件。显然，治疗领域的进展多于诊断领域。

probable diagnosis 和 possible diagnosis 的翻译，没有采用惯常。与其错错相因，不如正本清源。当然我也没有自专之意，所以加了英文注。请注意摘要的结尾，一如既往，这个指南是研究性指南，直接应用到临床需要谨慎。文章结尾有涉及。最后，再次强调一定要读原文！

参考文献

［1］ De Pauw B，Walsh TJ，Donnelly JP，et al. Revision and Update of the Consensus Definitions of Invasive Fungal Disease From the European Organization for Research and Treatment of Cancer and the Mycoses Study Group Education and Research Consortium. Clin Infect Dis，2020，71（6）：1367-1376. doi：10.1093/cid/ciz1008. PMID：31802125；PMCID：PMC7486838.

［2］ 宁永忠. 细菌性感染性疾病的诊断分级［J］. 中华传染病杂志，2015，33（1）：49-52. DOI：10.3760/cma. j. issn. 1000-6680. 2015.01.013.

［3］ Ibáñez-Martínez E，Ruiz-Gaitán A，Pemán-García J. Update on the diagnosis of invasive fungal infection. Rev Esp Quimioter，2017，30 Suppl 1：16-21. PMID：28882009.

［4］ Xu C，Zhu C，Zhou M，et al. 'Aspergillus galactomannan detection in exhaled breath condensate compared to bronchoalveolar lavage fluid' by Husain，et al. Clin Microbiol Infect，2018，24（9）：1021-1022. doi：10.1016/j. cmi. 2018.04.005. Epub 2018 Apr 11. PMID：29654873.

［5］ Hoenigl M，Orasch T，Faserl K，et al. Triacetylfusarinine C：A urine biomarker for diagnosis of invasive aspergillosis. J Infect，2019，78（2）：150-157. doi：10.1016/j. jinf. 2018.09.006. Epub 2018 Sep 26. PMID：30267801；PMCID：PMC6361682.

［6］ Haas H. Fungal siderophore metabolism with a focus on Aspergillus fumigatus. Nat Prod Rep，2014，31（10）：1266-76. doi：10.1039/c4np00071d. PMID：25140791；PMCID：PMC4162504.

［7］ Lass-Flörl C. How to make a fast diagnosis in invasive aspergillosis. Med Mycol，2019，57（Supplement_2）：S155-S160. doi：10.1093/mmy/myy103. PMID：30816965.

［8］ van Oort PM，Povoa P，Schnabel R，et al. The potential role of exhaled breath analysis in the diagnostic process of pneumonia-a systematic review. J Breath Res，2018，12（2）：024001. doi：10.1088/1752-7163/aaa499. PMID：29292698.

［9］ Segal BH，Herbrecht R，Stevens DA，et al. Defining responses to therapy and study outcomes in clinical trials of invasive fungal diseases：Mycoses Study Group and European Organization for Research and Treatment of Cancer consensus criteria. Clin Infect Dis，2008，47（5）：674-83. doi：10.1086/590566. PMID：18637757；PMCID：PMC2671230.

23. 食管念珠菌感染有什么进展？

学习临床的方法之一，是从简单疾病入手；细菌性感染，最好是从尿路感染开始。如从真菌性感染入手，则是念珠菌性食管炎（candida esophagitis, candidal esophagitis, CE）。本病也叫食管念珠菌感染（esophageal candidiasis, EC）[1,2]。食管念珠菌感染是机会性感染，最常见于免疫抑制患者。其流行率和风险因素见相关文献[3,4]。中国台湾研究[3]共纳入 11802 名参与者，病理检查证实 47 例（0.4%）为 CE。单因素分析发现，年龄较大、患有慢性肾脏疾病、饮酒和使用类固醇（分别为 $P=0.023$、$P<0.001$、$P=0.033$ 和 $P=0.004$）与 CE 显著相关。多变量分析显示，年龄较大［调整后的比值比（OR）＝1.027，95%CI 1.001~1.053，$P=0.045$］、慢性肾脏疾病（调整后 OR＝13.470，95% CI 4.574~39.673，$P<0.001$）、饮酒量（调整后 OR＝2.103，95%CI 1.151~3.844，$P=0.016$）和类固醇使用（调整后 OR＝24.255，95%CI 5.343~110.115，$P<0.001$）仍然是显著相关。吞咽困难与严重 CE 相关（$P=0.021$）。注意，CE 作为首发症状时，一定要评估免疫状态[5]。近期报道的免疫抑制因素包括 Secukinumab 单抗[6]、依昔单抗[7]。

感染性食管炎（infectious esophagitis, IE）最常见的原因是 CE。在 IE 患者中，88%来自白念珠菌，10%来自单纯疱疹病毒，2%来自巨细胞病毒。念珠菌可以是正常口腔菌群的一部分。当宿主防御机制受损时，食管黏膜上的念珠菌增殖，形成黏附斑块。除了白念珠菌，其他菌种也有致病。不过，尚无耳念珠菌 CE 的报道。

CE 患者可能有很多不适，当然也有无症状的。CE 最常见症状是吞咽困难（dysphagia）、吞咽疼痛（odynophagia）和胸骨后胸痛[8]。吞咽疼痛是 CE 的标志症状，其他症状包括腹痛、烧心、体重减轻、腹泻、恶心、呕吐、黑便[9]。有时候，唯一的提示可能是口咽部念珠菌感染。近期报道的表现包括食管假瘤[10]、支气管食管瘘[11]。

食管念珠菌的组织学证实是诊断的标准之一。活检或刷检 CE 时的苏木精和伊红染色几乎总是显示假菌丝。所涉及的黏膜可能表现出**脱屑性角化不全**，其特征是鳞状细胞群已脱离或正在脱离主要鳞状内衬组织。然而，这一特点对 CE 并不特异。病理学可能显示为急性炎症和/或上皮内淋巴细胞增多。

诊断 CE 是通过上内镜评估。食管黏膜上白色斑块或渗出物检出念珠菌，可确立微生物学诊断。斑块和渗出物黏附在黏膜上，不能用水冲洗掉。也可能有黏膜破裂或溃疡。可以对斑块进行活检或刷洗，以进行感染的组织学确认。治疗首选氟康唑，其他选择包括伊曲康唑、伏立康唑、米卡芬净、两性霉素 B。妊娠患者选择两性霉素 B。必要时可以进行药敏试验[12]。

CE 并发症包括食管溃疡，可能导致食管穿孔和上消化道出血、体重减轻、营养不良、脓毒症、食管狭窄、支气管树瘘形成[13-15]。

本病诊断治疗综述见相关文献[16]，我们也完成了一个共识写作[17]，大家可以关注。

念珠菌性气管支气管炎的诊断和治疗[18]相对难一些，和 CE 有一定相似性，可以一并思考。

参考文献

[1] Robertson KD，Nagra N，Mehta D. Esophageal Candidiasis. 2022 Aug 1. In：StatPearls [Internet]. Treasure Island (FL)：StatPearls Publishing；2022 Jan-. PMID：30725953.

[2] Alsomali MI，Arnold MA，Frankel WL，et al. Challenges to "Classic" Esophageal Candidiasis：Looks Are Usually Deceiving. Am J Clin Pathol，2017，147 (1)：33-42. doi：10.1093/ajcp/aqw210. PMID：28158394.

[3] Chen YH，Jao TM，Shiue YL，et al. Prevalence and risk factors for *Candida* esophagitis among human immunodeficiency virus-negative individuals. World J Clin Cases，2022，10 (30)：10896-10905. doi：10.12998/wjcc.v10.i30.10896. PMID：36338217；PMCID：PMC9631128.

[4] Verma N，Mishra S，Singh S，et al. Prevalence，Predictors，and Outcomes of Esophageal Candidiasis in Cirrhosis：An Observational Study With Systematic Review and Meta-Analysis (CANDID-VIEW). J Clin Exp Hepatol，2022，12 (1)：118-128. doi：10.1016/j.jceh.2021.03.005. Epub 2021 Mar 21. PMID：35068792；PMCID：PMC8766531.

[5] Lörinczi C，Iliás Á. Candidaoesophagitis mint indikátorbetegség [Esophageal candidiasis as an indicator condition]. Orv Hetil，2023，164 (22)：878-880. Hungarian. doi：10.1556/650.2023.32768. PMID：37270771.

[6] Seo JI，Shin MK，Jeong KH. Recurrent Esophageal Candidiasis Induced by Secukinumab：Discrepancy between Clinical Trials and Real-World Data. Ann Dermatol，2023，35 (2)：158-160. doi：10.5021/ad.20.327. PMID：37041712；PMCID：PMC10112366.

[7] Ruggiero A，Megna M，Marino V，et al. A case of esophageal candidiasis in a psoriatic patient treated with ixekizumab：Should treatment be discontinued? Dermatol Ther，2022，35 (4)：e15361. doi：10.1111/dth.15361. Epub 2022 Feb 14. PMID：35137503；PMCID：PMC9286677.

［8］ López Peña C，Barrientos Delgado A，Soler Góngora M. Recidivant odynophagia secondary to persistent esophageal candidiasis in an immunocompetent patient：the importance of brush cytology. Rev Esp Enferm Dig，2022，114（6）：359-360. doi：10. 17235/reed. 2022. 8376/2021. PMID：35078324.

［9］ Kiba T，Kotoh N，Namba Y，et al. Nausea and vomiting caused by candida esophagitis in an elderly frail patient. JGH Open，2022，6（7）：512-513. doi：10. 1002/jgh3. 12748. PMID：35822125；PMCID：PMC9260203.

［10］ Frost ST，Abdelfattah T，Shah TU. Candida Esophagitis Presenting as an Esophageal Pseudotumor. ACG Case Rep J，2022，9（12）：e00934. doi：10. 14309/crj. 0000000000000934. PMID：36600796；PMCID：PMC9794232.

［11］ Díaz Alcázar MDM，Martín-Lagos Maldonado A，Casado Caballero FJ. Broncho-esophageal fistula as a complication of transmural candida esophagitis in a patient with malnutrition. Gastroenterol Hepatol，2022，45（9）：706-707. English，Spanish. doi：10. 1016/j. gastrohep. 2021. 08. 003. Epub 2021 Aug 25. PMID：34453968.

［12］ Jafarian H，Gharaghani M，Seyedian SS，et al. Genotyping，antifungal susceptibility，enzymatic activity，and phenotypic variation in Candida albicans from esophageal candidiasis. J Clin Lab Anal，2021，35（7）：e23826. doi：10. 1002/jcla. 23826. Epub 2021 May 14. PMID：33988259；PMCID：PMC8274993.

［13］ Warraich MS，Attar B，Khalid S，et al. Association of Candida esophagitis with acute esophageal necrosis. Proc (Bayl Univ Med Cent)，2022，35（6）：813-814. doi：10. 1080/08998280. 2022. 2090813. PMID：36304599；PMCID：PMC9586660.

［14］ Díaz Alcázar MDM，Martín-Lagos Maldonado A，Casado Caballero FJ. Broncho-esophageal fistula as a complication of transmural candida esophagitis in a patient with malnutrition. Gastroenterol Hepatol，2022，45（9）：706-707. English，Spanish. doi：10. 1016/j. gastrohep. 2021. 08. 003. Epub 2021 Aug 25. PMID：34453968.

［15］ Narang N，Pinillos H，Amog-Jones G，et al. Recurrent Candida-Associated Esophageal Strictures in an Immunocompetent Patient. ACG Case Rep J，2021，8（5）：e00603. doi：10. 14309/crj. 0000000000000603. PMID：34549070；PMCID：PMC8443842.

［16］ Mohamed AA，Lu XL，Mounmin FA. Diagnosis and Treatment of Esophageal Candidiasis：Current Updates. Can J Gastroenterol Hepatol，2019，2019：3585136. doi：10. 1155/2019/3585136. PMID：31772927；PMCID：PMC6854261.

［17］ 重庆市医师协会检验医师分会，北京市朝阳区医学会检验医学分会. 念珠菌性食管炎诊疗专家共识［J］. 临床检验杂志，2023，41（4）：241-246. DOI：10. 13602/j. cnki. jcls. 2023. 02. 01.

［18］ Gil HI，Yang B，Lee T，et al. Clinical characteristics and treatment outcome of Candida tracheobronchitis. Medicine（Baltimore），2021，100（6）：e24606. doi：10. 1097/MD. 0000000000024606. PMID：33578566；PMCID：PMC7886430.

24. 为什么关注耳念珠菌？有什么指南/共识推荐？

国内完成了耳念珠菌（*Candida auris*）共识的写作。我们为什么关注这个菌？因为它是较新的菌种，而且常常耐药，甚至多重耐药（MDR）。我们看看它的进展。

2022 年 11 月 18 日检索 PubMed。检索词"candida auris"[Title] 且 PubMed 定义为 guidelines，一共 2 篇，分别来自西班牙和澳大利亚[1,2]。用"candida auris"[Title] AND（guidelines [Title] OR guideline [Title] OR consensus [Title] OR recommendations [Title] OR definition [Title] OR standard [Title] OR statement [Title]）检索，有 8 篇，除了上面 2 篇，1 篇基础实验流程[3]外，还有南非共识[4]、瑞士共识[5]、德国共识[6]，还有一篇落实美国 CDC 推荐的文献[7]、一篇对各个推荐的综述[8]。另见美国 CDC 指南（包含多个角度，包括实验室、治疗、控制预防等）、美国环境保护署（EPA）指南、美国州和地区流行病学家理事会（Council of State and Territorial Epidemiologists, CSTE）定义。肯定还有漏检，比如只在专门网站发布的指南（PubMed 不纳入检索）、题目没有特征词汇的指南、非英文指南等，全球肯定在 10 个以上。短期内如此多的指南/共识，说明一时之盛！

鉴定：对于表型鉴定，梅里埃 VITEK 2 系统 8.01 版包含该菌。一项研究表明，该软件版本对正确识别非洲和东亚分支的能力有限，但能够准确识别南美分支中的分离株[8]。临床验证正在进行中。因此，应通过 MALDI-TOF 质谱或 DNA 测序来确认使用该系统鉴定的所有分离株，如 *C. auris*、*C. famata* 和 *C. haemulonii* 复合群中的菌种。如果 MALDI-TOF 质谱不可用，实验室可以通过 28S rDNA 的 D1-D2 区域或 rDNA 的内部转录间隔区（ITS）区域测序来可靠地鉴定分离株[9,10]。

美国 CSTE 病例定义好，有微生物学标准，有流行病学关联，临床诊断按照 confirmed、probable 和 suspect 进行分层，定植定义按照 confirmed、probable 分层，还有避免重复累加感染/定植人数的建议，很细致。

药敏：该菌耐药性在不同的系统发育分支中有所不同，但 MDR 常见，特别是南亚分支分离株中[11]。优选使用唑类和棘白菌素的肉汤微量稀释法，或唑类、棘白菌素和两性霉素 B 的 Etest（梯度扩散法）进行药物敏感性测试。VITEK 2 对两性霉素 B 的敏感性检测结果会有错误。目前还没有确定该菌分离株敏感性最低抑制浓度（MIC）的折点。美国 CDC 根据密切相关念珠菌折点和专家意见，建议以下临时折点（tentative breakpoints）：**氟康唑≥32μg/ml，两性霉素 B≥2μg/ml**（如果使用 **Etest** 发现 **MIC** 为 **1.5μg/ml**，则四舍五入为 **2μg/ml**），**卡泊芬净≥2μg/ml，米卡芬净≥4μg/ml，阿尼芬净≥4μg/ml**[9,12]。

防控：有美国综述[8]对其防控的推荐进行了归纳，包括如下。

（1）病例识别　对无菌部位分离的念珠菌进行鉴定。当患者居住在已确诊耳念珠菌病例的医疗机构区域时，或当患者在过去一年中在美国以外的地区过夜，特别是在耳念珠菌传播的国家时，对非无菌部位分离的念珠菌种类进行鉴定。

（2）考虑筛选以下患者　新确诊病例的密切接触者；在过去的一年里，在美国之外接受了医疗服务且过夜，尤其是在报道过该菌的国家；当患者也感染或定植了产碳青霉烯酶的革兰阴性菌时，强烈考虑这一点。如果怀疑有传播，医疗机构应考虑将筛查范围扩大到已确诊病例的病房内的所有个人。感染控制干预措施对该菌感染或定植患者来说是相同的。

（3）手卫生　医务人员（HCP）应经常进行适当的正确的手卫生。监督 HCP 遵守手卫生规范并提供反馈。

（4）针对传播的预防措施　将所有感染或定植该菌的患者置于急性处置医院或长期急性照护机构，采取接触预防措施。在养老院，考虑让携带有该菌的居住者采取限制性较低的预防措施（即 CDC 的加强屏障预防措施），除非他们有不受控制的分泌物或排泄物，或在区域或机构中持续传播。否则，请采取接触预防措施。因为该菌可能会在患者身体上长期定植。在医疗保健环境中使用针对传播的预防措施，无限期保持不变。应经常监测 HCP 是否遵守针对传播的预防措施。使用标识指示患者正在采取针对传播的预防措施。标牌应放置在可见区域，并清楚地表明需要采取哪些预防措施和使用哪些个人防护用品。

（5）环境清洁　使用对艰难梭菌芽孢有效的注册医院级别的消毒剂。最近有三种产品对耳念珠菌有效，EPA 注册号为 70627-74、70627-77 和 37549-1。仅含季铵化合物的消毒剂通常对耳念珠菌无效。该菌患者护理区需要进行彻底的日常和终末清洁和消毒。共用医疗设备应彻底清洁和消毒。监测环境清洁和消毒的遵守情况。

（6）患者去定植　目前没有关于耳念珠菌患者去定植的既定流程。

德国共识[6]很新，是 2022 年初版本，有微生物学诊断推荐 4 条、患者处置推荐 6 条、防止院内传播推荐 9 条。

根据美国 CDC 推荐进行防控，避免传播的成功案例见相关文献[7]。

相信该菌在近十年会一直是热点（之前一年，不加限制，PubMed 中共搜索出 272 篇，题目出现菌名的则有 191 篇），新文献和新指南/共识会层出不穷[13]。

参考文献

[1] Alastruey-Izquierdo A，Asensio A，Besoli A，et al. Recomendaciones GEMICOMED/GEIRAS-SEIMC para el manejo de las infecciones y colonizaciones por *Candida auris* ［GEMICOMED/GEIRAS-SEIMC recommendations for the management of *Candida auris* infection and colonization］. Rev Iberoam Micol，2019，109-114. Spanish. doi：10.1016/j. riam. 2019.06.001. Epub 2019 Nov 3. PMID：31694788.

[2] Ong CW，Chen SC，Clark JE，et al. Diagnosis，management and prevention of *Candida auris* in hospitals：position statement of the Australasian Society for Infectious Diseases. Intern Med J，2019，49（10）：1229-1243. doi：10.1111/imj. 14612. PMID：31424595.

[3] Bravo Ruiz G，Lorenz A. Genetic Transformation of *Candida auris* via Homology-Directed Repair Using a Standard Lithium Acetate Protocol. Methods Mol Biol，2022，2517：95-110. doi：10.1007/978-1-0716-2417-3_8. PMID：35674948.

[4] Govender NP，Avenant T，Brink A，et al. Federation of Infectious Diseases Societies of Southern Africa guideline：Recommendations for the detection，management and prevention of healthcare-associated *Candida auris* colonisation and disease in South Africa. S Afr J Infect Dis，2019，34（1）：163. doi：10.4102/sajid. v34i1. 163. PMID：34485460；PMCID：PMC8377779.

[5] Vuichard-Gysin D，Sommerstein R，Martischang R，et al. *Candida auris*-recommendations on infection prevention and control measures in Switzerland. Swiss Med Wkly，2020，150：w20297. doi：10.4414/smw. 2020.20297. PMID：32975306.

[6] Aldejohann AM，Wiese-Posselt M，Gastmeier P，et al. Expert recommendations for prevention and management of *Candida auris* transmission. Mycoses，2022，65（6）：590-598. doi：10.1111/myc. 13445. Epub 2022 May 12. PMID：35437832.

[7] Reimer-McAtee M，Corsi G，Reed E，et al. Successful implementation of the CDC recommendations during the care of 2 patients with *Candida auris* in in-patient rehabilitation and intensive care settings. Am J Infect Control，2021，49（4）：525-527. doi：10.1016/j. ajic. 2020.08.027. Epub 2020 Aug 20. PMID：32828800.

[8] Caceres DH，Forsberg K，Welsh RM，et al. *Candida auris*：A Review of Recommendations for Detection and Control in Healthcare Settings. J Fungi（Basel），2019，5（4）：111. doi：10.3390/jof5040111. PMID：31795175；PMCID：PMC6958335.

[9] Ambaraghassi G，Dufresne PJ，Dufresne SF，et al. Identification of *Candida auris* by Use of the Updated Vitek 2 Yeast Identification System，Version 8.01：a Multilaboratory Evaluation Study. J Clin Microbiol，2019，57（11）：e00884-19. doi：10.1128/JCM. 00884-19. PMID：31413079；PMCID：PMC6812989.

[10] Lockhart SR，Etienne KA，Vallabhaneni S，et al. Simultaneous Emergence of Multidrug-Resistant *Candida auris* on 3 Continents Confirmed by Whole-Genome Sequencing and Epidemiological Analyses. Clin Infect Dis，2017，64（2）：134-140. doi：10.1093/cid/ciw691. Epub 2016 Oct 20. Erratum

in：Clin Infect Dis. 2018，67（6）：987. PMID：27988485；PMCID：PMC5215215.

［11］ Lockhart SR，Jackson BR，Vallabhaneni S，et al. Thinking beyond the Common Candida Species：Need for Species-Level Identification of Candida Due to the Emergence of Multidrug-Resistant *Candida auris*. J Clin Microbiol，2017，55 （12）：3324-3327. doi：10. 1128/JCM. 01355-17. Epub 2017 Sep 13. PMID：28904185；PMCID：PMC5703798.

［12］ Lepak AJ，Zhao M，Berkow EL，et al. Pharmacodynamic Optimization for Treatment of Invasive *Candida auris* Infection. Antimicrob Agents Chemother，2017，61 （8）：e00791-17. doi：10. 1128/AAC. 00791-17. PMID：28584152；PMCID：PMC5527602.

［13］ 中华医学会检验分会临床微生物学学组. 成人耳念珠菌感染诊治防控专家共识 ［J］. 临床检验杂志，2020，38（8）：564-570. DOI：10. 13602/j. cnki. jcls. 2020. 08. 02.

25. 鳞质霉是什么？能导致坏死性筋膜炎？

讨论中遇到了鳞质霉（*Apophysomyces*）导致的筋膜炎。查 *Manual of Clinical Microbiology*（12th ed）（MCM12），有该霉的介绍。包括如下菌种：雅致鳞质霉（*Apophysomyces elegans*）、骨状鳞质霉（*Apophysomyces ossiformis*）、梯形鳞质霉（*Apophysomyces trapeziformis*）、多变鳞质霉（*Apophysomyces variabilis*）。查 PubMed，相关文献不多。

印度病例[1]：鳞质霉属于毛霉目，逐渐有报道认为此霉为免疫正常患者毛霉菌病的病因。作者报告了一例由多变鳞质霉引起的坏死性筋膜炎（necrotizing fasciitis）。患者是一名 52 岁的免疫力强的男性，在道路交通事故后右腿持续热烧伤。皮肤、软组织和下层肌肉迅速进行性坏死，需要进行广泛的外科清创术。切除组织的显微镜检查显示广泛的真菌菌丝。沙保弱葡萄糖琼脂（SDA）培养显示有一种黏液霉菌的生长，根据核糖体 DNA 的特征、显微形态学和内部转录间隔序列，该霉菌鉴定为多变鳞质霉。该霉菌在 SDA 上产孢，这是一个独特的发现，因为该霉菌通常不会在真菌学实验室使用的初级分离培养基上产孢。后来这名患者不顾医嘱离开，一周后在另一家城市医院接受了膝盖以下截肢手术。由于早期诊断和治疗将防止疾病进展和可能的截肢，因此应将多变鳞质霉感染视为免疫正常个体皮肤和软组织快速进行性坏死的鉴别诊断。

哥伦比亚病例[2]：多变鳞质霉引起的毛霉菌病在人类中很少报道。本文描述了 1 例在车祸中摩擦烧伤后，免疫力正常的男性感染该霉菌的病例。感染表现为皮肤和软组织的快速进行性坏死，需要进行广泛的外科清创术和全功能结肠造口术，并进行长期抗真菌治疗。

印度和西班牙联合研究[3]提到，在引起坏死性筋膜炎形式的原发性皮肤感染范畴，毛霉目真菌鳞质霉是新病原体。本研究的目的是调查印度北部一家医院一年内一系列疑似坏死性筋膜炎的鳞质霉感染病例。本研究记录了疑似真菌坏死性筋膜炎患者的临床细节。用显微镜检查局部伤口的皮肤活检，并在标准培养基上进行真菌培养。使用常规方法和特殊染色法评估组织病理学。鳞质霉分离株通过其形态学和核糖体基因的内部转录间隔区的分子测序进行鉴定。按照 EU-

CAST 指南进行抗真菌药敏试验，并监测治疗进展。一共发现 7 名患者患有由鳞质霉引起的坏死性筋膜炎。6 个分离株鉴定为多变鳞质霉，1 个分离株为雅致鳞质霉。5 名患者之前在受累区域接受过肌内注射。3 名患者康复，2 名死亡，另外 2 名未遵医嘱离开医院，推测死亡。泊沙康唑和特比萘芬是对多变鳞质霉最有效的药物，而雅致鳞质霉对所有测试的抗真菌药物都有耐药性。由此可知，该霉菌是一种侵袭性真菌，能够导致致命感染。所有临床医生、微生物学家和病理学家都需要意识到这些新出现的真菌病以及医疗实践中涉及的风险。

西班牙病例报道[4]：一名 7 岁男孩在一场车祸中受了重伤，因雅致鳞质霉（一种毛霉科的霉菌）而发生致命感染。真菌侵袭最初表现为左腰部的斑点伤口，后发展为坏死性筋膜炎。随后，这种情况发展到右腰部区域，包括臀大肌和相应的侧翼。事实证明，抗真菌治疗无效，孩子在事故发生 8 周后死亡。原文后附综述。

其他病例报道包括泰国病例[5]、沙特阿拉伯病例[6]、印度病例[7]。印度还发生过院内感染[8]。

综上可知，该霉菌属于毛霉菌，会导致免疫力正常者创面感染，进展迅速，发生坏死性筋膜炎，可谓真菌里的食肉菌，需要尽快处置。部分分离株对抗菌药物耐药，需要尽快进行药敏试验。

参考文献

[1] Samaddar A，Sharma A，Maurya VK，et al. Necrotizing fasciitis caused by *Apophysomyces variabilis* in a burn patient. IDCases，2019，18：e00660. doi：10.1016/j. idcr. 2019. e00660. PMID：31799119；PMCID：PMC6883305.

[2] Rodríguez JY，Morales-López SE，Rodríguez GJ，et al. Necrotizing fasciitis caused by *Apophysomyces variabilis* in an immunocompetent patient. Med Mycol Case Rep，2017，20：4-6. doi：10.1016/j. mmcr. 2017. 12. 002. PMID：30148054；PMCID：PMC6105916.

[3] Chander J，Stchigel AM，Alastruey-Izquierdo A，et al. Fungal necrotizing fasciitis，an emerging infectious disease caused by Apophysomyces (Mucorales). Rev Iberoam Micol，2015，32 (2)：93-8. doi：10.1016/j. riam. 2014. 06. 005. Epub 2014 Oct 27. PMID：25576377.

[4] Ruiz CE，Arango M，Correa AL，et al. Fascitis necrosante por Apophysomyces elegans，moho de la familia Mucoraceae，en paciente inmunocompetente [Necrotizing fasciitis in an immunocompetent patient caused by *Apophysomyces elegans*]. Biomedica，2004，24 (3)：239-51. Spanish. PMID：15551876.

[5] Snell BJ，Tavakoli K. Necrotizing fasciitis caused by *Apophysomyces elegans* complicating soft-tissue and pelvic injuries in a tsunami survivor from Thailand. Plast Reconstr Surg，2007，119 (1)：448-449. doi：10.1097/01. prs. 0000233624. 34950. f8. PMID：17255729.

[6] Kordy FN，Al-Mohsen IZ，Hashem F，et al. Successful treatment of a child with posttraumatic necrotizing

fasciitis caused by *Apophysomyces elegans*：case report and review of literature. Pediatr Infect Dis J，2004，23（9）：877-9. doi：10. 1097/01. inf. 0000136870. 17071. fd. PMID：15361732.

[7] Lakshmi V，Rani TS，Sharma S，et al. Zygomycotic necrotizing fasciitis caused by *Apophysomyces elegans*. J Clin Microbiol，1993，31（5）：1368-9. doi：10. 1128/jcm. 31. 5. 1368-1369. 1993. PMID：8501244；PMCID：PMC262941.

[8] Mathews MS，Raman A，Nair A. Nosocomial zygomycotic post-surgical necrotizing fasciitis in a healthy adult caused by *Apophysomyces elegans* in south India. J Med Vet Mycol，1997，35（1）：61-3. doi：10. 1080/02681219780000891. PMID：9061588.

26. 疱疹病毒再激活如何检测？

德国出版了疱疹病毒新指南——《实体肿瘤和血液系统恶性肿瘤患者疱疹病毒再激活的处置——德国血液学和肿瘤学学会（DGHO）感染性疾病工作组（AGIHO）关于单纯疱疹病毒 1 型、单纯疱疹病毒 2 型和水痘-带状疱疹病毒指南的更新》[1]。

发布单位是德国血液学和医学肿瘤学会（DGHO）感染性疾病工作组（AGIHO）。

我们学习其中的诊断部分，并对循证检验——循证微生物学有一定了解。

该文提到，单纯疱疹病毒或水痘-带状疱疹病毒的临床再激活（reactivation）经常发生在恶性肿瘤患者和强化化疗的急性白血病（特别是表现为单纯疱疹性口炎）患者、淋巴瘤或多发性骨髓瘤（表现为带状疱疹）患者（表 3-4）。近年来，传统化疗药物以及许多新型抗肿瘤药物的再激活率和临床表现方面的内容有所增加。本指南总结了未接受异基因或自体造血干细胞移植或其他细胞治疗的实体肿瘤和恶性血液病患者疱疹病毒再激活（包括诊断、预防和治疗方面）的最新证据，尤其是概述了针对不同患者群体的风险适应性药理学预防措施和疫苗接种策略。本指南是 DGHO-AGIHO 2015 年《实体肿瘤和恶性血液病患者的抗病毒预防》指南的升级更新，聚焦于单纯疱疹病毒（HSV）和水痘-带状疱疹病毒（VZV）。

表 3-5、表 3-6（原文表 3、表 4）是诊断推荐。表 3-5 中的 HSV，如果没有其他特指，则指 HSV-1 和 HSV-2。病毒检测的所有检验结果可能会受到患者是否在服用抗病毒药物预防的影响。

上面所说的表格是德国指南的常见形式。德国主导的欧洲曲霉菌病指南[2]，也是这样的形式。其中，SoR 是推荐强度，QoE 是证据质量。

诊断策略，显然都是检验医学的内容；而后面的 SoR、QoE，则体现了循证医学理念。这是临床微生物学领域里循证临床微生物学理念的最好体现。

表 3-4（原文表 2） HSV-1、HSV-2 和 VZV 的神经营养潜伏部位和再激活形式

	HSV-1	HSV-2	VZV
神经营养潜伏部位	三叉神经节 骶神经节	骶神经节 三叉神经节	脑神经节 背根神经节
再激活	无症状病毒脱落 唇疱疹 口腔炎① 生殖器疱疹 食管炎① 肝炎① 结肠炎① 肺炎 脑炎 角膜炎	无症状病毒脱落 生殖器疱疹 肝炎① 脑膜炎 脑炎	带状疱疹② 播散性带状疱疹① 肝炎① 胰腺炎① 肺炎① 脑膜脑炎 脑血管病 角膜炎、葡萄膜炎、视网膜炎

① 免疫缺陷患者。
② 包括非典型带状疱疹和无疹性带状疱疹（常表现为内脏带状疱疹）。

表 3-5（原文表 3） 诊断推荐

临床情况	目的	诊断策略	SoR	QoE	评论
HSV 再激活风险的患者（计划强化治疗的急性白血病患者或其他特定患者群体）	事先暴露史的诊断，决定预防①	HSV 血清学（IgG）	B	III	（见原文正文）
疑似 HSV 疾病的患者	诊断 HSV 疾病	HSV 血清学（IgM，连续 IgG）	D	III	低灵敏度，延时
	诊断 HSV 疾病	HSV 的 qPCR 与病毒培养（黏膜拭子，BW，BAL）	A	II tu	qPCR 具有更高的灵敏度、可靠性和速度

临床情况	目的	诊断策略	SoR	QoE	评论
放化疗后口腔炎患者	诊断 HSV 口腔炎	HSV-1 的 qPCR（口腔拭子）	C	II u	用于鉴别诊断
临床诊断为生殖器疱疹的患者	诊断 HSV 疱疹	HSV 的 qPCR（生殖器或肛周拭子，最好是水泡内容物）	A	III	因阴性结果不能除外，尤其是治疗已经开始的情况
疑似疱疹性脑炎的患者	诊断 HSV 脑炎	HSV 的 qPCR（CSF）	A	II tu	在更大程度上
	诊断 HSV 脑炎	HSV IgG（CSF/血清）	C	III	
疑似疱疹性肺炎的患者	诊断 HSV 肺炎	qPCR（BW，BAL）	A	II u	HSV DNA 也可能来自口咽部位
疑似有其他器官 HSV 疾病的患者	诊断 HSV 内脏疾病	HSV 的 qPCR（器官活检）	A	II tu	阴性结果仍不能排除，尤其是治疗已经开始的情况
HSV 再激活风险的无症状患者	病毒复制的筛查	HSV-1 的 qPCR（黏膜拭子）	D	I	无症状病毒脱落；不推荐抢先治疗

注：BAL，支气管肺泡灌洗；BW，支气管冲洗；CSF，脑脊液；QoE，证据质量；qPCR，定量聚合酶链反应（定量 PCR）；SoR，推荐强度。
① 因为成人的 HSV-1 血清阳性率约为 90%，我们认为对所有具有 HSV 预防指征的患者采取通用的预防策略同样合适。

表 3-6（原文表 4） VZV 诊断推荐

临床情况	目的	诊断策略	SoR	QoE	评论
VZV 再激活风险的患者（淋巴瘤或多发性骨髓瘤患者或其他特定患者群）	事先暴露史的诊断，决定预防①	VZV 血清（IgG）	B	Ⅲ	
疑似 VZV 疾病的患者	诊断 VZV 疾病	VZV 血清学(IgM,连续 IgG)	D	Ⅲ	低灵敏度，延时
	诊断 VZV 疾病	VZV 与 DFA 的 qPCR 或病毒培养（皮肤拭子或水疱内容物）	A	Ⅱ tu	qPCR 具有更高的灵敏度，可靠性；qPCR 适用于各种样品
典型节段性带状疱疹皮肤病变患者	诊断 VZV 皮肤病变	VZV 的 qPCR（皮肤拭子）	C	Ⅲ	通常基于临床证据进行诊断；用于 HSV 的鉴别诊断
非典型带状疱疹皮肤病变患者	诊断带状疱疹	VZV 的 qPCR（皮肤拭子）	A	Ⅲ	
	诊断带状疱疹	VZV 的 qPCR（唾液）	B	Ⅱ	唾液比血液更敏感
	诊断带状疱疹	VZV 的 qPCR（血液）	C	Ⅱ	
疑似无疹性带状疱疹患者	诊断 VZV 疾病	VZV 的 qPCR（血液）	A	Ⅱ	用于快速诊断
	诊断 VZV 疾病	VZV 的 qPCR（唾液）	A	Ⅱ	
疑似播散性带状疱疹患者	诊断 VZV 疾病	VZV 的 qPCR（血液）	B	Ⅲ	若临床诊断显而易见则无需
疑似眼带状疱疹患者	诊断眼部受累	VZV 的 qPCR（影响眼睛的表层结构）	A	Ⅲ	推荐眼科检查，通常足以诊断

临床情况	目的	诊断策略	SoR	QoE	评论
疑似 VZV 脑炎患者	诊断 VZV 脑炎	VZV 的 qPCR(CSF)	A	II	阴性结果仍不能排除，尤其是治疗已经开始的情况
	诊断 VZV 脑炎	VZV IgG(CSF/血清)	C	III	脑血管病的替代疗法
	诊断 VZV 脑炎	VZV 的 qPCR(血液)	C	II	
疑似 VZV 肺炎(pneumonitis)患者	诊断 VZV 肺炎	VZV 的 qPCR(BAL)	A	II u	阴性结果仍不能排除，尤其是治疗已经开始的情况
	诊断 VZV 肺炎	VZV 的 qPCR(血液)	B	II u	
疑似其他器官 VZV 疾病患者	诊断 VZV 内脏疾病	VZV 的 qPCR(器官活检)	A	III	阴性结果仍不能排除，尤其是治疗已经开始的情况
	诊断 VZV 内脏疾病	VZV 的 qPCR(血液)	A	III	阴性结果仍不能排除，尤其是治疗已经开始的情况
VZV 再激活风险的无症状患者	筛查病毒复制	VZV 的 qPCR(血液)	D	III	不推荐抢先治疗

注：1. BAL，支气管肺泡灌洗；CSF，脑脊液；DFA，直接荧光抗体；VZV，水痘-带状疱疹病毒；HSV，单纯疱疹病毒；IgG，免疫球蛋白 G；QoE，证据质量（定量 PCR）；SoR，推荐强度；qPCR，定量聚合酶链反应。

2. 病毒检测的所有检验结果可能会受到患者是否在服用抗病毒药物预防的影响。

3. 疑似 VZV 肺炎患者一行，肺炎用的是 pneumonitis，不是 pneumocia。

① 因为成人的 VZV 血清阴性率约为 90%，我们认为对所有有 VZV 预防指征的患者采取通用的预防策略同样合适。

参考文献

[1] Henze L, Buhl C, Sandherr M, et al. Management of herpesvirus reactivations in patients with solid tumours and hematologic malignancies: update of the Guidelines of the Infectious Diseases Working Party (AGIHO) of the German Society for Hematology and Medical Oncology (DGHO) on herpes simplex virus type 1, herpes simplex virus type 2, and varicella zoster virus. Ann Hematol, 2022, 101 (3): 491-511. doi: 10.1007/s00277-021-04746-y. Epub 2022 Jan 7. PMID: 34994811; PM-CID: PMC8810475.

[2] Ullmann AJ, Aguado JM, Arikan-Akdagli S, et al. Diagnosis and management of Aspergillus diseases: executive summary of the 2017 ESCMID-ECMM-ERS guideline. Clin Microbiol Infect, 2018, 24 Suppl 1: e1-e38. doi: 10.1016/j.cmi.2018.01.002. Epub 2018 Mar 12. PMID: 29544767.

27. 移植患者巨细胞病毒感染如何诊断?

美国移植学会感染性疾病实践小组制定了实体器官移植（solid organ transplant，SOT）受者的巨细胞病毒（cytomegalovirus，CMV）指南，包括诊断、处置和预防[1]。我们学习其推荐内容。

该文提到，CMV 是影响 SOT 结果最常见的机会性感染之一。本指南为 SOT 受者 CMV 的筛查、诊断、预防和治疗提供了循证和专家推荐。CMV 血清学检查，就是 IgG 检查，仍然是移植前筛选供者和受者的标准方法。抗病毒预防和抢先治疗（preemptive therapy）是预防 CMV 的主要支柱。由于 CMV 核酸检测的变异性，即使在校准物标准化的当代，诊断和抢先治疗依然缺乏广泛适用的病毒载量阈值——这是一个突出的问题。缬更昔洛韦和静脉注射更昔洛韦，仍然是 CMV 的治疗药物。本指南给出了耐药 CMV 感染的处置策略。越来越多地使用 CMV 特异性细胞介导的免疫检查，来对 SOT 后 CMV 感染的风险进行分层，但其在优化 CMV 预防和治疗工作中的作用尚未得到证实。本指南还讨论了与儿童移植受者相关的具体问题。

该指南对定义的共识见表 3-7。

表 3-7　定义

项目	确证性（proven）或定义性（definite）	极似性（probable）
巨细胞病毒（CMV）综合征	无	通过病毒分离、快速培养、抗原血症或 QNAAT Plus 检测血液中的 CMV，至少满足以下 2 项： ①发热≥38℃至少 2 天 ②新的或增加的不适或疲劳 ③2 次单独检测，有白细胞减少或中性粒细胞减少 ④5%非典型淋巴细胞 ⑤血小板减少 ⑥肝转氨酶升高至 ULN 的 2 倍（非肝移植受者除外）

项目	确证性(proven)或定义性(definite)	极似性(probable)
胃肠道 CMV 病	存在上消化道和/或下消化道症状＋肉眼可见的黏膜损伤＋通过组织病理学、病毒分离、快速培养、免疫组化或 DNA 杂交技术证实的 CMV	存在上消化道和/或下消化道症状＋证实的 CMV,但没有肉眼可见的黏膜损伤。 仅通过 NAAT 或抗原血症证实在血液中有 CMV,不足以诊断胃肠道 CMV 病
CMV 肺炎	肺炎的临床症状和/或体征,如影像学新浸润、缺氧、呼吸急促和/或呼吸困难,且通过病毒分离、快速培养、组织病理学、免疫组织化学或 DNA 杂交技术在肺组织中证实 CMV	肺炎的临床症状和/或体征,如影像学新浸润、缺氧、呼吸急促和/或呼吸困难,且在 BALF 中通过病毒分离和快速培养证实 CMV,或 CMV DNA 定量
CMV 肝炎	异常肝功能＋通过组织病理学、免疫组织化学、病毒分离、快速培养或 DNA 杂交技术在肝组织证实 CMV＋没有肝炎其他可证实的原因	无
CMV 视网膜炎	由具有诊断经验的眼科医生评估确定有典型眼科体征,伴 CMV 视网膜炎诊断。 表现不典型,或没有经验丰富的眼科医生,则须通过 NAAT 在玻璃体液中证实 CMV 来支持诊断	无
CMV 脑炎	CNS 症状＋通过病毒分离、快速培养、免疫组化分析、原位杂交或定量 NAAT 在 CNS 组织中检测到 CMV	CNS 症状＋脑脊液中检测到 CMV 且没有可见的血液污染("bloody tap",即血性腰椎穿刺)＋异常的影像学结果
难治性 CMV 感染	适当剂量的抗病毒治疗至少 2 周后,CMV 病毒血症、DNA 血症或抗原血症加重(即第一周内的峰值病毒载量与第二或更长时间的峰值病毒载量相比,血液中 CMV DNA 水平增加＞1 个 log10)	适当剂量的抗病毒治疗至少 2 周后,病毒载量一直持续(达到或高于第一周内的峰值病毒载量,但 CMV DNA 滴度的增加＜1 个 log10)
难治性 CMV 病	适当剂量的抗病毒治疗至少 2 周后,症状和体征恶化,或进展为终末器官疾病	适当剂量的抗病毒治疗至少 2 周后,临床体征和症状没有改善
耐药性 CMV 病	存在病毒基因改变,导致对一种或多种抗病毒药物的敏感性降低	—

注：CMV, cytomegalovirus, 巨细胞病毒；NAAT, nucleic acid amplification test, 核酸扩增试验；QNAAT, quantitative NAAT, 定量核酸扩增试验；ULN, upper limit of normal, 正常参考范围上限；CNS, central nervous system, 中枢神经系统；BALF, bronchoalveolar lavage fluid, 支气管肺泡灌洗液。

针对移植后 CMV 风险,移植前评估的具体推荐如下:

(说明:每一句推荐后的强/弱,表示推荐强度;高/中/低/极低,表示证据的等级。)

(1)移植前,应使用 CMV-IgG 血清学对所有器官的供者和移植受者进行基线 CMV 免疫状态检测。(强,高)

① 器官供者和移植受者 CMV-IgG 血清学的联合解释,可应用于分类移植后

CMV 风险评估，并指导 CMV 预防策略。从 CMV 血清阳性供者（D＋/R－）接受器官的（强、高）CMV 血清阴性受者在移植后发生 CMV 疾病的风险最高。（强，高）（说明：D 是供者，R 是受者；＋是阳性，－是阴性，下同。）

② 初次移植前评估期间 CMV 血清阴性的移植受者应在移植前立即进行 CMV 血清检查。（强，低）

（2）建议进行 CMV-IgG 血清学检测。（强，高）

除非有临床指示（即如果怀疑原发性 CMV 感染），否则由于可能出现假阳性，不建议常规进行 CMV-IgM 检测。（强、低）CMV-IgM 假阳性可能导致错误分配风险（例如，受者错误分类为 CMV D＋/R＋而不是 D＋/R－），并导致严重的临床后果。

（3）在解释 CMV 血清学时，应考虑近期输血或接受免疫球蛋白和其他血液制品的因素，因为它们可能会因 CMV 抗体的被动转移而导致假阳性结果。（强，低）由于假阳性结果而将 D＋/R－误分类为 D＋/R＋的临床后果是严重的。

（4）对于具有临界或不确定 CMV-IgG 血清学结果的器官供者和移植受者，基线血清学状态的分配应考虑 CMV 预防的“最高风险”情况。（强，低）

① 如果供者 CMV-IgG 血清学处于边缘或不确定状态，则视为阳性。（强，低）

② 如果受者 CMV-IgG 血清学处于临界或不确定状态，则应在供者血清学背景下考虑结果，如下所述。（强，低）

a. 如果供者 CMV 血清学呈阳性，则具有临界或不确定 CMV-IgG 的受者，应视为 CMV 血清学阴性（即 CMV D＋/R－）。（强，低）

b. 如果供者 CMV 血清学为阴性，则具有临界或不确定 CMV-IgG 的受者，应被视为 CMV 血清学阳性。（强，低）

（5）移植前可评估移植受者体内的 CMV 特异性 T 细胞免疫反应，以确定基线 CMV 免疫状态（弱、低），但 CMV 特异性 T 细胞检查，作为移植后 CMV 风险预测指标的作用，仍在临床研究中。

SOT 患者 CMV 实验室诊断的具体推荐包括如下。

（1）CMV QNAAT 是 SOT 后快速诊断血液中 CMV 感染的实验室方法。（强、高）CMV QNAAT 是 CMV 监测的首选实验室方法，以指导抢先治疗。（强、高）具体细节请见抢先治疗部分。

pp65 抗原血症是 SOT 后监测和诊断 CMV 感染的替代实验室方法。（强，高）

（2）CMV QNAAT 分析应使用世界卫生组织国际参考标准进行校准。（强，高）

① 应使用按照世界卫生组织国际参考标准校准的 QNAAT 方法进行检查，报告 CMV 病毒载量（单位：IU/ml）。（强，高）

② 即使以 IU/ml 报告病毒载量，CMV QNAAT 检查中的病毒载量值也不相似，在临床照护期间也不应互换解释。（强，高）

按：上面描述即循证临床微生物学。这里能够看到方法学的特点、校准对临床应用的影响。

（3）鼓励移植中心根据其使用的 CMV QNAAT 检查和风险人群得出特定的病毒载量阈值。（强，高）

用于监测和诊断的 CMV QNAAT 检查，应使用相同的方法。（强，高）

在报告病毒载量值时，应明确标示 CMV QNAAT 检查的名称。（强，高）

（4）通过 QNAT 检测外周血中 CMV 复制状态时，推荐临床样本是全血和血浆。（强、高）

① 全血 CMV 病毒载量高于血浆。CMV 监测只能使用一种样本类型（血浆或全血之一）。（强、高）

② BALF 中的 CMV QNAAT 可用于诊断 CMV 肺炎，但需要确定提示终末器官肺病与无症状脱落的病毒载量阈值。（弱，低）

③ CSF 的 CMV QNAAT 可用于诊断可能的中枢神经系统 CMV 疾病。（强，高）

④ 尿液样本的 CMV QNAAT 不能用于成人 CMV R＋SOT 受者的诊断和监测。（强，低）

（5）CMV 综合征的诊断，应有通过 QNAAT 在全血或血浆中显示 CMV 的证据来支持。（强，高）

① 当进行侵入性手术（如活检）的风险过高时，全血或血浆的 CMV QNAAT 也可作为诊断可能的终末器官 CMV 疾病的替代方法。（强，中等）

② 血液中 CMV QNAAT 阴性，并不完全排除存在终末器官 CMV 疾病，尤其是在患有胃肠道疾病的 CMV R＋SOT 受者中。（强、中度）

（6）大多数终末器官 CMV 疾病的诊断，应通过组织病理学进行确认。（强，高）有或无免疫组织化学染色的组织病理学仍然是大多数终末器官 CMV 疾病最终诊断的标准方法。（强，高）

① 怀疑患有终末器官 CMV 疾病但血液 QNAAT 阴性或 pp65 抗原血症阴性的患者，应进行组织活检和组织病理学检查，以确认临床怀疑的 CMV 疾病。（强，中等）

② 对 CMV 视网膜炎的诊断，组织病理学不是必需。由眼科专家进行详细的眼科检查就足够了。（强，高）仅在非典型病例中，建议通过 NAAT 在玻璃体液中证实 CMV 存在。（强，高）

（7）血液和尿液的病毒培养对成人 SOT 患者 CMV 疾病的预测、诊断和处置，具有有限的临床实用性，不建议在常规实践中使用。（强，高）

（8）CMV IgM 和 IgG 血清学，不用于 SOT 后 CMV 疾病的诊断。（强，高）

（9）SOT 后的免疫监测，可用于 CMV 疾病的风险分层。

① 绝对淋巴细胞计数和 $CD4^+/CD8^+$ T 细胞亚群，可用于 SOT 后 CMV 疾

病的风险分层，但具体的淋巴细胞阈值需要临床验证。（弱，低）

②低丙种球蛋白血症与 CMV 疾病相关，可通过测量总免疫球蛋白 IgG 的水平来评估风险。（弱、低）

③整体的（非特异性的）和 CMV 特异性的 CD8$^+$ 和/或 CD4$^+$ T 细胞的测量，可用于对 SOT 后 CMV 疾病的风险进行分层。（强、中）

其他移植相关 CMV 的指南见相关文献[2,3]。

参考文献

[1] Razonable RR，Humar A. Cytomegalovirus in solid organ transplant recipients-Guidelines of the American Society of Transplantation Infectious Diseases Community of Practice. Clin Transplant，2019，33（9）：e13512. doi：10.1111/ctr.13512. Epub 2019 Mar 28. PMID：30817026.

[2] Bay JO，Peffault de Latour R，Bruno B，et al. Prise en charge d'une réactivation/infection à CMV chez lállogreffé et prise en charge de la réactivation EBV/syndrome lymphoprolifératif à EBV chez l'allogreffé de cellules souches hématopoïétiques［Diagnosis and treatment of CMV and EBV Reactivation as well as Post-transplant Lymphoproliferative Disorders following Allogeneic Stem Cell Transplantation：An SFGM-TC report］. Pathol Biol (Paris)，2013，61（4）：152-4. French. doi：10.1016/j.patbio.2013.07.003. Epub 2013 Sep 4. PMID：24011961.

[3] Brissot E，Alsuliman T，Gruson B，et al. Conduite à tenir devant une réactivation EBV et un syndrome lymphoprolifératif à EBV，une réactivation ou infection à CMV et à HHV-6 après allogreffe de cellules souches hématopoïétiques：recommandations de la SFGM-TC（mises à jour）［How to manage EBV reactivation and EBV-PTLD，CMV and human herpesvirus 6 reactivation and infection after allogeneic stem cell transplantation：A report of the SFGM-TC（update）］. Bull Cancer，2017，104（12S）：S181-S187. French. doi：10.1016/j.bulcan.2017.10.022. Epub 2017 Nov 21. PMID：29169653.

28. 移植患者腺病毒感染如何诊治？

美国移植学会感染性疾病实践小组制定了实体器官移植（solid organ transplant，SOT）受者的腺病毒（adenovirus，AdV）指南[1]，包括诊断、处置和预防。

该指南提到，腺病毒是干细胞移植和 SOT 患者感染性并发症的重要原因，可导致一系列临床综合征，包括肺炎、结肠炎和播散性疾病。最新指南强调，不应在无症状受者中进行腺病毒监测性检测。序列定量 PCR 可能在决定是否启动或评估有症状患者的治疗及治疗反应中发挥作用。治疗的最初和最重要的组成部分仍然是支持性照护和减少免疫抑制。前瞻性随机临床试验不支持使用抗病毒治疗。然而，在大多数移植中心，静脉注射西多福韦（Cidofovir）被认为是治疗严重、进行性或播散性腺病毒疾病的标准做法。静脉注射免疫球蛋白可能是有益的，主要是在选择的低丙种球蛋白血症患者中使用。未来治疗腺病毒疾病的方法可能包括给予腺病毒特异性 T 细胞治疗。下面是推荐内容，推荐前的序号由笔者添加。

诊断部分推荐

（说明：每一句推荐后的强/弱，表示推荐强度；高/中/低/极低，表示证据的等级。）

（1）不应对无症状的 SOT 受者进行腺病毒监测性检查。（强、低）

按：这意味着有了症状和体征，再进行检查。

（2）通过培养或 PCR 检测腺病毒，应与临床症状、其他部位的病毒检查和组织病理学结果相结合，以确定是否存在疾病。（强、低）

（3）序列定量 PCR 检查，可能有助于决定是否启动治疗，并监测治疗反应，但没有明确的开始治疗的阈值。（弱、低）

（4）活检样本的组织病理学分析证明腺病毒疾病的证据，仍然是诊断的金标准。（强、高）腺病毒免疫组织化学染色，可能有助于区分感染和排斥反应。

（5）如果无法进行组织病理学诊断，应酌情使用基于血液、粪便或呼吸道分泌物的 PCR 检查来检测腺病毒。（强、中）

（6）评估患者的腺病毒特异性免疫反应，可能有助于决定未来腺病毒治疗的需求。

处置部分推荐

（7）如果可能，减少免疫抑制方案应该是治疗腺病毒感染的初始选择。（强、中）

（8）西多福韦应视为治疗腺病毒疾病的首选抗病毒药物。（强、低）应以高水合的方式（强、极低）和丙磺舒（强、中）制剂合用，以最大限度地降低肾毒性风险。西多福韦给药的理想剂量和频率尚不清楚。剂量应基于肾功能不全的情况进行调整。（强、中）

（9）如有指示，应继续进行抗病毒治疗，直到症状完全缓解，并获得最初阳性部位的 3 份腺病毒样本阴性结果。（强、中）

按：这里没有说检查方法，应该是和确诊方法相同或水平更高的方法。

（10）对于无症状的腺病毒感染，通常不需要使用西多福韦，应将肾毒性风险与疾病进展风险进行权衡。（强、低）

（11）不建议使用利巴韦林和更昔洛韦治疗腺病毒感染。（强、极低）

（12）硝唑尼特可能是治疗 SOT 受者腺病毒肠炎的治疗选择。（弱、低）

（13）静脉注射免疫球蛋白可能有益，主要是在特定的低丙种球蛋白血症患者组。（弱、低）

（14）过继性 T 细胞疗法是一种有前途的新选择，但目前尚无数据支持其在 SOT 受体中的应用。

预防部分推荐

（15）建议住院期间采取接触预防和飞沫预防措施。（强、高）

（16）由于腺病毒长时间脱落的特点，免疫受损宿主的接触隔离时间和飞沫预防措施可能需要延长。（弱、低）

2013 年的法国指南值得关注[2]，还可参见我国相关系统性综述[3,4]。

参考文献

［1］ Florescu DF，Schaenman JM；AST Infectious Diseases Community of Practice. Adenovirus in solid organ transplant recipients：Guidelines from the American Society of Transplantation Infectious Diseases Community of Practice. Clin Transplant，2019，33（9）：e13527. doi：10.1111/ctr.13527. Epub 2019 Apr 1. PMID：30859626.

［2］ Deconinck E，Dalle JH，Berceanu A，et al. Conduite à tenir devant une réactivation ou une infection à virus respiratoire syncytial，herpèsvirus 6 et adénovirus après allogreffe de cellules souches hématopoïétiques［How I manage respiratory syncytial virus，human herpesvirus 6 and adenovirus reactivation or infection after allogeneic stem cell transplantation：a report of the SFGM-TC］. Pathol Biol（Paris），2013，61（4）：149-51. French. doi：10.1016/j.patbio.2013.07.012. Epub 2013 Sep 4. PMID：24011959.

［3］ Gu J，Su QQ，Zuo TT，et al. Adenovirus diseases：a systematic review and meta-analysis of 228 case reports. Infection，2021，49（1）：1-13. doi：10.1007/s15010-020-01484-7. Epub 2020 Jul 27. PMID：32720128；PMCID：PMC7962627.

［4］ Mao NY，Zhu Z，Zhang Y，et al. Current status of human adenovirus infection in China. World J Pediatr，2022，18（8）：533-537. doi：10.1007/s12519-022-00568-8. Epub 2022 Jun 18. Erratum in：World J Pediatr. 2022 Jul 30；；PMID：35716276；PMCID：PMC9206124.

29. 巴贝虫病如何诊治？

2021年第二期临床感染病杂志〔CID，这是美国感染性疾病学会（IDSA）的重量级杂志〕上，IDSA发布了巴贝虫病（babesiosis）指南[1]。下面就其摘要、部分正文及进展进行综述。

本指南的目的是为巴贝虫病的诊断和处置的最有效策略提供基于证据的指南。巴贝虫病和莱姆病合并感染的诊疗将在IDSA、美国神经病学学会（American Academy of Neurology，AAN）和美国风湿病学会（American College of Rheumatology，ACR）撰写的另一个指南里发表[2]。人嗜粒细胞无形体病（human granu-locytic anaplasmosis）诊疗推荐见美国疾病控制和预防中心最近发布的立克次体病指南[3]。本指南的受众包括初级医师和关注该疾病的专业人员，例如感染病专业人员、急诊医师、重症监护医生、内科医生、儿科医生、血液病医生和输血医学专业人员。

下面是2020年巴贝虫病诊断和处置指南推荐的总结。专家组按照用于制定其他IDSA临床实践指南中所采用的系统过程进行撰写，包括对证据确定性的评级和推荐强度的分级（推荐评估、进展、评价的分级）。可以在全文中找到其背景的详细描述、方法、证据总结、支持每个推荐的理由和知识断层。

I. 如何确诊巴贝虫病？

推荐：

急性巴贝虫病的确诊，我们推荐：做外周血涂片检查或者聚合酶链反应（PCR），而非抗体检测。（强烈推荐，中等质量证据）

评论：巴贝虫病的诊断应该基于流行病学的风险因素、临床证据，以外周血涂片检查或PCR为确诊依据。

按：巴贝虫病是由红细胞内寄生虫引起的，主要通过蜱传播，很少通过输血传播，也很少通过胎盘或器官移植传播。人类巴贝虫病在世界各地都有发现，但在美国东北部和中西部发病率最高。

血液涂片上显示巴贝虫和疟原虫的特征包括缺乏棕色颜料沉淀、罕见的四分体、缺乏同步阶段（例如，配子体和分裂体的存在常见于疟原虫）、巴贝虫的大小和形状各不相同、大多数位于外围。

Ⅱ. 仅抗体阳性可以确诊活动期巴贝虫病吗？血涂片检查、PCR 或抗体滴度 4 倍升高是确诊必需的吗？

推荐：

对于巴贝虫病抗体阳性的患者，我们推荐在治疗前结合外周血涂片检查或 PCR 进行确诊。（强烈推荐，中等质量证据）

评论：仅抗体阳性不足以确诊巴贝虫病，因为无论是否治疗，在明显清除感染后，巴贝虫病抗体能在血液里持续一年甚至更久。

Ⅲ. 巴贝虫病的首选治疗方案是什么？

推荐：

我们推荐使用阿托伐醌联合阿奇霉素，或克林霉素联合奎宁，治疗巴贝虫病。（强烈推荐，中等质量证据）

评论：阿托伐醌联合阿奇霉素是巴贝虫病患者治疗首选的抗微生物药物组合，克林霉素联合奎宁是备选方案。在免疫功能正常的患者中，疗程持续 7～10 天，而通常在免疫功能受损的患者中须延长疗程。

Ⅳ. 重症巴贝虫病可否进行血液置换？

推荐：

部分重症巴贝虫病患者，我们建议使用红细胞进行血液置换。（弱推荐，低质量证据）

评论：高密度原虫血症（＞10％）患者或符合下列一个或多个情形者——严重溶血性贫血和/或严重的肺、肾、肝损伤，考虑血液置换。强烈建议请输血科医生或血液学专业人员联合感染病专业人员进行会诊。

Ⅴ. 巴贝虫病治疗开始后，如何监测免疫功能正常和免疫功能受损的患者？频率和时长是多少？

推荐：

① 对于免疫功能正常的患者，我们推荐在治疗急性巴贝虫血症期间，通过外周血涂片进行监测，一旦症状消失则不推荐进行巴贝虫血症检测。（强烈推荐，中等质量证据）

② 对于免疫功能受损的患者，我们建议使用外周血涂片监测巴贝虫血症，即使患者症状消失，也应一直监测，直到血涂片结果呈阴性。如果血涂片结果呈阴性但是症状持续，则应考虑进行 PCR 检测。

近期进展包括降钙素原可以作为巴贝虫病的生物标志物[4]、疫苗在研制中[5]、有心血管并发症[6]、可致死[7]、重要综述[8]。其中一本书里对此有整体性介绍和相关图片[9]。

参考文献

［1］ Krause PJ，Auwaerter PG，Bannuru RR，et al. Clinical Practice Guidelines by the Infectious Diseases Society of America（IDSA）：2020 Guideline on Diagnosis and Management of Babesiosis. Clin Infect Dis，2021，72（2）：185-189. doi：10.1093/cid/ciab050. PMID：33501959.

［2］ Lantos PM，Rumbaugh J，Bockenstedt LK，et al. Clinical Practice Guidelines by the Infectious Diseases Society of America（IDSA），American Academy of Neurology（AAN），and American College of Rheumatology（ACR）：2020 Guidelines for the Prevention，Diagnosis and Treatment of Lyme Disease. Clin Infect Dis，2021，72（1）：e1-e48. doi：10.1093/cid/ciaa1215. PMID：33417672.

［3］ Biggs HM，Behravesh CB，Bradley KK，et al. Diagnosis and Management of Tickborne Rickettsial Diseases：Rocky Mountain Spotted Fever and Other Spotted Fever Group Rickettsioses，Ehrlichioses，and Anaplasmosis-United States. MMWR Recomm Rep，2016，65（2）：1-44. doi：10.15585/mmwr.rr6502a1. PMID：27172113.

［4］ Lum M，Gauvin C，Pham SK，et al. Procalcitonin as a Potential Biomarker in the Study of Babesiosis Caused by *B. microti*. Pathogens，2022，11（11）：1222. doi：10.3390/pathogens11111222. PMID：36364974.

［5］ Al-Nazal H，Low LM，Kumar S，et al. A vaccine for human babesiosis：prospects and feasibility. Trends Parasitol，2022，38（10）：904-918. doi：10.1016/j.pt.2022.07.005. Epub 2022 Aug 3. PMID：35933301.

［6］ Spichler-Moffarah A，Ong E，O'Bryan J，et al. Cardiac Complications of Human Babesiosis. Clin Infect Dis，2022，ciac525. doi：10.1093/cid/ciac525. Epub ahead of print. PMID：35983604.

［7］ Selig T，Ilyas S，Theroux C，et al. Fatal Babesiosis in an Immunocompetent Patient. R I Med J（2013），2022，105（6）：20-23. PMID：35881994.

［8］ Waked R，Krause PJ. Human Babesiosis. Infect Dis Clin North Am，2022，36（3）：655-670. doi：10.1016/j.idc.2022.02.009. PMID：36116841.

［9］ Zimmer AJ，Simonsen KA. Babesiosis. 2022 Aug 1. In：StatPearls［Internet］. Treasure Island（FL）：StatPearls Publishing，2022，PMID：28613466.

30. 包虫病学习的要点有哪些？

包虫病，也叫棘球蚴病（echinococcosis），分为囊型棘球蚴病（cystic echinococcosis，CE）和泡型棘球蚴病（alveolar echinococcosis，AE）。病原体是包虫，也叫棘球绦虫（*Echinococcus*），包括细粒棘球绦虫（*E. granulosus*）、多房棘球绦虫（*E. multilocularis*）两种。二者和上面疾病二型彼此对应。其他虫种罕见人类致病。

UpToDate 上的《棘球蚴病的临床表现和诊断》由卢洪洲教授翻译。本病表现和诊断要点包括以下几点。

（1）细粒棘球绦虫　感染最初没有症状，并可持续多年无症状。随后可能出现的临床表现和并发症与囊肿的部位和大小有关。肝受累和肺受累的发生率分别为 67％和 25％。大多数患者为单个器官受累，70％以上的患者仅有单个囊肿。远期结局各不相同，许多患者可持续无症状。

（2）多房棘球绦虫　感染后比前者更易引起症状，患者最常表现为右上腹不适、全身不适和体重减轻，其临床表现可能与肝细胞癌类似。如不治疗，90％以上的患者会在出现临床症状后 10 年内死亡。

（3）诊断　一般通过超声检查联合血清学检测（通常为 ELISA）来诊断。经皮穿刺或活检可能引起全身性过敏反应和继发性感染播散，应仅在其他诊断方法无法确诊时使用。

（4）超声　如超声显示内囊壁内折、棘球蚴囊膜与囊壁分离或棘球蚴砂，则可拟诊棘球蚴病。多房棘球绦虫感染病灶可呈不规则轮廓，可能与肿瘤难以鉴别。

（5）血清学　诊断时必须考虑到血清学检测的局限性。血清学阳性的可能性取决于囊肿的部位和活性。肝囊肿患者比肺囊肿患者更可能为血清学阳性。囊肿钙化或无活力的患者血清学阳性率较低。另外，血清学检测对多房棘球绦虫感染的敏感性和特异性高于细粒棘球绦虫感染。

（6）囊肿穿刺或活检　如需穿刺，应在超声或 CT 引导下进行；同时使用阿苯达唑和吡喹酮可减少并发症。

另见 UpToDate 上的《包虫病的治疗》《棘球蚴病的流行病学和防控》，都是卢教授翻译。参见 WHO 相关诊治信息，并关注三个共识：早期是 WHO 共识[1]；中国共识《肝两型包虫病诊断与治疗专家共识》，2019 年是第二版[2]；最近是西班牙指南[3]。CE 的诊断也分为 possible、probable、confirmed 三层[4]，包虫病分型中有 WHO-IWGE 分型[4,5]（见表 3-8）。

表 3-8 CE 的分型

类型与生物 学特征	Gharbi 分型 $T_{I \sim VI}$ （1981 年）	WHO-IWGE $CE_{1 \sim 5}$ （1995—2001 年）	XJHCRI $T_{0 \sim 5} Dn_{1 \sim 5}, C_{0 \sim f \sim r \sim i \sim b}$ （2001—2002 年）
性质待鉴别	—	CL（囊型病灶）	$T_0 DnC_0$
有包虫活力	I	CE_1（单囊型）	$T_1 DnC_0$
有包虫活力	II	CE_2（多子囊囊型）	$T_2 DnC_0$
变性尚有活力	III	CE_{3a}、CE_{3b}（内囊塌陷型）	$T_3 DnC_0$
无包虫活力	IV	CE_4（实变型）	$T_4 DnC_0$
无包虫活力	V	CE_5（钙化型）	$T_5 DnC_0$

注：Gharbi 为南美包虫病专家；WHO-IWGE—世界卫生组织包虫病非正式工作组（WHO Informal Working Group on Echinococcosis）；XJHCR—新疆维吾尔自治区包虫病临床研究所；T—I ~ VI型对应相应 WHO 分型；D—平均直径（最大囊直径＋最小囊直径）/2；C—并发症，C_0 无并发症，C_f 伴发烧，C_r 伴破裂，C_i 伴胆瘘，C_h 伴血行播散。"—"表示此项无。

对 CE，西班牙指南是近期大型指南，是该疾病近期最重要的文献。在正式推荐之前，给出了一系列定义，包括如下。

治愈：指根除该虫感染，可自发发生或经治疗后发生。鉴于感染的复发性，术语"治愈"仅用于在长时间随访后没有复发感染的病例。随访期应至少为 5～10 年。

复杂 CE：是由 CE 引起了症状表现，通常继发于机械、感染或过敏过程，或其组合所致。

多器官 CE：指同时影响多个器官。

多发性 CE：指同一器官中存在两个或多个病变。

继发性 CE：指囊（原发性囊）破裂后自发或手术或创伤后出现的新囊。

非典型位置：指肝或肺外的 CE。

持久性：指与非根除疗法或观察和等待方法相关的该虫感染的没有根除的状态。

局部复发：指原发性囊在经过治疗后在同一部位复发。由于原头节的原发性播散或继发于囊破裂（可能是自发性、创伤性或手术过程中的意外），这种情况会在数年后发生。

远端复发：指在具有治疗目的的治疗后，在新部位出现囊。这可能发生在数月至数年后，原因是原头节的原发性播散或继发于囊破裂，囊破裂可能是自发性的、创伤性的或手术过程中的意外。

再感染：指与原感染无关的新囊。

观察和等待：正如字面含义，指观察和等待患者的策略。

该指南主体是提出的 23 个问题、给出的 88 条推荐。以诊断部分为例，看一下内容，共 2 个问题，6 个推荐。

（说明：推荐中间或结尾括号内信息，是推荐信息。A/B/C 是推荐强度，A 最强；Ⅰ/Ⅱ/Ⅲ 是证据等级，Ⅰ 类证据水平最高。）

问题 1：有哪些血清学方法可用？它们在 CE 诊断中的准确性如何？

推荐：

① 目前，常规和快速诊断检测对非活动性囊肿（A-Ⅰ）的敏感性较低。

② 传统技术逐渐被纯化的重组抗原和/或肽所取代。目前，主要使用来源于细粒棘球绦虫 Ag5 和 AgB 的纯化或合成抗原（A-Ⅰ）。

③ 大多数重组抗原和纯化抗原技术具有高度特异性。然而，它们可以表现出与泡状包虫病和囊虫病的交叉反应。它们通常对多重 CE（A-Ⅰ）更敏感。

问题 2：分子方法在 CE 诊断中有用吗？新的寄生虫学工具有助于诊断吗？

推荐：

① 分子技术在未来可能有助于诊断 CE，但仍在优化过程中（A-Ⅰ）。

② 基因分型有助于 CE 患者的处置，对于使用重组抗原（A-Ⅰ）的新血清学工具的标准化和验证至关重要。

③ 未来，可以使用呼气试验等微创技术来辅助诊断（C-Ⅲ）。

参考文献

[1] Brunetti E，Kern P，Vuitton DA，et al. Expert consensus for the diagnosis and treatment of cystic and alveolar echinococcosis in humans. Acta Trop，2010，114（1）：1-16. doi：10.1016/j. actatropica. 2009.11.001. Epub 2009 Nov 30. PMID：19931502.

[2] 中国医师协会外科医师分会包虫病外科专业委员会. 肝两型包虫病诊断与治疗专家共识（2019 版）[J]. 中华消化外科杂志，2019，18（8）：711-721. DOI：10.3760/cma. j. issn. 1673-9752. 2019. 08.002.

[3] Belhassen-Garcia M，Balboa Arregui Ó，Calabuig-Muñoz E，et al. Executive Summary of the Consensus Statement of the Spanish Society of Infectious Diseases and Clinical Microbiology（SEIMC），the Spanish Society of Tropical Medicine and International Health（SEMTSI），the Spanish Association of Surgeons（AEC），the Spanish Society of Pneumology and Thoracic Surgery（SEPAR），the

Spanish Society of Thoracic Surgery（SECT），the Spanish Society of Vascular and Interventional Radiology（SERVEI），and the Spanish Society of Paediatric Infectious Diseases（SEIP），on the Management of Cystic Echinococcosis. Enferm Infecc Microbiol Clin（Engl Ed），2020，38（6）：283-288. English，Spanish. doi：10.1016/j. eimc. 2019. 10. 015. Epub 2019 Dec 20. PMID：31866064.

［4］ Wen H，Vuitton L，Tuxun T，et al. Echinococcosis：Advances in the 21st Century. Clin Microbiol Rev，2019，32（2）：e00075-18. doi：10.1128/CMR. 00075-18. PMID：30760475；PMCID：PMC6431127.

［5］ Vuitton DA. The WHO Informal Working Group on Echinococcosis. Coordinating Board of the WHO-IWGE. Parassitologia，1997，39（4）：349-53. PMID：9802091.

第四章
诊断技术和耐药性检测

31. 诊断管理是什么？

诊断管理（diagnostic stewardship，DS）是近期西医领域的热点。在 PubMed 中检索"diagnostic stewardship"，共 262 篇；2015—2017 年，每年是个位数，现在是每年 70 篇左右，检索"diagnostic stewardship"［Title］，共 95 篇，2017 年个位数，现在每年 20 多篇。大多数集中在感染病领域！

美国文章[1]的题目——*Diagnostic Stewardship：Appropriate Testing and Judicious Treatments*，很好地揭示了 DS 的定义和目的。该文章提到，诊断管理包括 ICU 整个诊断到治疗的模式。最初诞生于抗微生物药物管理（antimicrobial stewardship，AS）运动。当代诊断管理旨在促进及时和适当的诊断检查，直接与处置决策联系起来。在诊断管理的框架中，不鼓励对低概率病例进行过度诊断检查，因为它可能产生假阳性结果，进而产生一系列后果。尽管 ICU 中诊断管理的证据基础尚不成熟，且主要局限于回顾性分析，但现有文献表明，这些举措是安全、可行的，并与类似的患者结局相关。随着危重症患者的诊断检查在接下来的十年中变得越来越复杂，诊断管理的心态将有助于床边医生在 ICU 中解释和整合新的诊断策略。

通过上面描述可知，DS 源自 AS，现在也是 AS 的伙伴[2,3]。因为源自 AS，所以目前 DS 文献多见于感染性疾病领域，可以理解。而且，DS 的目的也是包括 AS 在内的优化处置。有文章提到在儿科重症监护病房（PICU），临床医生面临着复杂的决策，在及时治疗感染的需要与抗生素的潜在危害之间取得平衡。诊断管理是一种优化微生物学诊断检查实践的方法，以减少不必要的抗生素治疗[4]。可以通过教程对 DS 进行深入了解[5]。

有文章进一步探讨了诊断管理时逐渐建立意向性诊断检查（intentional diagnostic testing）的原则和步骤[6]。两原则包括：①诊断管理不是对单个诊断检查的绩效评估。诊断管理旨在确保检查完美地集成到现有流程中，并确保在正确的时间为正确的患者遵循最佳诊断策略。换言之，诊断管理的作用是通过考虑现有的诊断检查、患者群体特征和当地实践，以最大化特定患者群体利益的方式将检查纳入个人医疗照护环境。②诊断管理应以一种有意的和系统的方式指导诊断检查的使用，这种方式与患者相关、系统相关和人群相关的结果直接相关。

七步骤包括：①建立一个框架——诊断管理的第一步是建立诊断检查结果如何影响患者处置和结果的理论框架。②检查设置特性——第二步是检查特定的诊断检查的特性，基于它们适用的目标人群。③描述预期用途——预测患者群体的潜在益处后，需要描述检查的预期用途。大多数最新的诊断方法代表着向现代循证医学时代迈进的一步。④确保预期用途——在确定诊断检查的预期用途后，应确保其在日常临床实践中的适用性。已经使用了几种策略来确保诊断检查的预期用途，如软停止、硬停止、感染病顾问或其他专家的批准制度、检查流程算法、结果屏蔽。⑤测量领先指标——在将检查纳入个人医疗保健设置的诊断算法并描述和确保其预期用途后，可以评估领先指标，检查结果有可能改善患者照护。⑥衡量滞后指标——只有在前五个步骤到位后，才能检查在你的照护标准中增加一项检查是否能够实际改善硬结果，如患者发病率、死亡率、住院时间和抗微生物药物使用率。在建立了理论框架，检查了设置特征，定义并确保了预期用途，并确认了检查对患者结局主要指标的影响之后，可以通过前后对比或理想的对照试验来研究新的检查算法流程是否能改善患者结局。⑦研究和扩大适应证——作为最后一步，在证明你已经在你的"武器库"中添加了一项有价值的诊断检查，在日常实践中遵循了明确的适应证，并导致了可重复的短期和长期结果之后，尝试扩大使用的适应证，有可能在几乎不增加额外开销的情况下增加收益。这些原则、步骤体现了系统、科学地进行 DS 的思路。

实际工作也可以随时贯彻 DS 理念。比如有研究[4]回顾了 PICU 中血液、气管内和尿液培养的诊断管理证据。建议临床医生考虑应用诊断管理的 3 个具体问题：①适应证角度，患者是否有感染过程的迹象或症状？②方法学角度，可用于评估这种感染的最佳诊断检查是什么？③样本角度，如何采集诊断样本以优化结果？相信如果所有的分析前环节都能这样考虑，一定会促进 DS 的落实、发展。

DS 不仅仅是临床医学或检验医学自己的事。DS 带有鲜明的多学科合作的特点。有文章[7]提到，诊断管理旨在在正确的时间向正确的患者提供正确的检查，并与抗微生物药物管理最佳结合，以允许正确的解释在正确的时候转化为正确的抗微生物药物。实验室、医生、药师和其他医疗照护提供者有机会通过围绕诊断检查的分析前和分析后阶段的合作活动来提高诊断的有效性。另有文章[8,9]提到，微生物诊断学的最新进展为临床医生提供了有关导致感染的微生物及其对抗微生物药物耐药性的信息。诊断管理是指适当使用实验室检查来指导患者处置，包括治疗，以优化临床结果并限制抗微生物药物耐药性的传播。要实现诊断管理的目的，需要临床实验室、药师和感染病临床医生之间的无缝合作，以便进行适当的检查，并将诊断信息实时转化为适当的处置。此外，还涉及医政管理、护理、感染控制、信息、经营等学科或部门。

DS 在感染病和非感染病领域都有一定研究。在自身免疫性脑炎（AE）领域，有美国文章做了对比试验[10]。在实施 DS 措施之前（2019 年 1 月 1 日至 7 月 31 日），机构订购了 55 个检查组套（panel），成本为 105120 美元，总的真阳性率为 3.6%。实施 DS 措施后，在 5 个月内订购了 23 个检查组套，成本共计 50220 美元，真阳性率为 13%。可知在诊断管理委员会（DSC）的指导下，DS 措施实施前和实施后数据的比较显示了更高的真阳性率，表明 DS 措施能够成功地识别 AE 的高风险人群。在这方面，订购的检查组套数量减少了 43%，在 5 个月内总共节省了 25000 美元。

在血气检查领域，有研究报道[11]：在 2016 年 7 月开始的基线期间，每 PICU 患者日的血气检查中值为 0.94 次。员工培训后，该比率降低至每 PICU 患者日 0.60 次，在正式政策调整后，进一步降低至每 PICU 患者日 0.41 次。截至 2018 年 6 月，已将这一比率维持了 15 个月。机构直接成本节约为每年 19000 美元。可知 DS 改进举措与 PICU 中血气检查的显著性快速减少相关。干预措施侧重于成本意识，正式的指导方针有助于围绕适当的应用达成共识。

感染病领域的研究很多，仅举美国研究一例[12]。该研究针对 BioFire® FilmArray® 胃肠道组合多重 PCR（这一段用 GI 指代）的应用。在研究期间，共进行 442 个 GI 检查，其中 268 个（61%）被认为检查不当。检查不当的主要原因是：无腹泻证据（$n=92$）、住院超过 2 天（$n=116$）、有重复的艰难梭菌 PCR 检测（$n=118$），或在检测前 48h 内使用泻药（$n=36$）。共有 141 例（32%）该检查呈阳性。最常见的病原体是艰难梭菌（51.1%，$n=72$）、肠致病性大肠埃希菌（17.7%，$n=25$）和诺如病毒（基因组Ⅰ型和Ⅱ型）（12.1%，$n=17$）。GI 检查阴性的患者，开始使用抗生素的频率明显低于 GI 检查阳性的患者（62.5%：80.2%，$P<0.00001$）。结果可知，客观上存在优化 GI 应用的诊断管理机会。

从实用性角度看，对临床医生而言，须在患者群/适应证—样本—方法—检查对象—结果/报告—结果的临床应用这六方面同时优化。①反复把握适应证，有适应证且无禁忌证且有必要性且有可行性，则一定开具检查。否则不开。②样本的选择、留取、运输的优化。③深入了解一个检查的方法学评价、现实流程。④深入理解检查对象的性质、临床意义。⑤结果/报告的形式和含义。⑥结果的正确解读和应用，包括检验—临床沟通、结果（亦即这个检查）对患者结局的影响。国内对 DS 观念也很重视[13]。

整体来看，诊断管理观念属于致慧医学（smarter medicine）的一部分，体现了聪明抉择（choosing wisely）理念。

参考文献

［1］ Fatemi Y，Bergl PA. Diagnostic Stewardship：Appropriate Testing and Judicious Treatments. Crit Care Clin，2022，38（1）：69-87. doi：10.1016/j. ccc. 2021. 09. 002. PMID：34794632.

［2］ Sullivan KV. Diagnostic Stewardship in Clinical Microbiology，Essential Partner to Antimicrobial Stewardship. Clin Chem，2021，68（1）：75-82. doi：10.1093/clinchem/hvab206. PMID：34969099.

［3］ Sahra S，Jahangir A，De Chavez V. Antimicrobial Stewardship：A Review for Internal Medicine Physicians. Cureus，2021，13（4）：e14385. doi：10.7759/cureus.14385. PMID：33976999；PMCID：PMC8106921.

［4］ Sick-Samuels AC，Woods-Hill C. Diagnostic Stewardship in the Pediatric Intensive Care Unit. Infect Dis Clin North Am，2022，36（1）：203-218. doi：10.1016/j. idc. 2021. 11. 003. PMID：35168711；PMCID：PMC8865365.

［5］ Educational Resource Review：Diagnostic stewardship in clinical practice. JAC Antimicrob Resist，2022，4（2）：dlac002. doi：10.1093/jacamr/dlac002. PMID：35350134；PMCID：PMC8944193.

［6］ Zacharioudakis IM，Zervou FN. Diagnostic stewardship in infectious diseases：steps towards intentional diagnostic testing. Future Microbiol，2022，17：813-817. doi：10.2217/fmb-2022-0070. Epub 2022 Jun 7. PMID：35670110.

［7］ Hueth KD，Prinzi AM，Timbrook TT. Diagnostic Stewardship as a Team Sport：Interdisciplinary Perspectives on Improved Implementation of Interventions and Effect Measurement. Antibiotics（Basel），2022，11（2）：250. doi：10.3390/antibiotics11020250. PMID：35203852；PMCID：PMC8868553.

［8］ Patel R，Fang FC. Diagnostic Stewardship：Opportunity for a Laboratory-Infectious Diseases Partnership. Clin Infect Dis，2018，67（5）：799-801. doi：10.1093/cid/ciy077. PMID：29547995；PMCID：PMC6093996.

［9］ Fernández J，Vazquez F. The Importance of Cumulative Antibiograms in Diagnostic Stewardship. Clin Infect Dis，2019，69（6）：1086-1087. doi：10.1093/cid/ciz082. PMID：30715204.

［10］ Sharp CN，Fletcher A，Muluhngwi P，et al. A Shared Diagnostic Stewardship Approach toward Improving Autoimmune Encephalopathy Send-out Testing Utilization. J Appl Lab Med，2021，6（2）：387-396. doi：10.1093/jalm/jfaa123. PMID：33674881.

［11］ Tchou MJ，May S，Holcomb J，et al. Reducing Point-of-care Blood Gas Testing in the Intensive Care Unit through Diagnostic Stewardship：A Value Improvement Project. Pediatr Qual Saf，2020，5（4）：e284. doi：10.1097/pq9.0000000000000284. PMID：32766484；PMCID：PMC7339248.

［12］ O'Neal M，Murray H，Dash S，et al. Evaluating appropriateness and diagnostic stewardship opportunities of multiplex polymerase chain reaction gastrointestinal testing within a hospital system. Ther Adv Infect Dis，2020，7：2049936120959561. doi：10.1177/2049936120959561. PMID：33014363；PMCID：PMC7513010.

［13］ 王辉. 多学科合作构建感染病的诊断管理体系［J］. 中华检验医学杂志，2022，45（2）：97-99. DOI：10.3760/cma. j. cn114452-20211209-00763.

32. 革兰染色指导呼吸机相关肺炎的初始治疗

JAMA 子刊（JAMA Netw Open，影响因子 2019 年为 5.0，2020 年为 8.5）发表文章讨论革兰染色对呼吸机相关肺炎（ventilator-associated pneumonia，VAP）初始治疗（即经验治疗）的意义[1]，值得关注。看第一作者地址是日本大阪，这是日本文章。PubMed 中有全文链接，可以阅读和下载。

文章的目的是比较 VAP 患者在革兰染色指导下的限制性抗生素治疗与基于指南的广谱抗生素治疗的临床疗效。设计、设置和参与者：这项**多中心、开放标签、非劣效性随机临床试验**（革兰染色指导 VAP 抗生素选择）于 2018 年 4 月 1 日至 2020 年 5 月 31 日在日本 12 家三级转诊医院的 ICU 进行。包括年龄在 15 岁或以上、诊断为 VAP、临床肺部感染评分（clinical pulmonary infection score，CPIS）为 5 分或更高的患者。首要分析（primary analysis）基于按方案分析人群（per-protocol analysis population）。干预：将患者随机分为革兰染色指导抗生素治疗组和基于指南的抗生素治疗组（基于 2016 年美国感染病学会和美国胸科学会 VAP 临床实践指南）。主要结果和指标：**首要结果（primary outcome）是临床反应率**；临床反应定义为在 14 天内完成抗生素治疗，基线放射学检查结果改善或没有进展，肺炎症状和体征消失，没有再次服用抗生素，非劣效性范围（noninferiority margin）为 20％。**次要结果**（secondary outcome）是作为初始抗生素治疗的抗假单胞菌药物和抗耐甲氧西林金黄色葡萄球菌（MRSA）药物的比例；28 天死亡率、ICU 外的天数、无呼吸机的天数；以及不良事件。结果：共 206 名患者［中位（IQR）年龄，69（54～78）岁；其中 141 名男性（68.4％）］，随机分为革兰染色指导抗生素治疗组（$n=103$）和基于指南抗生素治疗组（$n=103$）。革兰染色指导抗生素治疗组 79 名患者（76.7％）和基于指南抗生素治疗组 74 名患者（71.8％）出现临床反应（风险差异 0.05；95％可信区间 −0.07～0.17；非劣效性 $P<0.001$）。在革兰染色指导抗生素治疗组和基于指南抗生素治疗组中，观察到抗假单胞菌药物（30.1％；95％可信区间 21.5％～39.9％；$P<0.001$）和抗 MRSA 药物（38.8％；95％可信区间 29.4％～48.9％；$P<0.001$）的使用减少。革兰染色指导抗生素治疗组的 28 天累积死亡率为 13.6％（$n=$

14)，而基于指南抗生素治疗组为 17.5%（$n=18$）（$P=0.39$）。根据培养结果，革兰染色指导抗生素治疗组的 7 名患者（6.8%）和基于指南抗生素治疗组的 1 名患者（1.0%）进行了抗生素升级（$P=0.03$）。两组在 ICU 外的天数、无呼吸机天数和不良事件方面没有显著性差异。试验结果表明，**革兰染色指导治疗的效果不低于指南指导的治疗，并显著减少了 VAP 患者广谱抗生素的使用**。革兰染色有可能改善重症监护环境中的多药耐药微生物。技术路线详见原文。

作为微生物学从业人员和一线医务工作者，应关注一下**微生物学和治疗学的细节**。表 4-1（原文附件 2 电子表格 4）是两组分离的微生物列表，表 4-2（电子表格 5）是革兰染色结果。

表 4-1（原文附件 2 电子表格 4）　呼吸道标本分离的微生物

项目	革兰染色指导组（$n=103$）	指南组（$n=103$）
革兰阳性菌		
金黄色葡萄球菌	50	53
MRSA	9	13
肺炎链球菌	1	6
棒杆菌属	3	1
其他链球菌	54	53
其他阳性杆菌	1	1
革兰阴性杆菌		
克雷伯菌属	18	16
流感嗜血杆菌	9	11
肠杆菌属	10	8
大肠埃希菌	7	9
铜绿假单胞菌	2	9
黏质沙雷菌	6	2
卡他莫拉菌	6	1
鲍曼不动杆菌	5	1
柠檬酸盐杆菌属	1	2
产 ESBL 肠杆菌目	4	2
其他阴性杆菌	5	7
多药耐药阴性杆菌	0	0

表 4-2（原文附件 2 电子表格 5） 革兰染色结果

项目	革兰染色指导组($n=103$)	指南组($n=103$)
革兰阳性球菌链状	52	50
革兰阳性球菌成簇	56	55
革兰阳性杆菌	28	28
革兰阴性杆菌	65	57
没有微生物	5	9

革兰染色指导抗生素治疗组的患者根据气管内抽吸物（endotracheal aspirate）的革兰染色结果接受抗生素治疗。微生物学实验室对痰培养的呼吸道样本进行革兰染色。没有进行支气管肺泡灌洗来获取呼吸道样本。革兰染色采用 Favor 法，制片后热固定，用 0.2％维多利亚蓝（Victoria blue）浸泡 30s，并用自来水冲洗，然后用 2％苦味酸乙醇（picric acid ethanol）脱色，细胞用 0.004％品红（fuchsin）复染 30s，用自来水冲洗。呼吸道样本质量：采用 MJ 分类法（Miller and Jones classification）和 Geckler 分类法进行评估。革兰染色结果分类为革兰阳性球菌（GPC）链状、GPC 成簇（clusters）、革兰阳性杆菌、革兰阴性杆菌（GNR）或其组合。当革兰染色结果仅显示 GPC 链状和/或革兰阳性杆菌时，使用不覆盖假单胞菌的 β-内酰胺抗生素。当革兰染色结果显示 GPC 成簇且无 GNR 时，使用抗 MRSA 药物。当革兰染色结果显示 GNR 且无 GPC 成簇时，服用抗假单胞菌药物。当革兰染色结果显示 GPC 成簇和 GNR 时，联合使用抗假单胞菌药物和抗 MRSA 药物。当革兰染色结果显示有两种或两种以上的类别时，使用这些类别中最广谱的抗生素。当革兰染色未显示任何微生物时，我们联合使用抗假单胞菌药物和抗 MRSA 药物。最后一句值得思考，没有任何微生物，反倒是两种联合，都覆盖。另外，需要注意，所有 GNR 都用了抗假单胞菌药物。通过表 4-1 可知，肠杆菌目微生物很多，远多于假单胞菌。所以实际上，不仅仅是和基于指南的抗生素治疗组相比，就是革兰染色组，依然有很大的调整空间。

根据 2016 年 VAP 指南，基于指南的抗生素治疗组患者接受了抗假单胞菌药物和抗 MRSA 药物联合治疗。我们没有在两组中使用两种不同类别的抗假单胞菌药物作为初始抗生素治疗，因为铜绿假单胞菌仍然对抗假单胞菌 β-内酰胺类药物敏感（80％～90％），并且在所有参与机构中，MDR GNR 的频率较低（<10％）。如果 VAP 发病前已经从呼吸道样本中分离到病原体，则对两组中相应患者的初始治疗选择进行升级，以覆盖该病原体。根据之前记录的每个 ICU 的耐药性模式（antimicrobial resistance patterns）选择特定的抗生素药物。同时，根据从呼吸道样本中实际分离到的病原体，研究药物降级或升级到靶向治疗层面（definitive treatment level）。现场研究人员根据患者个体状况调整剂量方

案。研究药物至少持续 7 天，并由现场研究人员自行决定停止用药。

抗生素使用：表 4-3（原文附件 2 电子表格 6）是抗生素种类。这意味着基于指南的抗生素治疗组全部是抗 MRSA 加抗假单胞菌治疗。

表 4-3（原文附件 2 电子表格 6） 选用的抗生素

项目	革兰染色指导抗生素治疗组（$n=103$）	基于指南的抗生素治疗组（$n=103$）
抗 MRSA 且抗假单胞菌	43	103
抗 MRSA 但不覆盖假单胞菌的 β-内酰胺类药物	1	0
抗 MRSA	19	0
抗假单胞菌	29	0
不覆盖假单胞菌的 β-内酰胺类药物	11	9

综上可知，革兰染色对临床 VAP 初始使用抗微生物药物的选择，有一定指导作用。该研究基于抽吸痰样本。期待基于 BALF 样本的临床试验。

需要强调的是，感染性疾病的诊断是分级的——拟诊断、极似诊断、确定诊断。我们提到过，一般而言，革兰染色结果属于极似诊断层面证据，不是确诊证据[2,3]。上面文章是很好的注解。

可以关注中国研究[4]。CID 有文章对社区获得性肺炎患者的痰革兰染色进行了荟萃分析[5]，并引发了后续讨论[6]，恰如文章的题目 *The Still-Unknown Worth of a Gram Stain for Pneumonia* 所言，革兰染色在现实中确实有一定解释难度，由此也带来了诊断不确定性。

参考文献

[1] Yoshimura J，Yamakawa K，Ohta Y，et al. Effect of Gram Stain-Guided Initial Antibiotic Therapy on Clinical Response in Patients With Ventilator-Associated Pneumonia：The GRACE-VAP Randomized Clinical Trial. JAMA Netw Open，2022，5（4）：e226136. doi：10.1001/jamanetworkopen.2022.6136. PMID：35394515；PMCID：PMC8994124.

[2] 宁永忠. 细菌性感染性疾病的诊断分级 [J]. 中华传染病杂志，2015，33（1）：49-52. DOI：10.3760/cma.j.issn.1000-6680.2015.01.013.

[3] 宁永忠，李祥. 懂病、懂微生物、懂药：感染性疾病的理念. 第 2 版. 北京：化学工业出版社，2022.

[4] Zhang R，Wu Y，Deng G，et al. Value of sputum Gram stain，sputum culture，and bronchoalveolar lavage fluid Gram stain in predicting single bacterial pathogen among children with community-acquired pneumonia. BMC Pulm Med，2022，22（1）：427. doi：10.1186/s12890-022-02234-1. PMID：36402959；PMCID：PMC9675245.

［5］ Ogawa H，Kitsios GD，Iwata M，et al. Sputum Gram Stain for Bacterial Pathogen Diagnosis in Com-munity-acquired Pneumonia：A Systematic Review and Bayesian Meta-analysis of Diagnostic Accuracy and Yield. Clin Infect Dis，2020，71（3）：499-513. doi：10. 1093/cid/ciz876. PMID：31504334；PMCID：PMC7384319.

［6］ Ito H. The Still-Unknown Worth of a Gram Stain for Pneumonia. Clin Infect Dis，2021，73（1）：e273. doi：10. 1093/cid/ciaa1642. PMID：33112961.

33. 血培养的污染率有哪些建议？

2021年2月国家卫生健康委印发了《2021年国家医疗质量安全改进目标》，其中有两个目标与血培养送检相关，分别是：目标四，即提高住院患者抗菌药物治疗前病原学送检率；目标九，即降低血管内导管相关血流感染发生率。

这两个目标的核心策略提出，医疗机构要建立治疗性应用抗菌药物前病原学送检情况和血管内导管相关血流感染的多部门联合监测及评价机制，明确相关质控指标数据采集方法与数据内部验证程序，按季度、分科室进行本机构数据分析、反馈，并将目标改进情况纳入绩效管理，建立激励约束机制。这就要求大家在平时对血培养污染率的计算要更加严谨，很多医院的护理部门也在做与临床样本采集相关的质量改进工作。严谨准确的指标能让临床持续改进工作更加明确具体，增加可比性，也为后续持续改进提供了不同的方向。

血培养污染率如何计算，大家一直有困惑。王启老师文章《您会计算血培养污染率吗？》解答了我们计算血培养污染率的疑问。

污染率：单位时间内（如每月、每季度、每年）血培养污染套数与血培养总套数的比值。计数血培养生长痤疮丙酸杆菌、芽孢杆菌、棒杆菌、微球菌或凝固酶阴性葡萄球菌的套数。这些细菌都可能是"污染菌"。芽孢杆菌和微球菌"一直"都属"污染菌"，痤疮丙酸杆菌"通常"都是"污染菌"，而凝固酶阴性葡萄球菌（CNS）则可能为"污染菌"或导管相关血流感染（CRBSI）的病原。表4-4中的例子，一共100套，污染率＝(2+2+1)/100＝5%（表4-4）。

表 4-4 污染率计算

分离菌	＋套数	病原 OR 污染
大肠埃希菌	3	病原
肺炎克雷伯菌	1	病原
铜绿假单胞菌	1	病原
金黄色葡萄球菌	6	病原

分离菌	+套数	病原 OR 污染
凝固酶阴性葡萄球菌(多套来自1人,都阳性)	2	病原(可能)
凝固酶阴性葡萄球菌(多套,只有1套阳性)	2	污染
芽孢杆菌	2	污染
微球菌	1	污染

而在实际计算血培养污染率中涉及两个细节,这里继续讨论一下。一个是污染率的计算是否包括经导管采集的血培养,另一个是污染率达标的阈值。

血培养污染率计算的细分

国际文献报道,经导管采集的血培养污染高于经皮静脉穿刺获得的血培养[1]。该文献是一篇荟萃分析,共纳入 6 项研究,提供了 2677 对从血管内导管和外周静脉穿刺获得的血液培养的数据。研究发现,从血管内导管获得样本进行血培养,对菌血症的诊断试验具有更好的敏感性(OR 1.85,95%CI 1.14～2.99,固定效应模型)和更好的阴性预测值(几乎具有统计学意义)(OR 1.55,95%CI 0.999～2.39,固定效应模型),但特异性较低(OR 0.33,95%CI 0.18～0.59,随机效应模型)和较低的阳性预测值(OR 0.41,95%CI 0.23～0.76,随机效应模型)。如果患者有 1000 名,与外周血培养结果相比,从血管内导管获得的血液培养可多鉴别出 8 名真的菌血症患者和 59 名(5.9%)假的菌血症患者。另一篇荟萃分析纳入 9 项研究,结果表明通过血管内导管采集的血液被污染的可能性平均是通过静脉穿刺采集的血液的 2.69 倍(95%CI 2.03～3.57)[2]。

而从临床角度,国际上严谨的文献一般都是血流感染(BSI)与导管相关血流感染(CRBSI)分别统计[3]。

由此可知,逻辑上,或严格来说,经皮穿刺血培养和经导管采集血培养的污染应该分别计算。不过实际上,国内相关行业标准没有明确说明[4,5]。国内关于血培养污染率研究的引用率较高的文章也没有详细说明[6,7]。

我们建议:血培养污染率应区分计算,不建议不加区分且无任何说明地笼统计算。

具体计算方法如下。注意:下面的建议不包括动脉血、脐带血、血液制品等情况,也不包括目前广泛应用的把一些体液样本(脑脊液、胸腔积液、腹水、腹腔引流液、脑室引流液等)打入血培养瓶(此时严格来讲叫增菌培养瓶)中的情况。

分两种情况:①单纯的经皮静脉穿刺血培养;②考虑导管相关血流感染时经

导管、经皮采集的配套血培养。后者用差异报警时间和匹配定量血培养、导管半定量或定量培养以及导管出口脓液的培养进行进一步判断。

（1）单纯的皮静脉穿刺血培养　此时的污染率计算不包括②中为配套判断而进行的经皮穿刺的血培养。此时的血培养污染率为 A。

（2）配套血培养　为判断导管相关血流感染，进行经导管、经皮配套血培养。其中经皮采集的，污染率为 B，经导管采集的污染率为 C。

我们建议：如果机构有条件、信息系统能够具体区分，则血培养污染率按照 A、B、C 分别计算。可以在此基础上，进一步计算混合污染率；如果机构没有条件完全区分或只能部分区分，则血培养污染率只能混合计算。此时污染率为 D（不含导管血，相当于 A 与 B 综合分析）或 E（含导管血，相当于 A、B 与 C 综合分析）。汇报数据的同时，一定要标注说明：数据具体所指，是否是混合污染率（D 或 E）。

污染率达标阈值

目前很多医院采用以往的 ASM 和 CLSI 的推荐——污染率达标阈值（指上面 A 或 B 或 D），3％为静脉采血血培养合格的阈值（即阈值≤3％为合格，阈值＞3％为不合格）[8,9]。

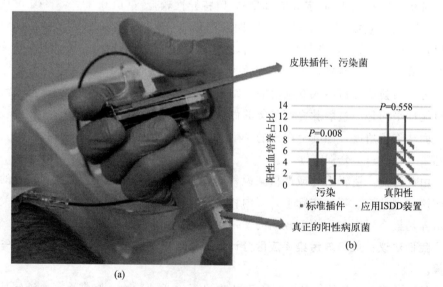

图 4-1　采血示意图[11]

（a）是 ISDD 装置，上面箭头指向皮肤插件、污染菌。我们的理解是：一开始血液含有污染菌，这是可以分流的装置。下面箭头指向真正的阳性病原菌，箭头起点为血培养瓶。（b）在真正病原百分比无显著性差异的情况下，通过 ISDD 装置采血的污染率大幅度下降

就目前进展来看，3%的阈值依然有一定的进步空间。如有研究采用初始样本转流装置（the initial specimen diversion device™，ISDD）能将血培养污染率降至0.22%[10]。另有研究采用ISDD能将血培养污染率降至1%[11]。采用新型的样本采集系统能将血培养假阳性减少82.8%[12]。国际上已经有专家建议将其阈值调为1%。目前国际文献有的将两个目标并列[13]。

我们建议：① 医疗机构应建立经皮采集血培养污染率计算、评价、反馈体系。条件具备时，纳入经导管采集血培养的污染率。

② 没有应用新型装置，经皮采集血培养污染率应以3%为达标阈值。应用新型装置，污染率应以1%为达标阈值。条件具备时，医疗机构应该尽量应用新型装置。

说明：该阈值指上面 A、B、D 的统计数字，不包括 C、E。C、E 目前没有公认阈值。A、B、D 如果超标，临床护理学需要调整皮肤消毒，增加培训。C、E 可以以本机构/本地区最佳导管护理团队的连续监测结果为基线，判断未来或新人的导管护理效果，并持续改进。

参考文献

［1］ Falagas ME，Kazantzi MS，Bliziotis IA. Comparison of utility of blood cultures from intravascular catheters and peripheral veins：a systematic review and decision analysis. J Med Microbiol，2008，57 (Pt 1)：1-8. doi：10. 1099/jmm. 0. 47432-0. PMID：18065660.

［2］ Snyder SR，Favoretto AM，Baetz RA，et al. Effectiveness of practices to reduce blood culture contamination：a Laboratory Medicine Best Practices systematic review and meta-analysis. Clin Biochem，2012，45 (13-14)：999-1011. doi：10. 1016/j. clinbiochem. 2012. 06. 007. Epub 2012 Jun 16. PMID：22709932；PMCID：PMC4518453.

［3］ Grasselli G，Scaravilli V，Mangioni D，et al. Hospital-Acquired Infections in Critically Ill Patients With COVID-19. Chest，2021，S0012-3692 (21) 00679-6. doi：10. 1016/j. chest. 2021. 04. 002. Epub ahead of print. PMID：33857475；PMCID：PMC8056844.

［4］ 国家卫生和计划生育委员会. 临床微生物实验室血培养操作规范：WS/T 503-201［S］.

［5］《临床检验专业医疗质量控制指标》(2015 年版) 国卫办医函［2015］252 号.

［6］ 徐丽华，任霄剑，张婷，等. 多部门协作管理模式在提高血培养样本送检率及送检质量中的应用［J］. 中国感染控制杂志，2020，19 (4)：360-364. DOI：10. 12138/j. issn. 1671-9638. 20205766.

［7］ 王露霞，石凌波，郭振辉，等. 血培养污染菌判定的实验室检查［J］. 热带医学杂志，2015，15 (6)：744-747，802.

［8］ Wilson ML. Clinical and Laboratory Standards Institute. Principles and procedures for blood cultures：approved guideline. Wayne，Pa：Clinical and Laboratory Standards Institute，2007.

［9］ Baron EJ，Weinstein MP，Dunne WM Jr，et al. Cumitech1C，blood cultures IV. Washington，D. C：ASM Press，2005.

［10］ Rupp ME，Cavalieri RJ，Marolf C，et al. Reduction in Blood Culture Contamination Through Use of Initial Specimen Diversion Device. Clin Infect Dis，2017，65（2）：201-205. doi：10.1093/cid/cix304. PMID：28379370；PMCID：PMC5849098.

［11］ Zimmerman FS，Assous MV，Zevin S，et al. Reducing blood culture contamination using an initial specimen diversion device. Am J Infect Control，2019，47（7）：822-826. doi：10.1016/j. ajic. 2018. 12. 004. Epub 2019 Jan 10. PMID：30638673.

［12］ Bell M，Bogar C，Plante J，et al. Effectiveness of a Novel Specimen Collection System in Reducing Blood Culture Contamination Rates. J Emerg Nurs，2018，44（6）：570-575. doi：10.1016/j. jen. 2018. 03. 007. Epub 2018 Apr 21. PMID：29685676.

［13］ Ombelet S，Barbé B，Affolabi D，et al. Best Practices of Blood Cultures in Low-and Middle-Income Countries. Front Med（Lausanne），2019，6：131. doi：10. 3389/fmed. 2019. 00131. PMID：31275940；PMCID：PMC6591475.

34. 血培养瓶没有立即上机时，保存温度是多少？

我们的一般观念是，血培养瓶没有立即上机，是室温保存。不能 4℃ 保存，也不能 35~37℃ 保存。2022 年 3 月 22 日，王辉教授考我：为什么不可以放 4℃ 保存，你的依据呢？

在我的记忆中，确实没有这方面的信息储备。不过当我准备检索时，又遇到了第二个难题：怎么检索？检索词是什么？没有立即上机、延迟上机——这些行为描述都不太专业、具体，不太好设定英文检索词。于是，从翻书开始！

翻阅的第一本书——王辉教授的《临床微生物学检验》[1] 就有提示——第212 页引文 7，而且是同宗文献[2]。该文题目：*Effect of overnight storage of blood culture bottles on bacterial detection time in the BACTEC 9240 blood culture system*。可见该文研究隔夜储存、报警时间。这是我阅读的第一篇文章。以此为依托，又找到了下面几篇文章。

第二篇文章[3] 题目：*Effects of delayed-entry conditions on the recovery and detection of microorganisms from BacT/ALERT and BACTEC blood culture bottles*。该文提到，制造商通常建议血液培养瓶在短时间内放入血培养仪。然而根据经验，上机之前往往可能出现延迟。我们研究了在不同温度（T）下的保存效果：室温（RT）、4℃、37℃，并模拟了场景——在 37℃ 培养［以模拟运输（TR）］后室温 2h。同时研究了在 4h、12h 和 24h 的不同保存时间下保存瓶子的效果。待检测系统：使用 FA 和 FN 瓶的 BacT/ALERT 系统，使用 Plus（PL）和 Lytic 10（LY）瓶的 BACTEC 系统。向每个瓶子中加入标准化接种物和 5ml 血液。根据预期性能评估了 15 种微生物：需氧（FA 和 PL）、厌氧（FN 和 LY）和兼性（所有瓶子）。根据预期性能，FA 和 FN 瓶分别回收了 468 个微生物中的 458 个和 288 个微生物中的 282 个；而 PL 和 LY 瓶分别回收了 468 个中的 453 个、288 个中的 257 个（$P \leqslant 0.001$，FN 与 LY）。在 4℃、室温、37℃ 和 TR 条件下的瓶子分别有 3 个、11 个、21 个和 27 个假阴性结果。保存 4h、

12h 和 24h 条件下的瓶子分别有 4 个、8 个和 50 个假阴性结果。我们的结果支持在 4℃或室温下将这四种瓶子保持 24h，在 37℃下保持 12h。我们建议，当这些瓶子在 4℃或室温下保持 24h 以上，或在 37℃下保持 12h 以上时，制造商可以声明"放入有延迟"，从而免责。

第三篇文章[4]题目：*Effects of preincubation temperature on the detection of fastidious organisms in delayed-entry samples in the BacT/ALERT 3D blood culture system*。文章提到，本研究评估了预孵育对 BacT/ALERT 3D 系统（bioMérieux）中使用 FA（需氧）培养瓶的苛养菌（包括 HACEK 群、链球菌、脑膜炎奈瑟菌、嗜血杆菌和棒杆菌）延迟放入培养箱的影响。瓶内接种两种不同浓度 [0.5 麦氏单位（McFarland）和 1:100000 稀释度]，立即放入，或放入前在 4℃、室温（RT）或 37℃下储存 24h。两种浓度下立即放入的检测率（DR）为 92.5%，低浓度下的平均检测时间（TTD）为 26.7h [标准差（SD）：14.7h]，高浓度下为 9.21h（SD：5.3h）。与未预孵育相比，**4℃预孵育对两种浓度的检测率（DR）均无影响**。室温时，低浓度组的检测率为 90.0%，高浓度组为 83.6%。37℃时，低浓度组和高浓度组的检测率分别为 76.3% 和 66.3%。平均检测时间与预孵育温度呈负相关。培养 4 天足够，但啮蚀艾肯菌（*Eikenella corrodens*）和血孪生球菌（*Gemella sanguinis*）例外。肺炎链球菌或脑膜炎奈瑟菌的血清型不影响 TTD。金氏金杆菌（*Kingella kingae*）无法检测到。为了检测到上述细菌，我们建议在室温下储存瓶子。如果在 37℃错误储存，建议进行传代培养。所有在第四天结果为阴性的病例都应重新评估。

第四篇文章[5]题目：*Sensitivity of the BacT/ALERT FA-medium for detection of Pseudomonas aeruginosa in pre-incubated blood cultures and its temperature-dependence*。该文是将室温和 36℃进行比较，结论是 36℃下储存不好（前两篇文献也是 36℃下储存不好），没涉及 4℃。

第五篇文章[6]题目：*Effect of delayed entry on performance of the BacT/ALERT FAN PLUS bottles in the BacT/ALERT VIRTUO blood culture system*。该文不是研究温度，但参数需要设定温度。该文直接用了室温。原文提到，与之前的延迟放入研究相比，FA PLUS、PF PLUS 和 FN PLUS 瓶在无延迟放入并在室温下保持 24h 时，在 VIRTUO 上的检测率更高，检测时间更快。可见室温是业界共识。大多数临床微生物学书籍也是如此写的。

上面文献提示：

（1）其实退一步想一想，4℃保存不太影响结果——这并不奇怪，因为绝大多数细菌在 4℃生命力正常。

不过 35～37℃为什么不好，需要思考。当然需要排除：上机后，阳性瓶不被机器识别的情况——这可能需要盲传，日常需要强制性观察瓶底或其他指标。机器不识别是表面假象，不是这个温度真的不好。上面第三篇文章，高浓度组也不如低浓度组。是 35～37℃ 生长形成高浓度后有自溶所致？或其他原因所致？这需要思考和进一步研究。

（2）苛养菌可能室温下储存更好一些。对一般常见细菌，室温和 4℃ 下储存都可以。不过因为 4℃ 需要提供特殊环境，所以书上建议的都是室温。

（3）一般性工作要求，推荐：

a. 立即送检、立即上机。

b. 不能立即上机，可以室温保存，不超过 24h，尽量 2h 内。

c. 如果采集后在 4℃ 条件下保存了，实验室不要拒收。记录延迟时间、4℃保存，正常接收、上机。

d. 不要 35～37℃ 保存。 对于实验室而言，样本送达后如果不能立即上机，室温下放着就行，不要放入普通 35～37℃ 温箱。

现实中如果样本在 35～37℃ 条件下保存了，经过努力又不能落实拒收，我们理解，也可以考虑接收。当然报告单上一定要注明。且下一次该病区一定要做出改变。接收后，如果结合肉眼判断、盲传，甚至分子生物学检测，漏检率应该可以接受。盲传不是临床微生物学实验室常规，但此刻应该盲传。

e. 如果目标是具体的特殊的细菌，则有特殊温度考虑。

f. 超过 24h，一般就拒收了。

最后，总结一下常用检索词：delayed entry、pre-incubated OR preincubation、overnight storage。

参考文献

［1］ 王辉，任健康，王明贵. 临床微生物学检验. 北京：人民卫生出版社，2010.

［2］ Janapatla RP，Yan JJ，Chien ML，et al. Effect of overnight storage of blood culture bottles on bacterial detection time in the BACTEC 9240 blood culture system. J Microbiol Immunol Infect，2010，43（2）：126-32. doi：10.1016/S1684-1182（10）60020-5. PMID：20457429.

［3］ Sautter RL，Bills AR，Lang DL，et al. Effects of delayed-entry conditions on the recovery and detection of microorganisms from BacT/ALERT and BACTEC blood culture bottles. J Clin Microbiol，2006，44（4）：1245-9. doi：10.1128/JCM.44.4.1245-1249.2006. PMID：16597846；PMCID：PMC1448626.

［4］ Wilms MC，Stanzel S，Reinert RR，et al. Effects of preincubation temperature on the detection of fastidious organisms in delayed-entry samples in the BacT/ALERT 3D blood culture system. J Microbiol Methods，2009，79（2）：194-8. doi：10.1016/j.mimet.2009.08.015. Epub 2009 Sep 4. PMID：19733598.

[5] Seegmüller I，Eschenbach U，Kamereck K，et al. Sensitivity of the BacT/ALERT FA-medium for detection of Pseudomonas aeruginosa in pre-incubated blood cultures and its temperature-dependence. J Med Microbiol，2004，53（Pt 9）：869-874. doi：10.1099/jmm.0.45533-0. PMID：15314193.

[6] Adamik M，Hutchins A，Mangilit J，et al. Effect of delayed entry on performance of the BacT/ALERT FAN PLUS bottles in the BacT/ALERT VIRTUO blood culture system. Eur J Clin Microbiol Infect Dis，2021，40（4）：699-705. doi：10.1007/s10096-020-04042-z. Epub 2020 Oct 9. PMID：33034779；PMCID：PMC7979663.

35. 血培养有哪些质量指标？

写作血培养共识时，遇到了低中收入地区（LMIC）血培养最佳实践一文[1]。该文有血培养质量指标，值得重视。表 4-5 是原文，最后一列"按"是后加内容。HIC 指高收入地区。

表 4-5　血培养质量指标

质量指标	定义	目标	评价	按
有病原生长的血培养瓶比例（阳性率）	有病原生长的血培养瓶数量/血培养瓶总数	5%～15% 6%～12% 如果低于目标，则血液培养的医嘱过于随意自由；如果高于目标，则为过于严格	这些目标数值适用于 HIC、疟疾未流行地区 在 LMIC 中进行的研究通常显示病原体比例较高	评价里 LMIC 的描述和国内实际情况有一定差距
血培养总数	血培养数量/（1000 患者·日）	103～188 套	HIC：广泛研究 LMIC：没有清晰定义	相比而言，国内的潜力巨大，亟须努力
错过的机会（missed opportunities）	需要采集培养血但错过的机会，可以基于患者病历回顾进行评价	未定义	—	—
污染率	污染血培养数量/血培养总数	<3% <1%	对污染率，血培养定义为通过一个穿刺点采集的血液样本	左侧目标是两个数值。原文的引文是 CMPH
体积	每个血培养瓶的体积	≥80% 的推荐体积	可以使用以下公式（系数 0.94 表示血液密度的校正）：每瓶体积=（取样后的瓶子重量－取样前的瓶子重量+瓶盖的平均重量）×0.94	—

质量指标	定义	目标	评价	按
单瓶（solitary）血培养的数量、比例	成人血培养，实际只送检了1瓶，没有满足"送至少2瓶"的基本要求	实践良好的医院，只有3.4%的单瓶血培养	—	—
穿刺到孵育的时间（needle-to-incubator time）	从血培养采集到孵育的时间间隔	<2h <4h	—	—
生长到可以检测的时间（time-to-detection of growth）	从开始孵育到生长后可以检测的时间间隔	对手工血培养没有清晰定义	—	对仪器血培养呢？
革兰染色准确性	涂片结果（革兰染色）和培养结果的一致性	—	—	这是实验室层面的不一致。革兰阴性球菌和球杆菌容易出错误
实验室周转实践（turnaround time，TAT）	实验室签收该血培养瓶到报告结果给临床医生的时间间隔	—	—	这是业界努力降低的指标。如果统计结果看到此时间逐渐延长，则需要控制
抗生素敏感性试验报告的质量	原始结果的正确解释、报告	—	—	这是指直接药敏试验？至少应该超过80%保持一致

注："目标"列（左第三列）中三个格（第2、第5、第8行）中的双数值，是来源于不同文献，没有统一。

尿液和呼吸道分泌物需要评估质量。血液培养更需要质量指标——有助于评估和监测的质量指标。通过向相关临床医生、护士等提供直接反馈，他们可以改进医院和实验室从医嘱到报告的整个流程。上表给出了质量指标的例子，虽然这些指标看起来似乎明确，但定义并不总是统一的，这导致不同研究报告的数字、百分比可比性受到影响。同时上表也有助于不同实验室之间的统一、规范。

参考文献

[1] Ombelet S，Barbé B，Affolabi D，et al. Best Practices of Blood Cultures in Low-and Middle-Income Countries. Front Med（Lausanne），2019，6：131. doi：10.3389/fmed.2019.00131. PMID：31275940；PMCID：PMC6591475.

36. 血培养阳性报警时间有什么意义？

我们很早就关注到血培养阳性报警时间（time to positivity，TTP）这个参数，并早期进行了实际应用[1]。概括而言，TTP的价值体现在如下几个方面：判断疾病严重程度；鉴别分离株是否污染；分离株菌种判断；分离株耐药性判断；评价抗生素治疗效果；辅助调整治疗药物；通过差异阳性报警时间（DTTP）诊断或排除导管相关血流感染（CRBSI）；判断导管是否为假丝酵母菌血症的感染源；辅助了解流行病学分析等。我们看一下近期进展。

判断疾病严重程度

在PubMed用"time to positivity"［Title］检索。数据库中标记为荟萃分析和系统性综述的唯一一篇文章，是关于TTP和病死率的[2]，共纳入24项符合条件的研究。死亡组24例，感染性休克组6例。死亡率与短TTP组显著相关，比值比（OR）为2.98（95%CI 2.25～3.96，$P<0.001$）。短TTP组发生脓毒症休克的OR为4.06（95%CI 2.41～6.84，$P<0.001$）。对亚组（革兰阳性菌、革兰阴性菌、念珠菌）进一步分析显示短TTP是革兰阳性和革兰阴性菌相关血流感染中死亡率和感染性休克的重要预测因子；而TTP与念珠菌血症患者的死亡率无关。由此可知，在某些细菌种类中，短TTP是患者预后的可靠标志。需要对诸如装瓶延迟等混杂因素进行研究，以减少外部影响。

基于菌种的分析很多，这里以铜绿假单胞菌为例。关于铜绿假单胞菌的研究[3]显示，328名患者铜绿假单胞菌分离株的平均TTP为15h［四分位距（IQR）12～18h］。所有多药耐药和广泛耐药（MDR/XDR）感染在最初36h内均呈阳性。30天死亡率为32.3%。TTP预测死亡率的最佳阈值为16h（受试者操作特征曲线下面积0.62，95%CI 0.56～0.67，$P=0.001$）。TTP≤16h组的30天死亡率明显高于对照组（41.0%：19.5%，$P<0.001$）。在多变量分析中，严重的中性粒细胞减少症［校正比值比（aOR）2.67，95%CI 1.4～5.09，$P=$

0.002]、脓毒症休克（aOR 3.21，95％CI 1.57～5.89，$P<0.001$）、呼吸感染导致菌血症（aOR 4.37，95％CI 2.24～8.52，$P<0.0001$）、医院获得性菌血症（aOR 1.99，95％CI 1.06～3.71，$P=0.030$）、TTP≤16h（aOR 2.27，95％CI 2.12～4.25，$P=0.010$）和 MDR/XDR 表型（aOR 2.54，95％CI 1.38～4.67，$P=0.002$）与 30 天死亡率独立相关。

对病死率、对预后的影响，是 TTP 这个参数最大的关注点，相关文章很多。目前看，也有部分文章的研究结论不同，需要进一步分析和研究。如英国完成了随机对照试验[4]，发现除了链球菌（OR 0.98，95％CI 0.96～1.00）和念珠菌（OR 1.03，95％CI 1.00～1.05），TTP 与死亡率之间没有关联。当然，不同中心变异性较大。说明 TTP 与死亡率无关，但念珠菌属（更长时间与更差结果相关）和链球菌属（更短时间与更坏结果相关）除外。需要进一步研究。另外有研究显示，脓毒症出现严重表现时，该参数与病死率无关[5]。

鉴别分离株是否污染、是否致病

日本文章对凝固酶阴性葡萄球菌是否污染进行了研究[6]。共 57 例、92 例和 6 例表皮葡萄球菌阳性血培养分离株分别分类为菌血症、污染和未确定，而 15 例和 36 例人型葡萄球菌分别属于菌血症和污染。判定为菌血症者，大多数 TTP <48h。其中，导管相关血流感染的 TTP<24h。由此可知，临床评估对于区分菌血症和污染至关重要，但阳性瓶 TTP 是一种有价值的诊断辅助工具。

瑞典有两篇相关研究。第一篇是对非乙型溶血性链球菌（non-β-hemolytic streptococcus，NBHS）菌血症进行的回顾性队列研究[7]。在 263 例 NBHS 菌血症中，28 例代表感染性心内膜炎（IE），IE（15h）和非 IE（15h）的 TTP 中值无显著差异（$P=0.51$）。存活者和 30 天内死亡者的 TTP 相似。然而，当比较不同链球菌组时，TTP 显著不同（$P<0.001$）。说明 NBHS 对 IE 有预测性。第二篇研究阐述了 41 例坏死梭杆菌（Fusobacterium necrophorum）菌血症患者的 TTP，发现短 TTP 与 Lemierre 综合征之间存在相关性（$P=0.026$）[8]。

分离株菌种判断

中国研究关注了对热带念珠菌的判断[9]。在回顾性研究中，136 例念珠菌血症患者的热带念珠菌 TTP 平均值明显短于其他念珠菌。受试者工作特性

（ROC）曲线下面积为 0.8896±0.030，敏感性为 92.86%，特异性为 77.87%，**表明临界值<25.50h** 的 TTP 对念珠菌血症的热带念珠菌病因，具有很强的诊断力。此外，来自 314 个模拟血液培养的 TTP 显示出与回顾性研究相似的结果，证明 TTP 是早期诊断热带念珠菌血症的有力诊断工具。此外，结果表明 TTP 与初始接种物浓度和念珠菌种类的耐药性之间没有统计学意义，表明初始接种物的浓度不会影响 TTP，TTP 在预测所有念珠菌种类的耐药性方面可能不太有前景。另一篇文章也有类似信息[10]。

分离株耐药性判断

上海研究显示，在耐甲氧西林金黄色葡萄球菌和敏感的金黄色葡萄球菌、肠杆菌目超广谱 β-内酰胺酶（ESBLs）阳性和阴性，广泛耐药（XDR）和非广泛耐药鲍曼不动杆菌中，TTP 有显著差异。血流感染（BSI）患者的 TTP 中位数明显短于无 BSI 患者（P<0.001）。ROC 曲线分析表明，对 BSI 最敏感和最特异的预测阈值，CoNS、金黄色葡萄球菌、大肠埃希菌和肺炎克雷伯菌的 TTP 分别为 22.72h、19.6h、18.58h 和 16.43h[11]。

评价抗生素治疗效果、确定疗程、辅助调整治疗药物

目前认为，血液培养阳性的报警时间可以用于对经验性广谱抗微生物治疗的早期重新评估[12]。

有研究关注了新生儿晚期脓毒症的抗生素治疗[13]。从 3808 名婴儿中获得的 10235 份血培养中，1082 份（10.6%）呈阳性。仅限于细菌病原和首次阳性，428 个培养的 TTP 中值（第 25～75 百分位）为 23.5h（18.4～29.9h）；364 个（85.0%）在 36h 内阳性。排除凝固酶阴性葡萄球菌（CoNS），294 个培养中的 275 个（93.5%）在 36h 前报阳性。在多变量模型中，CoNS 分离和抗生素预处理与 TTP>36h 的概率增加显著相关。单中心预测 36h 的经验治疗持续时间，并假设所有负面评价都与抗生素的经验疗程相关，我们估计在 10 年内 629 名婴儿可避免 1164 剂抗生素，当然也有 13 名菌血症婴儿的抗生素治疗有延迟。由此可知，晚期脓毒症评估中，经验性抗生素给药（不针对 CoNS）可在 36h 停止。当针对 CoNS 进行预处理或抗生素治疗时，应考虑更长的持续时间（48h）。

通过 DTTP 诊断或排除 CRBSI

西班牙研究[14]共纳入 512 例 BSI，其中 302 例（59％）为 CRBSI。DTTP 对金黄色葡萄球菌（AUC 0.656±0.06）、凝固酶阴性葡萄球菌（AUC 0.618± 0.081）、肠球菌（AUC 0.554±0.117）和不产 AmpC 酶的肠杆菌目（AUC 0.653±0.053）的鉴别能力较低；铜绿假单胞菌属中等（AUC 0.841±0.073）、产 AmpC 酶的肠杆菌目高（AUC 0.944±0.039）。对于整个样本，DTTP 具有低到中等的辨别能力（AUC 0.698±0.024）。阈值≥2h，对凝固酶阴性葡萄球菌（60％）的敏感性较低，对金黄色葡萄球菌（34％）、肠球菌（40％）和非产 AmpC 酶肠杆菌目（42％）的敏感性极低。1h 的 DTTP 阈值可以提高产 AmpC 肠杆菌目的敏感性（90％）。可知只有当涉及产 AmpC 酶的肠杆菌目和铜绿假单胞菌时，DTTP 才能很好地诊断 CRBSI。对常见的革兰阳性菌和非产 AmpC 酶肠杆菌目，DTTP 的应用价值较低；这些微生物不应使用阴性结果来排除 CRBSI。如果 DTTP≥1h，可提高产 AmpC 酶肠杆菌目特别是肠杆菌属的准确度。

判断导管是否为假丝酵母菌血症的感染源

韩国研究评估了差异阳性时间（DTTP）在诊断可疑导管相关性念珠菌血症（CRC）的中性粒细胞减少症患者中 CRC 的诊断性能[15]。在 35 名入选患者中，15 名（43％）患有 CRC [6 名确诊（definite diagnosis），9 名极似诊断（probable diagnosis）]，17 名（49％）非 CRC。根据 ROC 曲线，诊断 CRC 的 DTTP 最佳截止值为≥1.45h，敏感性为 80％（95％CI 51％～95％），特异性为 100％（95％CI 80％～100％）。

从上面信息可以看到 TTP/DTTP 这个参数在不同维度和角度展开的深入研究。这是一个值得关注、值得深挖的点。

此外须注意，不同检测系统的结果有差异[16]。其他无菌体液也可以用该参数[17]。

参考文献

[1] 段京京，宁永忠，赵雪，等. 血培养阳性报警时间的临床应用 [J]. 中华检验医学杂志，2015，38

（1）：67-69. DOI：10. 3760/cma. j. issn. 1009-9158. 2015. 01. 018.

[2] Hsieh YC，Chen HL，Lin SY，et al. Short time to positivity of blood culture predicts mortality and septic shock in bacteremic patients：a systematic review and meta-analysis. BMC Infect Dis，2022，22 （1）：142. doi：10. 1186/s12879-022-07098-8. PMID：35144551；PMCID：PMC8830084.

[3] Rolo M，Martin-Higuera MC，Viedma E，et al. Clinical impact of time-to-positivity of blood cultures on mortality in patients with Pseudomonas aeruginosa bacteremia. J Glob Antimicrob Resist，2022，30：269-275. doi：10. 1016/j. jgar. 2022. 06. 026. Epub 2022 Jul 3. PMID：35787987.

[4] Hamilton F，Evans R，Ghazal P，et al. Time to positivity in bloodstream infection is not a prognostic marker for mortality：analysis of a prospective multicentre randomized control trial. Clin Microbiol Infect，2022，28（1）：136. e7-136. e13. doi：10. 1016/j. cmi. 2021. 05. 043. Epub 2021 Jun 7. PMID：34111588.

[5] Paquette K，Sweet D，Stenstrom R，et al. Neither Blood Culture Positivity nor Time to Positivity Is Associated With Mortality Among Patients Presenting With Severe Manifestations of Sepsis：The FABLED Cohort Study. Open Forum Infect Dis，2021，8（7）：ofab321. doi：10. 1093/ofid/ofab321. PMID：34307728；PMCID：PMC8294679.

[6] Osaki S，Kikuchi K，Moritoki Y，et al. Distinguishing coagulase-negative Staphylococcus bacteremia from contamination using blood-culture positive bottle detection pattern and time to positivity. J Infect Chemother，2020，26（7）：672-675. doi：10. 1016/j. jiac. 2020. 02. 004. Epub 2020 Mar 2. PMID：32131983.

[7] Krus D，Kahn F，Nilson B，et al. Blood culture time to positivity in non-β-hemolytic streptococcal bacteremia as a predictor of infective endocarditis-a retrospective cohort study. Eur J Clin Microbiol Infect Dis，2022，41（2）：325-329. doi：10. 1007/s10096-021-04339-7. Epub 2021 Oct 16. PMID：34654986；PMCID：PMC8770443.

[8] Nygren D，Oldberg K，Holm K. Short blood culture time-to-positivity in Fusobacterium necrophorum bacteremia is associated with Lemierre's syndrome. Anaerobe，2022，73：102474. doi：10. 1016/j. anaerobe. 2021. 102474. Epub 2021 Nov 7. PMID：34758377.

[9] Yang X，Liu M，Yu X，et al. Time to Positivity Facilitates an Early Differential Diagnosis of *Candida tropicalis* from Other *Candida* species. Infect Drug Resist，2022，15：5879-5886. doi：10. 2147/IDR. S383846. PMID：36247739；PMCID：PMC9553502.

[10] Kaur H，Kanaujia R，Singh S，et al. Clinical utility of time to positivity of blood cultures in cases of fungaemia：A prospective study. Indian J Med Microbiol，2022，S0255-0857（22）00156-6. doi：10. 1016/j. ijmmb. 2022. 08. 014. Epub ahead of print. PMID：36153287.

[11] Pan F，Zhao W，Zhang H. Value of Time to Positivity of Blood Culture in Children with Bloodstream Infections. Can J Infect Dis Med Microbiol，2019，2019：5975837. doi：10. 1155/2019/5975837. PMID：30733846；PMCID：PMC6348829.

[12] Lambregts MMC，Bernards AT，van der Beek MT，et al. Time to positivity of blood cultures supports early re-evaluation of empiric broad-spectrum antimicrobial therapy. PLoS One，2019，14 （1）：e0208819. doi：10. 1371/journal. pone. 0208819. PMID：30601829；PMCID：PMC6314566.

[13] Mukhopadhyay S，Briker SM，Flannery DD，et al. Time to positivity of blood cultures in neonatal late-onset bacteraemia. Arch Dis Child Fetal Neonatal Ed，2022，107（6）：583-588. doi：10. 1136/archdischild-2021-323416. Epub 2022 Mar 10. PMID：35273079；PMCID：PMC9465986.

[14] Orihuela-Martín J，Rodríguez-Núñez O，Morata L，et al. Performance of differential time to positi-vity as a routine diagnostic test for catheter-related bloodstream infections：a single-centre experi-ence. Clin Microbiol Infect，2020，26（3）：383. e1-383. e7. doi：10. 1016/j. cmi. 2019. 07. 001. Epub 2019 Jul 6. PMID：31288101.

[15] Jo KM，Choi S，Jung KH，et al. Diagnostic usefulness of differential time to positivity in neutro-penic cancer patients with suspected catheter-related candidemia. Med Mycol，2020，58（1）：137-140. doi：10. 1093/mmy/myz028. PMID：30927433.

[16] Le Guern R，Titécat M，Loïez C，et al. Comparison of time-to-positivity between two blood culture systems：a detailed analysis down to the genus-level. Eur J Clin Microbiol Infect Dis，2021，40（7）：1399-1404. doi：10. 1007/s10096-021-04175-9. Epub 2021 Jan 29. PMID：33515094.

[17] Talsma DT，Ploegmakers JJW，Jutte PC，et al. Time to positivity of acute and chronic peripros-thetic joint infection cultures. Diagn Microbiol Infect Dis，2021，99（1）：115178. doi：10. 1016/j. diagmicrobio. 2020. 115178. Epub 2020 Aug 14. PMID：33017799.

37. 血培养领域有什么指南和共识？

血培养关系着菌血症、脓毒症的诊断，可以侦测很多部位的中重度感染向远端的播散。对临床微生物学实验室来说，血培养至关重要。这里把血培养相关的指南、共识、推荐等梳理一下，既有利于实际应用，也有利于学习、研究。另外还纳入了部分血流感染文献、少量的近期重要文献。

综合性指南

（1）美国微生物学学会编写的 *Cumitech 1C，Blood Cultures* Ⅳ[1]。2005 年出版。遗憾的是，后来没有更新升级。即便如此，现在依然是必读文件。

（2）美国临床和实验室标准研究所（CLSI）M47 文件。题目：*Principles and Procedures for Blood Cultures*，即血培养的原则与规程。目前是第二版（2022 年 4 月出版）[2]。第一版曾经正式翻译并发行。

（3）英国指南要看微生物学检测标准系列（UK Standards for Microbiology Investigations），其中血培养题目为：*Investigation of blood cultures（for organisms other than Mycobacterium species）*[3]。

（4）法国危重患者血流感染共识[4]。

（5）低中收入地区血培养最佳实践[5]。这个共识好，必读。

儿科：美国儿科共识[6]、西班牙共识[7]、脐带血培养系统性综述[8]。其中美国儿科共识是诊断管理理念的良好体现。

中国：血培养行标[9]、早期血培养共识[10]、儿科血培养共识[11]、王辉教授牵头的共识[12]、吴文娟教授牵头的共识[13]。后两个都是 2022 年出版。

适应证

血培养适应证领域，有两篇文章前后呼应——题目相似。前一篇是加拿大文章，2013 年发表[14]；后一篇是美国文章，2020 年发表[15]。两篇可以合看。近期文献还有随访血培养适应证[16,17]，胆囊炎时都要进行血培养[18]。还可以关注一个新的预测模型[19]。

采集

采集角度包括采集技术和防止污染两方面。有英国国民医疗服务体系（NHS）采集文件、美国感染控制杂志关于采集的共识[20]、意大利共识[21]以及国内采集最佳证据总结[22]、王辉教授样本采集行标[23]。瑞典推荐单一位点采集，已经写入国家标准[24]。有荟萃分析讨论了采血体积和伤寒血培养敏感性的关系[25]。讨论防止污染的文章有很多[26-28]。

报告和结果解释

王辉老师牵头写了报告共识，是业界必读文件[29]。阳性报警时间需要报告[30]。

诊断管理

诊断管理（diagnostic stewardship）是这个时代的强音，血培养是临床微生物学的强者，二者放在一起是强强联合，关于这方面的新文章很多[31-37]。

其他重要文献

临床顾问（UpToDate）里有菌血症检测专章：*Detection of bacteremia*：

Blood cultures and other diagnostic tests。关于菌血症和脓毒症都有相关书籍[38-40]。此外可以关注的相关角度包括脓毒症指南[41]、直接/快速诊断[42]、直接/快速药敏[43]、结果分析[44]、流程分析[45]、患者评估[46]等。

参考文献

［1］ Baron，E J，Weinstein M P，Dunne W M，et al. Cumitech 1C，Blood Cultures Ⅳ. Washington，D C：ASM Press，2005.

［2］ CLSI. Principles and Procedures for Blood Cultures. 2nd ed. CLSI guideline M47. Clinical and Laboratory Standards Institute，2022.

［3］ Public Health England. Investigation of blood cultures (for organisms other than Mycobacterium species). UK Standards for Microbiology Investigations，2019.

［4］ Timsit JF，Ruppé E，Barbier F，et al. Bloodstream infections in critically ill patients：an expert statement. Intensive Care Med，2020，46（2）：266-284. doi：10.1007/s00134-020-05950-6. Epub 2020 Feb 11. PMID：32047941；PMCID：PMC7223992.

［5］ Ombelet S，Barbé B，Affolabi D，et al. Best Practices of Blood Cultures in Low-and Middle-Income Countries. Front Med（Lausanne），2019，6：131. doi：10.3389/fmed.2019.00131. PMID：31275940；PMCID：PMC6591475.

［6］ Woods-Hill CZ，Koontz DW，Voskertchian A，et al. Consensus Recommendations for Blood Culture Use in Critically Ill Children Using a Modified Delphi Approach. Pediatr Crit Care Med，2021，22（9）：774-784. doi：10.1097/PCC.0000000000002749. PMID：33899804；PMCID：PMC8416691.

［7］ Hernández-Bou S，Álvarez Álvarez C，Campo Fernández MN，et al. Hemocultivos en urgencias pediátricas. Guía práctica de recomendaciones：indicaciones，técnica de extracción，procesamiento e interpretación［Blood cultures in the paediatric emergency department. Guidelines and recommendations on their indications，collection，processing and interpretation］. An Pediatr（Barc），2016，84（5）：294.e1-9. Spanish. doi：10.1016/j.anpedi.2015.06.008. Epub 2015 Jul 27. PMID：26227314.

［8］ Dierikx TH，van Kaam AHLC，de Meij TGJ，et al. Umbilical cord blood culture in neonatal early-onset sepsis：a systematic review and meta-analysis. Pediatr Res，2022，92（2）：362-372. doi：10.1038/s41390-021-01792-0. Epub 2021 Oct 28. PMID：34711944.

［9］ 中国卫健委. 临床微生物实验室血培养操作规范（WS/T 503—2017）［S］. 2017.

［10］ 中华医学会检验医学分会. 临床微生物学血培养操作规范［J］. 中华检验医学杂志，2004，27（2）：124-126. DOI：10.3760/j：issn：1009-9158.2004.02.025.

［11］ 中国医师协会检验医师分会儿科疾病检验医学专家委员会. 儿童血培养规范化样本采集的中国专家共识［J］. 中华检验医学杂志，2020，43（5）：547-552. DOI：10.3760/cma.j.cn114452-20190726-00456.

［12］ 中国医疗保健国际交流促进会临床微生物与感染分会，中华医学会检验医学分会临床微生物学组，中华医学会微生物学和免疫学分会临床微生物学组. 血液培养技术用于血流感染诊断临床实践专家共识［J］. 中华检验医学杂志，2022，45（2）：105-121. DOI：10.3760/cma.j.cn114452-20211109-00695.

[13] 上海市微生物学会临床微生物学专业委员会，上海市医学会检验医学专科分会，上海市医学会危重病专科分会. 血流感染临床检验路径专家共识 [J]. 中华传染病杂志，2022，40（8）：457-475. DOI：10. 3760/cma. j. cn311365-20220130-00033.

[14] Coburn B，Morris AM，Tomlinson G，et al. Does this adult patient with suspected bacteremia require blood cultures? JAMA，2012，308（5）：502-11. doi：10. 1001/jama. 2012. 8262. Erratum in：JAMA. 2013 Jan 23；309（4）：343. PMID：22851117.

[15] Fabre V，Sharara SL，Salinas AB，et al. Does This Patient Need Blood Cultures? A [33] Scoping Review of Indications for Blood Cultures in Adult Nonneutropenic Inpatients. Clin Infect Dis，2020，71（5）：1339-1347. doi：10. 1093/cid/ciaa039. PMID：31942949.

[16] Giannella M，Pascale R，Viale P. Follow-up blood culture in Gram-negative bacilli bacteraemia：for whom is follow-up blood culture useful? Curr Opin Infect Dis，2022，35（6）：552-560. doi：10. 1097/QCO. 0000000000000865. Epub 2022 Aug 3. PMID：35942855.

[17] Thaden JT，Cantrell S，Dagher M，et al. Association of Follow-up Blood Cultures With Mortality in Patients With Gram-Negative Bloodstream Infections：A Systematic Review and Meta-analysis. JAMA Netw Open，2022，5（9）：e2232576. doi：10. 1001/jamanetworkopen. 2022. 32576. PMID：36136334；PMCID：PMC9500561.

[18] Otani T，Ichiba T，Seo K，et al. Blood cultures should be collected for acute cholangitis regardless of severity. J Infect Chemother，2022，28（2）：181-186. doi：10. 1016/j. jiac. 2021. 10. 004. Epub 2021 Oct 9. PMID：34635451.

[19] Julián-Jiménez A，Rubio-Díaz R，González Del Castillo J，et al. Nuevos modelos predictivos de bacteriemia en el servicio de urgencias：un paso adelante [New predictive models of bacteremia in the emergency department：a step forward]. Rev Esp Quimioter，2022，35（4）：344-356. Spanish. doi：10. 37201/req/015. 2022. Epub 2022 Apr 13. PMID：35413783；PMCID：PMC9333118.

[20] Garcia RA，Spitzer ED，Beaudry J，et al. Multidisciplinary team review of best practices for collection and handling of blood cultures to determine effective interventions for increasing the yield of true-positive bacteremias，reducing contamination，and eliminating false-positive central line-associated bloodstream infections. Am J Infect Control，2015，2043（11）：1222-37. doi：10. 1016/j. ajic. 2015. 06. 030. Epub 2015 Aug 19. PMID：26298636.

[21] De Plato F，Fontana C，Gherardi G，et al. Collection，transport and storage procedures for blood culture specimens in adult patients：recommendations from a board of Italian experts. Clin Chem Lab Med，2019，57（11）：1680-1689. doi：10. 1515/cclm-2018-1146. PMID：31348753.

[22] 张倩，郑儒君，陶诗琪，等. 疑似中心静脉通路装置导管相关血流感染血培养样本采集的最佳证据总结 [J]. 护士进修杂志，2022，37（5）：446-450. DOI：10. 16821/j. cnki. hsjx. 2022. 05. 014.

[23] WS/T 640—2018 临床微生物学检验样本的采集和转运行业标准.

[24] Özenci V，Sundqvist M，Strålin K. Ta fyra blododlingsflaskor i en och samma venpunktion [Four blood culture bottles from one venipuncture instead of divided into two：new Swedish national recommendation for blood culture]. Lakartidningen，2022，119：22050. Swedish. PMID：36082914.

[25] Antillon M，Saad NJ，Baker S，et al. The Relationship Between Blood Sample Volume and Diagnostic Sensitivity of Blood Culture for Typhoid and Paratyphoid Fever：A Systematic Review and Meta-Analysis. J Infect Dis，2018，218（suppl_4）：S255-S267. doi：10. 1093/infdis/jiy471. PMID：30307563；PMCID：PMC6226661.

[26] Clinical Practice Guideline：Prevention of Blood Culture Contamination. J Emerg Nurs，2018，44 （3）：285. e1-285. e24. doi：10. 1016/j. jen. 2018. 03. 019. Epub 2018 May 8. PMID：29784085.

[27] Liu W，Duan Y，Cui W，et al. Skin antiseptics in venous puncture site disinfection for preventing blood culture contamination：A Bayesian network meta-analysis of randomized controlled trials. Int J Nurs Stud，2016，59：156-62. doi：10. 1016/j. ijnurstu. 2016. 04. 004. Epub 2016 Apr 25. PMID：27222460.

[28] Hughes JA，Cabilan CJ，Williams J，et al. The effectiveness of interventions to reduce peripheral blood culture contamination in acute care：a systematic review protocol. Syst Rev，2018，7 （1）：216. doi：10. 1186/s13643-018-0877-4. PMID：30497526；PMCID：PMC6267024.

[29] 王辉，马筱玲，宁永忠，等 . 细菌与真菌涂片镜检和培养结果报告规范专家共识 [J]. 中华检验医学杂志，2017，40 （1）：17-30. DOI：10. 3760/cma. j. issn. 1009-9158. 2017. 01. 006.

[30] Hsieh YC，Chen HL，Lin SY，et al. Short time to positivity of blood culture predicts mortality and septic shock in bacteremic patients：a systematic review and meta-analysis. BMC Infect Dis，2022，22 （1）：142. doi：10. 1186/s12879-022-07098-8. PMID：35144551；PMCID：PMC8830084.

[31] Woods-Hill CZ，Colantuoni EA，Koontz DW，et al. Association of Diagnostic Stewardship for Blood Cultures in Critically Ill Children With Culture Rates，Antibiotic Use，and Patient Outcomes：Results of the Bright STAR Collaborative. JAMA Pediatr，2022，176 （7）：690-698. doi：10. 1001/jamapediatrics. 2022. 1024. PMID：35499841；PMCID：PMC9062771.

[32] Zhou P，Xing Y. The Implementation of Diagnostic Stewardship for Blood Cultures in Critically Ill Children. JAMA Pediatr，2022，176 （11）：1150-1151. doi：10. 1001/jamapediatrics. 2022. 3163. PMID：36066881.

[33] Fabre V，Carroll KC，Cosgrove SE. Blood Culture Utilization in the Hospital Setting：a Call for Diagnostic Stewardship. J Clin Microbiol，2022，60 （3）：e0100521. doi：10. 1128/JCM. 01005-21. Epub 2021，PMID：34260274；PMCID：PMC8925908.

[34] Warren BG，Yarrington ME，Polage CR，et al. Evaluation of hospital blood culture utilization rates to identify opportunities for diagnostic Stewardship. Infect Control Hosp Epidemiol，2022，1-6. doi：10. 1017/ice. 2022. 191. Epub ahead of print. PMID：35938213.

[35] Dräger S，Giehl C，Søgaard KK，et al. Do we need blood culture Stewardship programs? A quality control study and survey to assess the appropriateness of blood culture collection and the knowledge and attitudes among physicians in Swiss hospitals. Eur J Intern Med，2022，103：50-56. doi：10. 1016/j. ejim. 2022. 04. 028. Epub 2022 Jun 14. PMID：35715280.

[36] Schinkel M，Boerman AW，Bennis FC，et al. Diagnostic Stewardship for blood cultures in the emergency department：A multicenter validation and prospective evaluation of a machine learning prediction tool. EBioMedicine，2022，82：104176. doi：10. 1016/j. ebiom. 2022. 104176. Epub 2022 Jul 16. PMID：35853298；PMCID：PMC9294655.

[37] Romano-Clarke G，Merrit K，Ziady E，et al. Reducing Blood Culture and Antibiotic Usage in Neonates：Using Quality Improvement Science to Guide Implementation of a Neonatal Early-Onset Sepsis Calculator. Adv Neonatal Care，2022，22 （4）：309-316. doi：10. 1097/ANC. 0000000000000932. Epub 2021 Sep 28. PMID：35901468.

[38] Smith DA，Nehring SM. Bacteremia. 2022 Jul 31. In：StatPearls [Internet]. Treasure Island （FL）：StatPearls Publishing，2022. PMID：28723008.

［39］ Singh M，Alsaleem M，Gray CP. Neonatal Sepsis. 2022 Sep 29. In：StatPearls［Internet］. Treas-
ure Island（FL）：StatPearls Publishing；2022 Jan - . PMID：30285373.

［40］ Bullock B，Benham MD. Bacterial Sepsis. 2022 Jun 21. In：StatPearls［Internet］. Treasure Island
（FL）：StatPearls Publishing，2022. PMID：30725739.

［41］ Sepsis：recognition，diagnosis and early management. London：National Institute for Health and
Care Excellence（NICE），2017. PMID：32011837.

［42］ Ruiz-Aragón J，Ballestero-Téllez M，Gutiérrez-Gutiérrez B，et al. Direct bacterial identification
from positive blood cultures using matrix-assisted laser desorption/ionization time-of-flight（MALDI-
TOF）mass spectrometry：A systematic review and meta-analysis. Enferm Infecc Microbiol Clin
（Engl Ed），2018，36（8）：484-492. English，Spanish. doi：10.1016/j. eimc. 2017.08.012. Epub
2017 Oct 27. PMID：29110928.

［43］ De Angelis G，Grossi A，Menchinelli G，et al. Rapid molecular tests for detection of antimicrobial
resistance determinants in Gram-negative organisms from positive blood cultures：a systematic review
and meta-analysis. Clin Microbiol Infect，2020，26（3）：271-280. doi：10.1016/j. cmi. 2019.11.009.
Epub 2019 Nov 18. PMID：31751768.

［44］ Fakhry SM，MacLeod K，Shen Y，et al. Bacteremia in Trauma：A Contemporary Analysis of Blood
Culture Results and Outcomes in 158，884 Patients. Surg Infect（Larchmt），2022，23（9）：809-
816. doi：10.1089/sur. 2022.228. Epub 2022 Oct 21. PMID：36269633.

［45］ Temkin E，Biran D，Braun T，et al. Analysis of Blood Culture Collection and Laboratory Processing
Practices in Israel. JAMA Netw Open，2022，5（10）：e2238309. doi：10.1001/jamanetworko-
pen. 2022.38309. PMID：36282502；PMCID：PMC9597385.

［46］ Woods-Hill CZ，Koontz DW，King AF，et al. Practices，Perceptions，and Attitudes in the Evalua-
tion of Critically Ill Children for Bacteremia：A National Survey. Pediatr Crit Care Med，2020，21
（1）：e23-e29. doi：10.1097/PCC. 0000000000002176. PMID：31702704；PMCID：PMC6942229.

38. 怎么样简单地把握尿路感染微生物学检查的关键点？

前文提过学习临床的方法之一，是从简单疾病入手。细菌性感染，最好是从尿路感染开始；真菌性感染，则是食管念珠菌感染。这里把尿路感染的关键点简单总结一下。

尿路感染是细菌性局部感染和全身感染（包括脓毒症）中最简单的、最容易学习的一种类型。对尿液微生物的实验室处理，是临床微生物学实验室能力的底线。传统的涂片、分离培养鉴定、药敏试验依然很重要。微生物在尿路的状态，除了一般性下尿路末端的定植、性传播感染（STI）外，包括三种状态：典型的尿路感染、无症状菌尿、急性尿道综合征（acute urethral syndrome）。

病原微生物的角度

（1）尿路感染经典病原　肠杆菌目（尤其是大肠埃希菌）、肠球菌属、腐生葡萄球菌（中国罕见）。STI 病原另论。

（2）尿路感染少见病原　凝固酶阴性葡萄球菌、念珠菌（95％都不是致病菌）、棒杆菌属、病毒（罕见）。

（3）无症状菌尿以浓度判断为准，病原仅仅是细菌、真菌。

（4）关于尿道综合征的经验少。

用以判断的阈值

（1）对清洁中段尿、合格的导管尿，细菌分离株有阈值。肾盂尿没有阈值，肾盂尿按无菌部位体液理解。

（2）细菌分离株五次方、四次方、二次方这些阈值，是人为规定，不要绝对化，可以有一定的灵活性。

（3）须区分临床诊断阈值和实验室操作阈值，实验室操作阈值要宽一些。

（4）算几次方，都是基于单个菌种。不同菌种，不能相加。

（5）临床诊断阈值中，尿路感染细菌病原的经典阈值是五次方；有典型症状和尿常规结果支持，或已经治疗，可以到四次方。

（6）临床诊断阈值中，尿路感染细菌病原：为提高灵敏度（确保不漏检），有建议男性用三次方、女性用二次方。

（7）临床诊断阈值中，尿路感染念珠菌病原：没有公认阈值，有建议六次方乃至八次方。

（8）临床诊断阈值中，无症状菌尿一直是五次方，这是常识。插管时，是二次方。

（9）临床诊断阈值中，尿道综合征可以到二次方，也有三次方，未统一。

（10）实验室操作阈值，一般情况以四次方为主，特殊的可以到二次方。

混合生长时的判断

下面是针对尿路感染的混合生长情况，不考虑无症状菌尿，不是尿道综合征。

（1）肠杆菌目或肠球菌超过四次方，其他常见定植微生物（无论几种）的量都不多：此时，肠杆菌目或肠球菌按纯生长进行处理，其余报"其他少量混合生长"。

（2）肠杆菌目或肠球菌超过四次方，其他常见定植微生物（无论几种）也超过四次方：大多数是插管导致。需要和临床沟通，形成本单位的规程。国际上一般都不做。

（3）2～4种以上，都少于四次方：报"少量混合生长"。

药敏试验

（1）无症状菌尿：常规不做药敏试验。

（2）尿路感染经典病原：常规做药敏试验。

（3）尿路感染少见病原、尿道综合征：不常规做，具体情况具体分析。

39. 什么是急性尿道综合征？微生物学特点是什么？

在泌尿生殖领域有几个词相近，例如：

① pink urine syndrome[1]，粉红尿综合征。对象是尿液。例如尿液的特殊情况，如颜色（粉色、紫色）。

② acute urethral syndrome（AUS）[2]，急性尿道综合征。

③ lower urinary tract syndrome[3]，下尿路综合征。针对前列腺。

④ core lower urinary tract symptom score[4]，核心下尿路症状评分。针对前列腺。

⑤ international prostate symptom score[5]，国际前列腺症状评分。

实际工作中，AUS 和感染性疾病、微生物学有关。这里简单解释一下。在 PubMed 中用 "acute urethral syndrome" 检索，一共 38 篇。最后一篇是 2009 年，其余都在 2002 年之前，高峰是 1981 年（6 篇）。尽管早期也有 NEJM 文章[6]，但从发展趋势看，这是一个逐渐不再使用的名词。"urethral syndrome"（US）用得更广，不仅仅是感染病。PubMed 中一共 256 篇，高峰是 1983 年，共有 16 篇。1995 年后都是个位数，且逐年减少。可见其使用也在减少。

US 和 AUS 多用于女性，也可以用于男性。AUS 指感染病原所致的尿道综合征，指不符合典型尿路感染诊断标准、病原不容易确定的情况。有对比研究发现，无论患者归类为急性膀胱炎还是 AUS，抗细菌治疗后的结果都是相同的。因此，当怀疑患有膀胱炎的成年女性开始抗细菌治疗时，全科医生可以仅依赖症状进行判断[7]。

我们理解这个名词，是有尿路不适等综合征表现（包括脓尿等），但难以确定病原，部分患者可能有性行为等风险因素。早期分子生物学不太发达，传统微生物学技术有一定局限，所以一直无法确定病因。当时界定尿液的细菌性分离株的阈值，有的建议是二次方，已经很低了。后来逐渐明确，部分病因是沙眼衣原体[8]、解脲脲原体[9]。

两篇早期研究值得关注。第一篇是 1980 年 NEJM 文章[10]。为了确定 AUS

的原因，研究了 59 名排尿困难和尿频但没有"显著细菌尿"（定义为≥五次方的细菌）的女性、35 名患有典型膀胱炎的女性和 66 名没有尿路感染症状的女性。尽管 59 名患有尿道综合征的女性中，在两个连续的中段尿中，细菌浓度均未超过 $3.4 \times 10^4/ml$，但 24 名女性通过耻骨上抽吸或导管插入术获得的膀胱尿液含有大肠埃希菌，3 名女性样本中含有腐生葡萄球菌；这 27 名女性中，除 1 人外，其他人都患有脓尿。在 32 例膀胱尿液无菌的女性中，有脓尿的女性 16 例，其中有 10 例感染了沙眼衣原体（$P=0.002$）。42 例 AUS 和脓尿女性中，11 例感染了衣原体。而作为对照，66 例无症状女性有 3 例感染了衣原体，35 例膀胱炎女性中有 1 例感染（与其他两组相比，AUS 组的 $P<0.01$）。因此，59 例 AUS 患者中有 42 例出现异常脓尿，其中 37 例感染大肠埃希菌、腐生葡萄球菌或沙眼衣原体，而无脓尿的女性很少出现明显感染。因此，当应用于有症状的下尿路感染时，≥五次方的细菌尿可能是一个不敏感的诊断标准。

第二篇是 1987 年发表的[11]。该文章提到，根据改良 Kass 标准，通过常规和微需氧培养筛选了 185 名急性尿失禁女性和 89 名无症状健康对照者的中段尿样本。在 185 名有症状的女性中，从 125 人（67.5%）中分离出大肠埃希菌，其中 45 人（36%）尿液中这些细菌的浓度达五次方。185 名患者中的 25 名（13.5%）和 89 名对照中的 4 名（4.5%）在纯培养物和混合培养物中分离出了苛养菌。葡萄球菌的分离率为 10.8%（9.7% 为腐生葡萄球菌，1.1% 为表皮葡萄球菌），解脲脲原体为 2.7%。所有感染常规微生物的患者中，只有 30.4% 的患者有脓尿。与无症状健康对照组相比，有症状女性中苛养菌的分离率更高（$P=0.055$）。这两篇文章合看，可以知道病原学的概况。

在 21 世纪 20 年代的医学背景下，如果患者有 AUS，甚至反复出现，可以同时采取传统手段与分子生物学手段，尽快确定病因。针对确诊病原进行靶向治疗更合理，效果也更好。

参考文献

[1] Tucker BM, Perazella MA. Pink Urine Syndrome: A Combination of Insulin Resistance and Propofol. Kidney Int Rep, 2018, 4 (1): 30-39. doi: 10.1016/j.ekir.2018.10.009. PMID: 30596166; PMCID: PMC6308841.

[2] Skerk V, Schönwald S, Strapac Z, et al. Duration of clinical symptoms in female patients with acute urethral syndrome caused by Chlamydia trachomatis treated with azithromycin or doxycycline. J Chemother, 2001, 13 (2): 176-81. doi: 10.1179/joc.2001.13.2.176. PMID: 11330365.

[3] Tretyakov VV, Myakotnykh VS. [Lower urinary tract syndrome in elderly and senile people with combined pathology of the prostate and lumbar spine.]. Adv Gerontol, 2020, 33 (5): 921-926.

Russian. PMID：33550748.

[4] Ito H，Sano F，Ogawa T，et al. Evaluation and validation of the core lower urinary tract symptom score as an outcome assessment tool for the treatment of benign prostatic hyperplasia：effects of the α1-adrenoreceptor antagonist silodosin. Int J Urol，2014，21 (1)：108-12. doi：10.1111/iju.12167. Epub 2013 May 12. PMID：23662900.

[5] On SJ，Ku JH. Comparative study of international prostate symptom scores and urodynamic parameters in men and women with lower urinary tract symptoms. Urol Int，2006，76 (4)：309-13. doi：10.1159/000092053. PMID：16679831.

[6] Stamm WE，Running K，McKevitt M，et al. Treatment of the acute urethral syndrome. N Engl J Med，1981，304 (16)：956-8. doi：10.1056/NEJM198104163041608. PMID：7010167.

[7] Baerheim A，Digranes A，Hunskaar S. Equal symptomatic outcome after antibacterial treatment of acute lower urinary tract infection and the acute urethral syndrome in adult women. Scand J Prim Health Care，1999，17 (3)：170-3. doi：10.1080/028134399750002593. PMID：10555247.

[8] Skerk V，Schönwald S，Strapac Z，et al. Duration of clinical symptoms in female patients with acute urethral syndrome caused by Chlamydia trachomatis treated with azithromycin or doxycycline. J Chemother，2001，13 (2)：176-81. doi：10.1179/joc，2001.13.2.176. PMID：11330365.

[9] Skerk V，Schönwald S，Krhen I，et al. Azithromycin and doxycycline in the treatment of female patients with acute urethral syndrome caused by Ureaplasma urealyticum：significance of duration of clinical symptoms. Drugs Exp Clin Res，2001，135-9. PMID：11822223.

[10] Stamm WE，Wagner KF，Amsel R，et al. Causes of the acute urethral syndrome in women. N Engl J Med，1980，303 (8)：409-15. doi：10.1056/NEJM198008213030801. PMID：6993946.

[11] Papapetropoulou M，Pappas A. The acute urethral syndrome in routine practice. J Infect，1987，14 (2)：113-8. doi：10.1016/s0163-4453 (87) 91852-4. PMID：3494789.

40. 肺部超声在肺炎和毛细支气管炎的应用

遇到一篇波兰专家共识，关于儿童肺部超声的内容[1]。鉴于儿科放射性影像学检查的挑战性，该共识给了我们一些希望。共识的表 4 是肺部超声（LUS）表现的基本定义（见表 4-6）。

表 4-6（原文表 4）　肺部超声（LUS）表现的基本定义

LUS 表现	定义
A 线 （A 线伪像）	胸膜线与 A 线伪像的距离等于皮肤到胸膜线的距离
B 线 （B 线伪像）	彗尾样伪像起自胸膜线，和呼吸频率同步移动，其他 4 项可选标准是屏幕长度、定义明确、消除 A 线和高回声
实变	低回声，胸膜下组织样区域，由液体取代肺泡空气引起。在大的实变情况下，表现为典型的肝脏样。通常，实变具有边缘模糊和以下相关特征。 • 实变区域胸膜线回声消失，区域内无 A 线 • 彗尾样伪像起自实变的深层边缘 • 支气管充气征——见实变区域多发高回声斑点或分枝树状结构 　a. 动态移动，和呼吸周期同步；或 　b. 静止 • 黏液支气管征——实变区域内沿气道呈无回声或低回声的支气管状结构 • 彩色多普勒显示的血管模式——观察到分枝状树状的血流结构
I 线、Z 线 （I 线和 Z 线伪像）	短垂直高回声伪影起自胸膜线，未到达屏幕远端边缘
间质性综合征	两肋间纵面上可见 3 条 B 线

原文的陈述如下（括号里 A1、B1、C1 表示强度，编号按原文顺序）。

（1）线性换能器是对儿童疑似下呼吸道感染（LRTI）的 LUS 检查中最常用的换能器（A1）。

（2）患有疑似 LRTI 的儿童应检查整个可测的肺表面（A1）。

（3）在怀疑 LRTI 的儿童中，LUS 的诊断价值对超声医师经验的依赖程度有限（B1）。

（4）LUS 在评估胸腔积液方面有很高的诊断价值（A1）。

（5）LUS 有助于诊断儿童社区获得性肺炎（CAP）（A1）。

（6）在诊断儿童 CAP 时，LUS 至少具有胸部 X 线片（CXR）相同的诊断价值（A1）。

（7）在疑似 LRTI 的儿童中，正常的 LUS 结果显著降低了 CAP 的诊断概率（A1）。

（8）实变是儿童肺炎患者中最常见的 LUS 表现（A1）。

（9）**与 CXR 相比，LUS 在检测实变方面更为敏感（A1）。**

（10）评估肺实变区的血管类型可以提高 LUS 对疑似 LRTI 的儿童的诊断价值（C1）。

（11）LUS 不能确定儿童 CAP 的病因（C1）。

（12）LUS 有助于监测儿童肺炎病程（B1）。

（13）LUS 有助于诊断儿童肺炎并发症（B1）。

（14）LUS 可用于毛细支气管炎的诊断（B1）。

（15）LUS 对毛细支气管炎的诊断价值等于或大于 CXR（C1）。

（16）LUS 可用于评估毛细支气管炎的严重程度（B1）。

（17）LUS 可用于毛细支气管炎患者监测（C1）。

原文每一个陈述下面有评论和引文，提供了必要的证据基础、陈述说明和含义引申。

作为微生物学工作人员，首先对第 11 条致敬。我们可以尝试在一些特征上进行微生物学关联，但不要试图去替代微生物学判断，目前还不具备这样的可能。而第 6 条、第 15 条说明了其实用性和价值，对放射性的替代是这个技术的亮点。第 9 条等信息，说明这个技术可以和放射性技术并行，不仅仅是备用，而是有独特的优势。

成人角度，也有相关研究。2019 年一篇荟萃分析[2]一共纳入 25 项研究：14 项评估肺炎，14 项评估急性心力衰竭，4 项评估 COPD/哮喘加重。肺炎患者 LUS 的总 ROC 曲线下面积为 0.948，急性心力衰竭患者为 0.914，COPD/哮喘加重患者为 0.906。在怀疑患有肺炎的患者中，实变对该疾病的敏感性为 0.82（95％CI 0.74～0.88），特异性为 0.94（95％CI 0.85～0.98）。在急性呼吸困难患者中，改良弥漫性间质综合征对急性心力衰竭的敏感性为 0.90（95％CI 0.87～0.93）、特异性为 0.93（95％CI 0.91～0.95），而 B 谱（即 B 线）对呼吸衰竭患者的这种疾病的敏感性为 0.93、特异性为 0.92（95％CI 0.79～0.97）。在急性呼吸困难或呼吸衰竭患者中，无 PLAPS（后外侧肺泡胸膜综合征）的 A 谱对 COPD/哮喘加重的敏感性为 0.78（95％CI 0.67～0.86）、特异性为 0.94（95％CI 0.89～0.97）。可知肺部超声是肺炎、急性心力衰竭和 COPD/哮喘加重的紧急诊断的准确工具。还可参见肺炎相关荟萃分析[3,4]。

用"Lung Ultrasound"AND Pneumonia AND adult NOT（child OR children OR pediatrics）在 PubMed 中检索，共有文献 220 篇。其中 2019 年 13 篇，之前年度基本是个位数；而 2020 年共 86 篇，突然增加。2020 年对于肺部感染超声诊断，发生了什么？是 COVID-19？国内倒是有相应的共识[5]。用"Lung Ultrasound"AND Pneumonia AND adult NOT（child OR children OR pediatrics）NOT（SARS OR COVID）检索，共 73 篇，也更呈正态分布一些，应该是新型冠状病毒的影响。

一篇研究急性肺功能衰竭（肺炎也可以导致）的文章[6]，给出了诊断的急诊方案（emergency protocol），可以参考。

参考文献

［1］ Jaworska J，Komorowska-Piotrowska A，Pomiećko A，et al. Consensus on the Application of Lung Ultrasound in Pneumonia and Bronchiolitis in Children. Diagnostics（Basel），2020，10（11）：935. doi：10.3390/diagnostics10110935. PMID：33187099；PMCID：PMC7697535.

［2］ Staub LJ，Mazzali Biscaro RR，Kaszubowski E，et al. Lung Ultrasound for the Emergency Diagnosis of Pneumonia，Acute Heart Failure，and Exacerbations of Chronic Obstructive Pulmonary Disease/Asthma in Adults：A Systematic Review and Meta-analysis. J Emerg Med，2019，56（1）：53-69. doi：10.1016/j.jemermed.2018.09.009. Epub 2018 Oct 9. PMID：30314929.

［3］ Staub LJ，Biscaro RRM，Maurici R. Accuracy and Applications of Lung Ultrasound to Diagnose Ventilator-Associated Pneumonia：A Systematic Review. J Intensive Care Med，2018，33（8）：447-455. doi：10.1177/0885066617737756. Epub 2017 Oct 30. PMID：29084483.

［4］ Long L，Zhao HT，Zhang ZY，et al. Lung ultrasound for the diagnosis of pneumonia in adults：A meta-analysis. Medicine（Baltimore），2017，96（3）：e5713. doi：10.1097/MD.0000000000005713. PMID：28099332；PMCID：PMC5279077.

［5］ 国家卫生健康委能力建设和继续教育中心，中国医学装备学会超声装备技术委员会战创伤和急重症超声专业委员会，中国医学装备学会超声装备技术委员会远程及移动超声专业委员会. 新型冠状病毒肺炎重症超声应用专家共识（战时应急稿）［J］. 中国急救医学，2020，40（3）：185-195. DOI：10.3969/j.issn.1002-1949.2020.03.001.

［6］ Chaitra S，Hattiholi VV. Diagnostic Accuracy of Bedside Lung Ultrasound in Emergency Protocol for the Diagnosis of Acute Respiratory Failure. J Med Ultrasound，2021，30（2）：94-100. doi：10.4103/JMU.JMU_25_21. PMID：35832369；PMCID：PMC9272727.

41. 天然耐药变了吗?

2022 年，由欧洲抗微生物药物敏感试验委员会（EUCAST）制定的 EU-CAST 药敏试验专家规则发生了一项重大的变化：停用"天然耐药（intrinsic resistance）"一词，将之重新定义为"可预期耐药（expected resistant）"，对应表型为"可预期耐药表型（expected resistant phenotype）"，另外对应定义了"可预期敏感（expected susceptible）"和"可预期敏感表型"。这是学科的一个进步。

EUCAST 药敏试验专家规则是关于某个菌种对一种或几种抗微生物药物敏感性或耐药性的一般性规则，主要包括天然耐药和特殊耐药两种。然而，由于剂量、给药方式以及替代药品等差异，不同委员会对耐药性分类持有不同意见。为了规避这一问题，EUCAST 决定启用"可预期耐药表型"一词，不再使用"天然耐药"一词。

可预期耐药表型表格的目的包括：验证属种鉴定、验证药敏试验结果、防止不必要的药敏试验。出现意外耐药表型，表明实验室应检查属种鉴定或敏感性试验结果，或两者同时检查。

可预期耐药表型（以前归类为"天然耐药"）：当一个菌种（或一组菌种）的分离株普遍具有耐药性（所有分离株，无论任何来源，超过 90% 的分离株表现出特征性的耐药性机制或高于 EUCAST 表中列出的 PK/PD 折点的 MIC 值）时，敏感的结果应该复核（原文表格）。通常可以不必检测，实验室或不报告结果，或如果需要结果，则在不必检测的情况下直接报告分离株具有耐药性。应建议临床医生不要对相关菌种使用该药物。在有"R"的表格中，任何其他结果都是非预期的。

可预期敏感表型：当一个菌种（或一组菌种）的分离株通常、普遍可预期敏感时（所有分离株，无论任何来源，>99% 以上对该药物敏感，因为尚未报告具有临床意义的耐药机制和/或因为 MIC 值低于 EUCAST 表中列出的 PK/PD 折点），耐药的结果应该复核。如果进行检测，非预期结果表明属种鉴定和/或敏感性检测存在问题，应使用替代方法进行确认。当耐药性结果认为是获得性耐药时，耐药性机制须通过参考方法和基因组测序来确认。

这样规定的优点是不需要药敏试验，可以提供一种评价药敏试验准确性的途径，同时可以直接报告菌种为可预期耐药或可预期敏感。

具体看近三年 EUCAST 药敏试验专家规则，相对于 3.2 版（2020 年）[1]，3.3 版（2021 年）[2] 主要对肠杆菌目和气单胞菌属细菌、非发酵革兰阴性菌的天然耐药做了部分修改（见表 4-7 和表 4-8）。

表 4-7　肠杆菌目和气单胞菌属细菌天然耐药（可预期耐药表格内容同 V3.3）

版本	规则	细菌	阿莫西林/氨苄西林	阿莫西林/克拉维酸	氨苄西林/舒巴坦	替卡西林	头孢羟氨苄/头孢氨苄 头孢噻吩/头孢唑林	头孢西丁	头孢呋辛	四环素	替加环素	黏菌素/多黏菌素B	磷霉素	呋喃妥因
V3.2	1.5	蜂窝哈夫尼亚菌	R	R	R		R	R				R		
	1.21	嗜水气单胞菌	R	R	R			R						
	1.22	威隆气单胞菌	R	R	R			R						
	1.23	达卡气单胞菌	R	R	R			R						
	1.24	豚鼠气单胞菌	R	R	R			R						
	1.25	简达气单胞菌	R	R	R	R	R	R						
V3.3	1.5	蜂窝哈夫尼亚菌										R		
	1.21	嗜水气单胞菌	R											
	1.22	威隆气单胞菌	R		R	R								
	1.23	达卡气单胞菌	R		R			R						
	1.24	豚鼠气单胞菌	R		R									
	1.25	简达气单胞菌	R		R									

表 4-8　非发酵革兰阴性菌天然耐药（可预期耐药表格内容同 V3.3）

版本	规则	细菌	阿莫西林/氨苄西林	阿莫西林/克拉维酸	氨苄西林/舒巴坦	替卡西林	替卡西林/克拉维酸	哌拉西林	哌拉西林/他唑巴坦	头孢噻肟/头孢曲松	头孢他啶	头孢吡肟	氨曲南
V3.2	2.2	木糖氧化无色杆菌	R								R		

版本	规则	细菌	阿莫西林/氨苄西林	阿莫西林/克拉维酸	氨苄西林/舒巴坦	替卡西林	替卡西林/克拉维酸	哌拉西林	哌拉西林/他唑巴坦	头孢噻肟/头孢曲松	头孢他啶	头孢吡肟	氨曲南
V3.2	2.4	脑膜炎伊丽莎白菌	R	R	R	R	R	R		R	R	R	R
	2.5	人苍白杆菌	R	R	R	R	R	R	R	R	R	R	R
V3.3	2.2	木糖氧化无色杆菌	R								R		
	2.4	脑膜炎伊丽莎白菌	R	R	R	R	R	R		R	R	R	R
	2.5	按蚊伊丽莎白金菌	R	R	R	R	R	R		R	R	R	R
	2.9	金黄杆菌	R	R	R	R	R			R	R		R

版本	规则	细菌	厄他培南	亚胺培南	美罗培南	环丙沙星	氯霉素	氨基糖苷类	甲氧苄啶	磷霉素	四环素类	替加环素	多黏菌素/多黏菌素B
V3.2	2.2	木糖氧化无色杆菌		R									
	2.4	脑膜炎伊丽莎白菌	R	R	R								R
	2.5	人苍白杆菌	R										
V3.3	2.2	木糖氧化无色杆菌	R	R									
	2.4	脑膜炎伊丽莎白菌	R	R	R								R
	2.5	按蚊伊丽莎白金菌	R	R									
	2.9	金黄杆菌	R	R	R			R					R

　　可预期敏感表格[3]、可预期耐药表格[4] 的文件不大，前者有 3 个表格，给出了革兰阴性菌（7 组）、革兰阳性菌（8 组）、厌氧菌（2 组）的少见表型，可以到 EUCAST 官网去阅读原文。

参考文献

[1] EUCAST. Intrinsic Resistance and Unusual Phenotypes version 3.2 2020.2.

[2] EUCAST. Intrinsic Resistance and Unusual Phenotypes version 3.3 2021.10.

[3] EUCAST. Expected Susceptible Phenotypes Version 1.1 2022.3.

[4] EUCAST. Expected Resistant Phenotypes Version 1.1 2022.3.

42. 多重耐药的含义有变化吗?

多重耐药 (multidrug resistant，MDR) 这个词的含义一直在动态变化中。

最早的是 2012 年的一篇国际共识[1]。题目——*Multidrug-resistant，extensively drug-resistant and pandrug-resistant bacteria：an international expert proposal for interim standard definitions for acquired resistance*。具体而言，MDR 的定义是对三个类别及以上抗微生物药物中每一类里至少一种药物的获得性不敏感；广泛耐药 (XDR) 的定义是除两类或更少的抗微生物药物类别之外的所有抗微生物药物类别中，每一类至少一种不敏感 (即细菌分离株只对 1~2 种类别敏感)；全耐药 (PDR) 的定义是对所有抗微生物药物类别的所有药物都不敏感。

这篇文章非常有名，一直到今天，还有很多同道说 "MDR 是 3 种或 3 种以上抗生素耐药"。这个文章一发布，我们就觉得不太合适。因为结核分枝杆菌只对两类药物 (异烟肼、利福平) 耐药。这么明显的歧义，显然不妥。这篇文章的另一个问题是现实中无法实施。究竟是哪 3 种 (或 3 种以上) 呢? 所以，作为科研定义，可以讨论；作为临床实际，显然不妥。不过人家题目写得也很明白——临时!

从科研角度，确实有基于该定义的研究[2]。后续也有文章对这一定义进行完善[3]，但就我们的理解，依然无法统一实用。

为了实用，国内卫生管理部门在 2015 年出台了一个文件[4]。该文件直接规定耐甲氧西林金黄色葡萄球菌 (MRSA)、万古霉素耐药球菌 (VRE)、耐碳青霉烯类肠杆菌 (CRE)、耐碳青霉烯类鲍曼不动杆菌 (CRABA)、铜绿假单胞菌 (CRPAE) 是需要上报的 MDR。显然，这样非常有利于使用、统一，临床一线应该也可以完全落实。但没有明确的学术定义，导致 MDR 的含义模糊，且未涉及 XDR、PDR。

国内王明贵教授牵头成立了 XDR 共识中国工作组 (Chinese XDR Consensus Working Group)。基于 2012 年国际共识的观念，对广泛耐药革兰阴性菌的定义进行了进一步明确，对具体检测药物进行了明确 (见表 4-9)[5,6]。这样，这个概念才有可能使用。

表 4-9   推荐革兰阴性菌药敏试验的抗菌药物种类

抗菌药物种类[①]	抗菌药物品种	肠杆菌科细菌	铜绿假单胞菌	鲍曼不动杆菌	嗜麦芽窄食单胞菌
青霉素类	氨苄西林	+	−	−	−
β-内酰胺酶抑制剂合剂	阿莫西林/克拉维酸	+	−	−	−
	氨苄西林/舒巴坦	−	−	+	−
	头孢哌酮/舒巴坦或	+	+	+	+
	替卡西林/克拉维酸				
	哌拉西林/他唑巴坦	+	+	+	−
第三和第四代头孢菌素	头孢噻肟或头孢曲松	+	−	+	−
	头孢他啶	+	+	+	+
	头孢吡肟	+	+	+	−
单环酰胺类	氨曲南	+	+	−	−
头霉素类	头孢西丁或头孢美唑	+	−	−	−
碳青霉烯类	厄他培南	+	−	−	−
	亚胺培南	+	+	+	−
	美罗培南	+	+	+	−
氨基糖苷类	庆大霉素	+	+	+	−
	阿米卡星	+	+	+	−
氟喹诺酮类	环丙沙星	+	+	+	−
	环氧氟沙星	+	+	+	+
磺胺类	甲氧苄啶/磺胺甲噁唑	+	−	+	−
氯霉素类	氯霉素	+	−	−	+
多黏菌素类	多黏菌素 E(黏菌素)或多黏菌素 B	+	+	+	−
四环素类	多西环素	+	−	+	−
	米诺环素	+	−	+	+
甘酰氨环素类	替加环素	+	−	+	+
其他	磷霉素	+	+	−	−

注：+，代表推荐检测该抗菌药物敏感性；−，代表该药物对此菌种没有抗菌活性，不推荐进行检测。

① 青霉素类、β-内酰胺酶抑制剂合剂、第三和第四代头孢菌素、单环酰胺类、头霉素类、碳青霉烯类分别作为一类抗菌药物。

美国 CDC/NHSN 也对相关名词进行了定义。其新一版的耐药表型定义涉及金黄色葡萄球菌、肠球菌、铜绿假单胞菌、不动杆菌、肠杆菌目，具体如下。

多重耐药铜绿假单胞菌：对下列 5 类中的 3 类、每 1 类中至少 1 个药中介或耐药。包括：①超广谱头孢菌素（头孢吡肟、头孢他啶）；②氟喹诺酮类（环丙沙星、左氧氟沙星）；③氨基糖苷类（阿米卡星、庆大霉素、妥布霉素）；④碳青霉烯类（亚胺培南、美罗培南、多利培南）；⑤哌拉西林、哌拉西林/他唑巴坦。

多重耐药不动杆菌属菌种：对下列 6 类中的 3 类、每 1 类中至少 1 个药中介或耐药。包括：①超广谱头孢菌素（头孢吡肟、头孢他啶、头孢曲松、头孢噻肟）；②氟喹诺酮类（环丙沙星、左氧氟沙星）；③氨基糖苷类（阿米卡星、庆大霉素、妥布霉素）；④碳青霉烯类（亚胺培南、美罗培南、多利培南）；⑤哌拉西林、哌拉西林/他唑巴坦；⑥氨苄西林/舒巴坦。

值得注意的是：该文件只对铜绿假单胞菌和鲍曼不动杆菌给出了多重耐药的界定，并没有给出金黄色葡萄球菌、肠杆菌目等的多重耐药标准。这说明业界对多药耐药的认识在逐渐具体、明晰，在一个过程中。另外，铜绿假单胞菌没有列头孢匹罗。欧洲指南里鲍曼不动杆菌对头孢曲松、头孢噻肟（新版增加的药物）天然耐药，而 M100 没有列出——有文章则当作治疗药物——建议慎重，一般还是按天然耐药更稳妥。

国内外专家都明确，MDR/XDR/PDR 的概念是灵活、进展的。王明贵教授举例，以前没有替加环素，某一株菌界定为 PDR；有了替加环素且敏感，就是 XDR 了。

从一线工作的角度，建议如下。

① MDR 没有统一定义，没有具体但统一的适合多个菌种的判断方法。实际上没有办法统一，也没有必要统一。

② 一线实验室报告执行［2015］252 号文件。只报 5 种即可，可多不可缺。

③ 不建议标注 MDR，更不必盖章，尤其不要如图 4-2 所示盖章。

④ 当然如果界定清晰加盖红章，标注也不是错误。张立国老师说，医生如果不能具体判断 MDR，这个标识不唯提醒用药信息，也确实会提示考虑隔离等防控措施。

⑤ 一般情况下管理者要求必须标注 MDR 时，建议基于［2015］252 号文件进行理性沟通、会商。

⑥ 建议管理者、临床、实验室、药师等多学科会商，讨论耐药相关整体性乃至具体性事宜，包括 MDR。

⑦ MDR 不是危急值，但可以比照危急值管理方式上报。我们不建议这样，因为检验报告单会标注具体耐药表型（有些也会标注 MDR），没必要重复。

⑧ MDR 的上报完全可以走院感系统，似可称之为"耐药预警"。这样临床、管理、实验室、药学等部门都可以及时知晓，决策如何处置、是否隔离；还可以进行数据统计，便于系统性分析、持续性改进。

⑨ 不建议再纠结"三类或三类以上同时耐药"这个判断——作为科研，怎么讨论都可以；作为实际工作，这样确实难以落实，意义也不大。

⑩ ESBL：参见《医院感染监测规范》。CLSI M100 在 2010 年开始，如果折点有更新，则不建议常规报告临床；可以基于流行病学目的报告。实际医疗机构是否报告，需要上述多学科会商。

⑪ 其他如耐青霉素肺炎链球菌（PRSP）、诱导克林霉素耐药现象（D 现象）、碳青霉烯类抑制（CIM）试验结果等，实验室可以标注。是否纳入 MDR 管理，需要上述多学科会商。

⑫ 结核分枝杆菌（TB）：常规实验室不培养 TB，无从判断 MDR。Xpert 只是报利福平耐药。所以常规实验室不涉及该情况。结核防治系统实验室如果做异烟肼、利福平耐药性检测，自然回报检测结果即可。

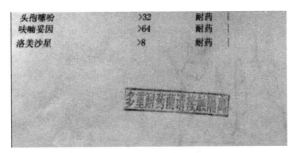

图 4-2　错误盖章示例

最后，借用华信医院解晓悦老师的一句话总结：微生物学的"春天"，一部分源自耐药菌的管控。

参考文献

[1] Magiorakos AP，Srinivasan A，Carey RB，et al. Multidrug-resistant，extensively drug-resistant and pandrug-resistant bacteria：an international expert proposal for interim standard definitions for acquired resistance. Clin Microbiol Infect，2012，18（3）：268-81. doi：10.1111/j.1469-0691.2011.03570.x. Epub 2011 Jul 27. PMID：21793988.

[2] Sweeney MT，Lubbers BV，Schwarz S，et al. Applying definitions for multidrug resistance，extensive drug resistance and pandrug resistance to clinically significant livestock and companion animal bacterial pathogens. J Antimicrob Chemother，2018，73（6）：1460-1463. doi：10.1093/jac/dky043. PMID：29481657.

[3] Rafailidis PI，Kofteridis D. Proposed amendments regarding the definitions of multidrug-resistant and extensively drug-resistant bacteria. Expert Rev Anti Infect Ther，2022，20（2）：139-146. doi：10.1080/14787210.2021.1945922. Epub，2021，PMID：34152887.

［4］ 中国卫计委.《医院感染管理质量控制指标》. 国卫办医函［2015］252 号.

［5］ 王明贵. 广泛耐药革兰阴性菌感染的实验诊断、抗菌治疗及医院感染控制：中国专家共识［J］. 中国感染与化疗杂志，2017，17（1）：82-93. DOI：10. 16718/j. 1009-7708. 2017. 01. 015.

［6］ Chinese XDR Consensus Working Group，Guan X，He L，et al. Laboratory diagnosis，clinical management and infection control of the infections caused by extensively drug-resistant Gram-negative bacilli：a Chinese consensus statement. Clin Microbiol Infect，2016，Suppl 1：S15-25. doi：10. 1016/j. cmi. 2015. 11. 004. Epub 2015 Nov 25. PMID：26627340.

43. 耐甲氧西林金黄色葡萄球菌是多重耐药菌吗？

多重耐药菌（MDRO）是临床、感控、微生物学和临床药学等人员都非常关注的焦点。按照多重耐药（MDR）的一般理解：对三类或三类以上（每一类里至少1种）的抗微生物药物的获得性不敏感，即为多重耐药。那么问题来了，耐甲氧西林金黄色葡萄球菌（MRSA）只对甲氧西林一种抗菌药物不敏感，是不是多重耐药菌呢？

释名

（1）MRSA

MRSA 是 methicillin-resistant Staphylococcus aureus 的缩写，即耐甲氧西林金黄色葡萄球菌。20 世纪 40 年代，发现了青霉素耐药[1,2]。60 年代，出现了MRSA 这个词[3]。MRSA 的含义即字面意思。当然检测用的实验药物，实际用的是苯唑西林（Oxacillin）。所以也叫苯唑西林耐药金黄色葡萄球菌（Oxacillin-resistant Staphylococcus aureus，ORSA）[4]。因此，ORSA＝MRSA，但 ORSA 这个词用得少。

MRSA 的临床意义，是对除了五代头孢菌素外的所有 β-内酰胺类耐药。确定是 MRSA 感染时，不用 β-内酰胺类治疗（除了五代头孢菌素）。

MRSA 对应 MSSA，即甲氧西林敏感金黄色葡萄球菌。

（2）HAMRSA 和 CAMRSA

CAMRSA 是 community-acquired methicillin-resistant Staphylococcus aureus 的缩写，即社区获得性耐甲氧西林金黄色葡萄球菌。1981 年开始报道[5]。

CAMRSA 是 community-associated methicillin-resistant Staphylococcus aureus 的缩写，社区相关性耐甲氧西林金黄色葡萄球菌。2003 年开始报道[6]。主要是"获得"这个词太明确具体，现实中常常难以判断，改为"相关"，有一定的模糊性，适用于更广泛的情况。

对应的 HAMRSA 是 hospital-acquired methicillin-resistant Staphylococcus aureus 的缩写，即医院获得性耐甲氧西林金黄色葡萄球菌。到 2002 年才见报道[7]。

HAMRSA 是 hospital-associated methicillin-resistant Staphylococcus aureus 的缩写，即医院相关性耐甲氧西林金黄色葡萄球菌。2007 年出现[8]。

一般理解，按**社区获得＝社区相关**即可，具体则看各篇论文自己的定义。

CAMRSA 出来后，原来的 MRSA 就改为 HAMRSA 了。当然，现在 CAMRSA 依然很少，平时一般性交流，不会单说 HAMRSA，依然是说 MRSA。但此时，绝大多数情况下其实是指 HAMRSA，或指 HAMRSA＋CAMRSA。如果单指 CAMRSA，会特别说明"社区获得"或"社区相关"，不会只说 MRSA 而不加说明的——因为这样会引起混乱。

（3）LAMRSA

LAMRSA 是 livestock associated methicillin-resistant Staphylococcus aureus 的缩写，即家畜相关耐甲氧西林金黄色葡萄球菌。2009 年左右见报道[9]。因为是 MRSA 缩写的一种，索性列出，和本节关系不大。

题外话：上面几个时间，间隔差不多是 20 年/10 年。而万古霉素出现耐药是 1996 年左右[10]。今年是 2022 年，不知道最近几年，金黄色葡萄球菌耐药性会进一步发展出什么内容。

（4）MDR

MDR 是 multidrug resistance 的缩写，即多重耐药，字面含义为对多种抗生素耐药。菌种不同，MDR 具体所指哪些药物也是各不相同的；菌种相同，文件对究竟囊括哪些药物也没有统一、没有广泛共识。具体菌种对哪些药物耐药算 MDR，只是某些文件的人为规定。

泛泛理解，就是对多种抗生素耐药了，这一点是共识。具体理解，要看执行什么文件，按照什么标准进行判断。这一点，对于很多菌没有共识。因为没有共识，所以写文章时如果涉及具体菌种，需要先行自我明确本文以什么为标准，否则会引起混乱。

常提到的三类或三类以上（每一类里至少 1 种）抗生素不敏感，对此也建议作泛泛理解。具体落实要依赖具体规定。

如何确定一株金黄色葡萄球菌是 MDR？

理论上，确定一株金黄色葡萄球菌是 MDR 需要两点。

（1）定义什么是 MDR。

（2）对定义涉及的药物（也可以更多）进行药物敏感性试验（AST），看结果是不是耐药。

如果经过 AST，知道了这株金黄色葡萄球菌的耐药性，且耐药性符合 MDR 的定义，则这株金黄色葡萄球菌是 MDR。

确定一株 MRSA 是不是 MDR，步骤一样。

上面对概念进行了基本解释，对理论上如何确定 MDR 进行了说明。则本篇题目可以细分，变成两个：HAMRSA 是 MDR 吗？CAMRSA 是 MDR 吗？

HAMRSA 是 MDR 吗？

回答：基本都是，或者说，大概率是。这是由 AST 结果确定的。

MCM12（中译本第 388 页）提到，HAMRSA 常出现多重耐药，包括氨基糖苷类、磷霉素、夫西地酸、酮内酯类、林可酰胺类、大环内酯类、喹诺酮类、利福平、四环素类、甲氧苄啶磺胺[11,12]。当然耐药率各不相同，但主体都是耐药的。对新的抗生素，如达托霉素、替加环素、噁唑烷酮类也逐渐出现耐药。具体可看 SENTRY 研究 20 年数据汇总[13]。

CAMRSA 是 MDR 吗？

回答：大多数都不是。这也是由 AST 结果确定的。

MCM12（中译本第 388 页）提到，与 HAMRSA 相比，CAMRSA 和 LAMRSA 菌株对非 β-内酰胺类抗生素仍然更敏感，一般对红霉素都耐药；然而，在耐药谱方面的差异正在缩小[14,15]。几乎所有的 LAMRSA CC398 菌株都对四环素耐药[16]。具体信息见近期综述[17]。其中来自中国的信息可见环丙沙星、四环素、磺胺、利福平、庆大霉素、左氧氟沙星，CAMRSA 的敏感性都显著高于 HAMRSA。CAMRSA 大多不是 MDR。

综上，一般性讨论说的 MRSA 都是 HAMRSA。则题目"耐甲氧西林金黄色葡萄球菌是多重耐药菌吗？"的回答是：基本都是，或者说，大概率是。如果具体到 CAMRSA，则回答是：大多数都不是。

引申

（1）HAMRSA 和 CAMRSA 的区别见表 4-10[17]。

表 4-10　HAMRSA 和 CAMRSA 的区别

项目	CAMRSA	HAMRSA
风险人群	儿童、监狱内人员、无家可归者、同性恋、战士、吸毒人员等	医疗保健机构居住者、糖尿病患者、住院患者、ICU 患者
SCCmec 亚型	Ⅳ、Ⅴ	Ⅰ、Ⅱ、Ⅲ
耐药的抗生素	β-内酰胺类（苯唑西林、青霉素）、红霉素	通常多重耐药，可对磺胺、大环内酯类、四环素类敏感
PVL 毒素	＞95％	5％
临床表现	流感后坏死性肺炎、骨髓炎	医院获得性肺炎、导管相关尿路感染、菌血症
发现	20 世纪 80 年代	1961 年

（2）CAMRSA 的临床进展

之前我们看到的 CAMRSA，以皮肤软组织感染为主，表 4-10 中有坏死性肺炎、骨髓炎，但很少。近期，深部侵袭性感染的报道逐渐增加[18]。大家如果遇到 MRSA 对多种抗生素很敏感，又是明确的深部侵袭性感染，很可能是 CAMRSA 所致，尤其是门诊、急诊新就诊患者，值得重视。如果明确，可以写病例报告发表。

参考文献

［1］　Winner HI. Quantitative sensitization of a penicillin-resistant staphylococcus. Lancet，1948，1（6505）：674. doi：10.1016/s0140-6736（48）91966-7. PMID：18912981.

［2］　Beigelman PM，Rantz LA. The clinical importance of coagulase-positive，penicillin-resistant Staphylo-coccus aureus. N Engl J Med，1950，242（10）：353-8. doi：10.1056/NEJM195003092421002. PMID：15405155.

［3］　Seligman SJ. Penicillinase-negative variants of methicillin-resistant Staphylococcus aureus. Nature，1966，209（5027）：994-6. doi：10.1038/209994a0. PMID：5180132.

［4］　Rozgonyi F，Illés M，Rédai I. Incidence and biological properties of methicillin and oxacillin resistant Staphylococcus aureus strains. Acta Microbiol Acad Sci Hung，1968，15（3）：245-52. PMID：

5720877.

[5] Centers for Disease Control (CDC). Community-acquired methicillin-resistant Staphylococcus aureus infections—Michigan. MMWR Morb Mortal Wkly Rep，1981，30（16）：185-7. PMID：6789075.

[6] Centers for Disease Control and Prevention (CDC). Outbreaks of community-associated methicillin-resistant Staphylococcus aureus skin infections—Los Angeles County，California，2002-2003. MMWR Morb Mortal Wkly Rep，2003，52（5）：88. PMID：12588006.

[7] Gopal Rao G，Jeanes A，Osman M，et al. Marketing hand hygiene in hospitals—a case study. J Hosp Infect，2002，50（1）：42-7. doi：10.1053/jhin.2001.1119. PMID：11825051.

[8] LaPlante KL，Rybak MJ，Amjad M，et al. Antimicrobial susceptibility and staphylococcal chromosomal cassette mec type in community-and hospital-associated methicillin-resistant Staphylococcus aureus. Pharmacotherapy，2007，27（1）：3-10. doi：10.1592/phco.27.1.3. PMID：17192156.

[9] Wagenaar JA，Yue H，Pritchard J，et al. Unexpected sequence types in livestock associated methicillin-resistant Staphylococcus aureus（MRSA）：MRSA ST9 and a single locus variant of ST9 in pig farming in China. Vet Microbiol，2009，139（3-4）：405-9. doi：10.1016/j.vetmic.2009.06.014. Epub 2009 Jun 21. PMID：19608357.

[10] Edmond MB，Wenzel RP，Pasculle AW. Vancomycin-resistant Staphylococcus aureus：perspectives on measures needed for control. Ann Intern Med，1996，124（3）：329-34. doi：10.7326/0003-4819-124-3-199602010-00008. PMID：8554229.

[11] Fluit AC，Wielders CL，Verhoef J，et al. Epidemiology and susceptibility of 3，051 Staphylococcus aureus isolates from 25 university hospitals participating in the European SENTRY study. J Clin Microbiol，2001，39（10）：3727-32. doi：10.1128/JCM.39.10.3727-3732.2001. PMID：11574603；PMCID：PMC88419.

[12] Diekema DJ，Pfaller MA，Schmitz FJ，et al. Survey of infections due to Staphylococcus species：frequency of occurrence and antimicrobial susceptibility of isolates collected in the United States，Canada，Latin America，Europe，and the Western Pacific region for the SENTRY Antimicrobial Surveillance Program，1997-1999. Clin Infect Dis，2001，32 Suppl 2：S114-32. doi：10.1086/320184. PMID：11320452.

[13] Diekema DJ，Pfaller MA，Shortridge D，et al. Twenty-Year Trends in Antimicrobial Susceptibilities Among Staphylococcus aureus From the SENTRY Antimicrobial Surveillance Program. Open Forum Infect Dis，2019，6（Suppl 1）：S47-S53. doi：10.1093/ofid/ofy270. Erratum in：Open Forum Infect Dis，2019，6（5）：ofz202. Zervos，Marcos［corrected to Zervos，Marcus］. PMID：30895214；PMCID：PMC6419894.

[14] Sader HS，Mendes RE，Jones RN，et al. Antimicrobial susceptibility patterns of community-and hospital-acquired methicillin-resistant Staphylococcus aureus from United States Hospitals：results from the AWARE Ceftaroline Surveillance Program（2012-2014）. Diagn Microbiol Infect Dis，2016，86（1）：76-9. doi：10.1016/j.diagmicrobio.2016.06.017. Epub 2016 Jun 23. PMID：27394637.

[15] Coombs GW，Daly DA，Pearson JC，et al. Community-onset Staphylococcus aureus Surveillance Programme annual report，2012. Commun Dis Intell Q Rep，2014，38（1）：E59-69. PMID：25409357.

[16] Dahms C，Hübner NO，Cuny C，et al. Occurrence of methicillin-resistant Staphylococcus aureus in farm workers and the livestock environment in Mecklenburg-Western Pomerania，Germany. Acta

Vet Scand, 2014, 56 (1): 53. doi: 10.1186/s13028-014-0053-3. PMID: 25142727; PMCID: PMC4236505.

[17] Tsouklidis N, Kumar R, Heindl SE, et al. Understanding the Fight Against Resistance: Hospital-Acquired Methicillin-Resistant Staphylococcus Aureus vs. Community-Acquired Methicillin-Resistant Staphylococcus Aureus. Cureus, 2020, 12 (6): e8867. doi: 10.7759/cureus.8867. PMID: 32617248; PMCID: PMC7325383.

[18] Alshengeti A, Alamri R, Tharwat R, et al. An Unusual Presentation of Community-Acquired Methicillin-Resistant Staphylococcus aureus Infection in a Child Treated With Linezolid. Cureus, 2021, 13 (10): e18830. doi: 10.7759/cureus.18830. PMID: 34671513; PMCID: PMC8520542.

44. 产新德里金属酶的鲍曼不动杆菌？

新德里金属酶（NDM）是碳青霉烯酶的一种，多见于肺炎克雷伯菌、大肠埃希菌等肠杆菌目细菌。鲍曼不动杆菌（简称 AB）也会产 NDM 吗？工作所及，还真涉及了这个情况，学习如下。

2022 年 11 月 21 日，在 PubMed 中用"Acinetobacter baumannii"［Title］and NDM［Title］检索，2011 年开始，至今 76 篇。不限定题目，共 430 篇。第一篇果然来自印度[1]。其近年进展如下。

播散和暴发

为了描述 NDM-1 在鲍曼不动杆菌中的传播，中国学者从 NCBI 数据库中收集了 2576 株人源鲍曼不动杆菌的基因组，发现 186 株菌株含有 *NDM-1* 基因，占比为 7.2%[2]。巴基斯坦研究发现，在收集的 174 株鲍曼不动杆菌中，大多数来自痰液（46.5%）和重症监护室（75%）。其中，113 株（64.9%）鉴定为 CR-AB，49.5% 和 24.7% 分别携带 bla_{OXA-23} 和 bla_{NDM-1}。共有 11 株（9.7%）共同携带 bla_{OXA-51}、bla_{NDM-1} 和 bla_{OZA-23}[3]。印度研究使用牛津方案对从北印度两所三级医院收集的 86 株 CR-AB 临床分离株和 11 株碳青霉烯敏感株（CS-AB）进行了多位点序列分型（MLST）和分析。可知 CR-AB 中 bla_{OXA-23} 样酶有高流行率（97.7%），其次是 bla_{NDM-1}（29.1%）和 bla_{OXA-58} 样酶（3.5%）[4]。

鲍曼不动杆菌是否是住院患者肠杆菌目 bla_{NDM} 传播的来源？这篇文章的题目就很耐人寻味[5]。该研究纳入 16 名产 NDM 的鲍曼不动杆菌（临床感染者 10 名，定植监测者 4 名，临床感染者同时定植监测 2 名）和 13 名产 NDM 的肠杆菌目细菌（临床感染者 3 名，定植监测者 8 名，临床感染者同时定植监测 2 名）感染/定植患者。除两株外，所有产 NDM 鲍曼不动杆菌分离株均携带 bla_{NDM-1} 等位基因，该等位基因位于 Tn125 转座子内，并由质粒携带。大多数患者（$n=$

10）被同一种 PFGE 型的产 NDM 鲍曼不动杆菌感染，并鉴定出 5 种克隆性转移事件（TE）。产 NDM 肠杆菌目细菌是不同 PFGE 类型的大肠埃希菌（$n=4$）或肺炎克雷伯杆菌（$n=9$），只有一个产 NDM 肠杆菌目细菌 TE。在 3 个肺炎克雷伯菌分离株中，bla_{NDM} 基因位于 Tn125 转座子内。尽管在流行病学上怀疑产 NDM 鲍曼不动杆菌和肺炎克雷伯菌之间存在一种水平基因转移（HGT）相关的 **TE，但 Tn125 转座子之间的低相似性**（75.7％）排除了这种可能性。所以，尽管产 NDM 鲍曼不动杆菌似乎通过克隆传播，但我们没有发现住院患者中 HGT 介导到产 NDM 肠杆菌目细菌的传播证据。

在西南印度洋地区发生过一次对黏菌素耐药且产 OXA-23/NDM-1 的鲍曼不动杆菌的暴发[6]。一共 13 例。第一例可追溯到马约特岛（科摩罗群岛）的医疗撤离。可以为 11 名患者建立流行病学联系。所有收集到的菌株均表现出相同的耐药性，产 OXA-69 和 ADC-191 以及 NDM-1，水解碳青霉烯类，对黏菌素耐药。所有分离株均属于 STPas1/STOx231 克隆复合体，在系统发育上无法区分。通过全基因组序列分析（全基因组 MLST、单核苷酸多态性）获得了表征的进一步信息，为传播途径提供了线索。

水平基因转移

除了前面提到的 Tn125 外，近年来报道的转座子包括 Tn7382[7]、Tn7[8] 等，也有新类型或罕见的质粒报道[9,10]。俞云松教授团队发现，pDETAB2 代表一种新的质粒类型 GR34，包含 16 个 pdif 位点和几个新的 dif 模块。在 GenBank 中，pDETAB2 和 18 个另外的 GR34 质粒之间仅共享一个 10kbp 的核心序列，具有由各种 dif 模块组成的不同辅助区[9]。另一个研究使用全基因组测序技术分析了巴西发现的第一例 NDM-1 型鲍曼不动杆菌，属于 1465/CC216 型新序列。发现了一个携带 bla_{NDM-1} 基因的异常质粒，其中 Tn125 转座子的一些基因丢失[10]。也有分离株涉及整合子[11]。

基因组分析

竟然有四篇文章涉及该菌的全基因组测序和分析。马来西亚研究[12]提到，从马来西亚登加诺市的主要三级医院分离出的耐碳青霉烯鲍曼不动杆菌 AC1633 和医院不动杆菌 AC1530 的全基因组测序，发现了一个约 170kbp 的大质粒，该质粒含有编码 NDM-1 和 OXA-58 碳青霉烯酶的基因，以及氨基糖苷类、大环内酯类和磺胺类药物耐药的基因。该质粒是多个可移动遗传元件的拼接。比较序列分析表明，它可能是通过 IS1006 介导的重组或转座事件，从两个单独的质粒中衍生出来的。

突尼斯研究[13]对 246 株碳青霉烯类耐药鲍曼不动杆菌的 PCR 筛选显示，246 株分离株中有 242 株含有碳青霉烯酶基因（246 株中有 7 株 bla_{NDM-1} 阳性，246 株中 4 株 bla_{NDA-1} 和 bla_{OXA-23} 同时阳性，231 株 bla_{OXA-32} 阳性）。接合和电穿孔实验表明，bla_{NDM-1} 基因可能位于染色体上。根据巴斯德研究所的多位点序列分型方案，所有产生 NDM-1 的鲍曼不动杆菌分离株都与克隆相关，属于 ST85。对 bla_{NDM-1} 基因的直接遗传环境的全基因组分析表明，该基因位于 Tn125 转座子（ΔTn125）（truncated isoform）。bla_{OXA-23} 基因位于转座子 Tn2008。

埃及研究收集了 20 株鲍曼不动杆菌[14]。使用 PCR 筛选出含有获得性碳青霉烯酶（bla-NDM、bla-VIM 和 bla-IMP）的菌株。选择 4 株产 NDM 的鲍曼不动杆菌进行全基因组测序（WGS）、多位点序列分型和耐药性分析。所有 bla-NDM 阳性分离株均为 XDR。3 个分离株属于高风险国际克隆（IC），即 IC2 对应于 $ST570^{Pas}/1701^{Oxf}$（M20），IC9 对应于 $ST85^{Pas}/ST1089^{Oxf}$（M02 和 M11）。所有分离株的喹诺酮耐药决定区（gyrA 和 parC）中都发现了非同义突变。M19 对黏菌素的耐药性伴随着 $lpxACD$ 和 $pmrABC$ 基因的错义突变。目前的研究提供了对埃及患者中分离的鲍曼不动杆菌 XDR 表型的基因组背景的深入了解。WGS 揭示了耐药基因和具有新的插入位点和遗传组织的多种移动遗传元件之间的强烈关联。

印度流行 bla_{OXA-23}。还有少量 bla OXA-58，以及双碳青霉烯酶的存在。印度研究在两株碳青霉烯类耐药鲍曼不动杆菌的完整基因组上，确定了 bla_{OXA-23}、bla_{NDM-1} 和 bla_{OXA-58} 的遗传排列[11]。使用杂交组装方法获得的完整基因组揭示了 Tn2006 与 bla_{OXA-23}、ISAba125 与 bla_{NDM}、ISAba3 与 $bla_{OXCA-58}$ 的精确排列。此外，IntI1 整合酶与 bla_{CARB-2} 基因的关联以及Ⅳ型菌毛组装、运动和生物膜形成所需的几个毒力因子也得以鉴定。

对 NDM 的整体综述见文献[15]，包括结构、遗传和播散相关信息。其进化趋势见相关文献[16]。细菌角度的信息也有相关综述[17,18]。综上可知，鲍曼不动杆菌可以产生 NDM；产生 NDM 的鲍曼不动杆菌在全部鲍曼不动杆菌中，有一些地区的比例不低；一些产生 NDM 的鲍曼不动杆菌中，NDM 基因与其他耐药基因共存，构成了一定的威胁。这个基因常常可以水平基因转移，很容易播散。我们需要持续性关注该菌，为抗击耐药做好准备。

参考文献

[1] Karthikeyan K，Thirunarayan MA，Krishnan P. Coexistence of blaOXA-23 with blaNDM-1 and armA in clinical isolates of *Acinetobacter baumannii* from India. J Antimicrob Chemother，2010，65 （10）：2253-4. doi：10.1093/jac/dkq273. Epub 2010 Jul 21. PMID：20650909.

[2] Liu N，Zheng X，Zhu Q，et al. The Dissemination of NDM-1 in *Acinetobacter baumannii* Strains. Curr Microbiol，2022，79（4）：117. doi：10.1007/s00284-022-02812-w. PMID：35218435.

[3] Ejaz H，Ahmad M，Younas S，et al. Molecular Epidemiology of Extensively-Drug Resistant *Acinetobacter baumannii* Sequence Type 2 Co-Harboring bla_{NDM} and bla_{OXA} From Clinical Origin. Infect Drug Resist，2021，14：1931-1939. doi：10.2147/IDR.S310478. PMID：34079303；PMCID：PMC8164867.

[4] Kumar S，Patil PP，Singhal L，et al. Molecular epidemiology of carbapenem-resistant *Acinetobacter baumannii* isolates reveals the emergence of bla_{OXA-23} and bla_{NDM-1} encoding international clones in India. Infect Genet Evol，2019，75：103986. doi：10.1016/j. meegid. 2019. 103986. Epub 2019 Jul 27. PMID：31362071.

[5] Adler A，Glick R，Lifshitz Z，et al. Does *Acinetobacter baumannii* Serve as a Source for bla_{NDM} Dissemination into Enterobacteriaceae in Hospitalized Patients? Microb Drug Resist，2018，24（2）：150-153. doi：10.1089/mdr. 2016. 0330，Epub 2017，PMID：28665176.

[6] Miltgen G，Bour M，Allyn J，et al. Molecular and epidemiological investigation of a colistin-resistant OXA-23-/NDM-1-producing *Acinetobacter baumannii* outbreak in the Southwest Indian Ocean Area. Int J Antimicrob Agents，2021，58（4）：106402. doi：10.1016/j. ijantimicag. 2021. 106402. Epub 2021 Jul 19. PMID：34293453.

[7] Hamed SM，Hussein AFA，Al-Agamy MH，et al. Tn7382，a novel composite transposon harboring bla_{NDM-1} and aphA6 in *Acinetobacter baumannii*. J Glob Antimicrob Resist，2022，30：414-417. doi：10.1016/j. jgar. 2022. 08. 001. Epub 2022 Aug 6. PMID：35944804.

[8] Mann R，Rafei R，Gunawan C，et al. Variants of Tn 6924，a Novel Tn 7 Family Transposon Carrying the bla_{NDM} Metallo-β-Lactamase and 14 Copies of the $aphA6$ Amikacin Resistance Genes Found in *Acinetobacter baumannii*. Microbiol Spectr，2022，10（1）：e0174521. doi：10.1128/spectrum. 01745-21. Epub 2022 Jan 12. PMID：35019774；PMCID：PMC8754128.

[9] Liu H，Moran RA，Chen Y，et al. Transferable *Acinetobacter baumannii* plasmid pDETAB2 encodes OXA-58 and NDM-1 and represents a new class of antibiotic resistance plasmids. J Antimicrob Chemother，2021，76（5）：1130-1134. doi：10.1093/jac/dkab005. PMID：33501980.

[10] Rossi I，Royer S，Ferreira M，et al. Novel ST1465/CC216 Nosocomial Lineage of Carbapenem-Resistant *Acinetobacter baumannii* Harboring an Unusual Plasmid Carrying bla_{NDM-1} Gene. Microb Drug Resist，2021，27（4）：471-475. doi：10.1089/mdr. 2020. 0219. Epub 2020 Sep 11. PMID：32915684.

[11] Vijayakumar S，Wattal C，J K O，et al. Insights into the complete genomes of carbapenem-resistant *Acinetobacter baumannii* harbouring bla_{OXA-23}，$bla_{OXA-420}$ and bla_{NDM-1} genes using a hybrid-assembly approach. Access Microbiol，2020，2（8）：acmi000140. doi：10.1099/acmi. 0. 000140. PMID：

32974602；PMCID：PMC7497828.

[12] Alattraqchi AG，Mohd Rani F，A Rahman NI，et al. Complete Genome Sequencing of *Acinetobacter baumannii* AC1633 and *Acinetobacter nosocomialis* AC1530 Unveils a Large Multidrug-Resistant Plasmid Encoding the NDM-1 and OXA-58 Carbapenemases. mSphere，2021，6（1）：e01076-20. doi：10.1128/mSphere.01076-20. PMID：33504662；PMCID：PMC7885321.

[13] Jaidane N，Naas T，Oueslati S，et al. Whole-genome sequencing of NDM-1-producing ST85 *Acinetobacter baumannii* isolates from Tunisia. Int J Antimicrob Agents，2018，52（6）：916-921. doi：10.1016/j.ijantimicag.2018.05.017. Epub 2018 May 30. PMID：29857033.

[14] Zafer MM，Hussein AFA，Al-Agamy MH，et al. Genomic Characterization of Extensively Drug-Resistant NDM-Producing *Acinetobacter baumannii* Clinical Isolates With the Emergence of Novel *bla*$_{ADC-257}$. Front Microbiol，2021，12：736982. doi：10.3389/fmicb.2021.736982. PMID：34880837；PMCID：PMC8645854.

[15] Khan AU，Maryam L，Zarrilli R. Structure，Genetics and Worldwide Spread of New Delhi Metallo-β-lactamase（NDM）：a threat to public health. BMC Microbiol，2017，17（1）：101. doi：10.1186/s12866-017-1012-8. PMID：28449650；PMCID：PMC5408368.

[16] Farhat N，Khan AU. Evolving trends of New Delhi Metallo-betalactamse（NDM）variants：A threat to antimicrobial resistance. Infect Genet Evol，2020，86：104588. doi：10.1016/j.meegid.2020.104588. Epub 2020 Oct 8. PMID：33038522.

[17] Jean SS，Harnod D，Hsueh PR. Global Threat of Carbapenem-Resistant Gram-Negative Bacteria. Front Cell Infect Microbiol，2022，12：823684. doi：10.3389/fcimb.2022.823684. PMID：35372099；PMCID：PMC8965008.

[18] Bartal C，Rolston KVI，Nesher L. Carbapenem-resistant *Acinetobacter baumannii*：Colonization，Infection and Current Treatment Options. Infect Dis Ther，2022，11（2）：683-694. doi：10.1007/s40121-022-00597-w. Epub 2022 Feb 17. PMID：35175509；PMCID：PMC8960525.

45. 真菌也有多重耐药吗？

细菌的多重耐药（MDR）自不待言。真菌也有多重耐药吗？在 PubMed 中检索（"multidrug resistant"［Title］OR MDR）［Title］AND（fungi［Title］OR fungus［Title］OR fungal［Title］OR candida［Title］OR aspergillus［Title］OR Cryptococcus［Title］OR candidiasis［Title］OR aspergillosis［Title］OR cryptococcosis）［Title］，结果多达 230 条。

第一篇文章[1]是美国田纳西大学微生物学系 1995 年的研究。题目是 *Reduced virulence of Candida albicans mutants affected in multidrug resistance*。提到白念珠菌的多重耐药基因 *CaMDR1*。2001 年美国哈尼曼大学研究[2]报道了**克柔念珠菌**多药耐药相关外排泵三磷酸腺苷结合盒（ATP binding cassette，ABC）转运蛋白（transporters）。关于**曲霉菌**的第一篇文章[3]是美国印第安纳波利斯市一个科研性实验室 1997 年的研究。题目是 *Genes encoding multiple drug resistance-like proteins in Aspergillus fumigatus and Aspergillus flavus*，提到烟曲霉菌的多重耐药基因 *AfuMDR1*、*AfuMDR2*，黄曲霉菌的多重耐药基因 *AflMDR1*。同一团队同一年，也发布了**新型隐球菌**的多重耐药基因 *CneMDR1* 研究[4]。上面四篇文献提示，MDR 的概念在基础真菌学研究领域已经有二十余年。因为检索范围局限，也许更早。

临床真菌学领域重视 MDR，我们认为这开始于**耳念珠菌**。耳念珠菌之前，很少提到真菌的 MDR。耳念珠菌最先是日本在 2009 年报道的[5]，部分是多重耐药[6]，对氟康唑、伏立康唑、卡泊芬净、氟胞嘧啶耐药。一篇文章[7]提到，耳念珠菌耐药性波动很大，有敏感株，也有**多重耐药、泛耐药、全耐药**。巴基斯坦研究[8]显示，193 株耳念珠菌对氟康唑耐药率 100%，对伏立康唑达到 28.5%，对两性霉素 B 达到 7.9%。中国最先由北京大学王辉教授团队于 2018 年报道[9]，其耐药性低于国外报道。王辉教授和学会成员共同撰写了中国共识《成人耳念珠菌感染诊治防控专家共识》[10]。近期报道 COVID-19 感染危重患者会并发耳念珠菌感染，引起了大家的关注。有观点认为这是一个潜伏的灾难（lurking scourge）[11]。《临床微生物学手册》（MCM12）第 133 章提到了耳念珠菌多重耐药，也提到了光滑念珠菌。

其他真菌：2014 年一篇文章[12]提到，在南非和喀麦隆 254 株念珠菌中，南非一株**都柏林念珠菌（*Candida dubliniensis*）**多重耐药，仅对氟胞嘧啶敏感。美国 2014 年一篇文章[13]报道，癌症患者**光滑念珠菌**血症共 146 个分离株，氟康唑耐药率 20.5%，卡泊芬净为 10.3%，多重耐药比例为 6.8%（对卡泊芬净耐药的 9 株菌对氟康唑也耐药，1 株对两性霉素 B 耐药）。美国 2015 年两城市念珠菌血症研究[14]中，3848 例菌血症白念珠菌占比 36%、光滑念珠菌 27%。对棘白菌素类耐药的念珠菌 74% 是光滑念珠菌。共 17 株 MDR，其中 16 株是**光滑念珠菌**。而且 MDR 光滑念珠菌血症比例在增高（1.8%～2.6%）。马来西亚 2016 年病例报道[15]：HIV 感染者血培养有 *Fereydounia khargensis* 分离，确认感染。该菌是 MDR。一篇文献[16]提到致病性 MDR 念珠菌除了耳念珠菌外，还有 *C. haemulonii*、*C. duobushaemulonii*、*C. pseudohaemulonii*。法国 2019 年一篇文献[17]提到，临床常见的 MDR 菌包括**念珠菌属、隐球菌属、红酵母菌属（*Rhodotorula*）、曲霉菌属、镰刀菌属、横梗霉属（*Lichtheimia*）、根霉属（*Rhizopus*）**。瑞典 2019 年一篇文献[18]报道了 **MDR 葡萄牙念珠菌（*C. lusitaniae*）**。MCM12 真菌分种属章节中，只有念珠菌一章提到了多重耐药，用于描述耳念珠菌。

非耳念珠菌文章中，丹麦和瑞典的一篇文章[19]饶有意趣。题目 *Stepwise emergence of azole, echinocandin and amphotericin B multidrug resistance in vivo in Candida albicans orchestrated by multiple genetic alterations*。研究者对 9 株临床分离株（P1～P9）进行了 EUCAST EDef 7.2 和 Etest 药敏试验，P4、P5、P7、P8 和 P9 可供进一步研究。通过 MLST 评估相关性。其余基因测序分析（包括 FKS1、ERG11、ERG2 和 TAC1），定量 PCR 分析基因表达情况（CDR1、CDR2 和 ERG11）。甾醇分析采用紫外分光光度法和气相色谱质谱联用技术。利用 Galleria mellonella 模型进行体内毒力测定，并采用 log-rank Mantel-Cox 统计法进行统计学分析。结果 P1＋P2 敏感，P3＋P4 氟康唑耐药，P5 多种唑类耐药，P6＋P7 多种唑类和棘白菌素类耐药，P8＋P9 是 MDR。MLST 支持临床分离株间的遗传相关性。P4 中 Erg11 有 4 个变化（E266D、G307S、G450E、V488I），Erg11、CDR2 表达增加，Tac1 表达改变（R688Q）。P5、P7、P8、P9 的 Erg11 表达增加（A61E），CDR1、CDR2、Erg11 表达增加（P7 除外），Tac1 氨基酸表达增加（R673L）。棘白菌素耐药菌株具有 *Fks1 S645P* 突变。多烯类耐药的 P8＋P9 缺乏麦角药醇，ERG2（F105SfsX23）出现框架移动性突变（frameshift mutation）。临床分离株的毒力略减弱，但高于对唑类和棘白菌素耐药的非相关对照株。由此可知，白念珠菌对抗真菌药物暴露具有不同的适应能力。其中 TAC1、ERG11 和 ERG2 中潜在的耐药诱导突变需要后续的独立验证。

上面文章一方面显示了白念珠菌的适应性生物学变化；另一方面说明，药敏试验结果会随着治疗的深入而逐渐改变，较长时间间隔则一定要重复药敏试验。

美国休斯敦 2015 年研究[20]显示，急性白血病患者出现念珠菌血症时，对棘白菌素类不敏感和多重耐药，与病死率增加有相关性。这是一个回顾性研究。研究者在 65 名患者中发现 67 例念珠菌血症（其中 2 名患者感染了 2 次）。几乎所有的发作（94%）都发生在接受抗真菌药物的过程中，71% 在接受棘白菌素类治疗。几乎所有分离株（99%）都是非白念珠菌［最常见的是近平滑念珠菌（32%）、热带念珠菌（23%）和光滑念珠菌（20%）］。卡泊芬净不敏感与氟康唑耐药显著相关（$P<0.001$）。卡泊芬净不敏感、多重耐药与增加的 14 天和 30 天全因病死率有关。14 天的调整风险比（HR）分别是 3.02（95%CI 1.28～7.09）（$P=0.011$）和 3.02（95%CI 1.27～7.14）（$P=0.012$）。30 天的分别是 aHR 2.96（95%CI 1.38～6.37）（$P=0.005$）和 2.86（95%CI 1.31～6.21）（$P=0.008$）。由此可知，念珠菌株对卡泊芬净不敏感或多重耐药是患者预后不良的独立标志。

在 PubMed 中检索"Multidrug-Resistant Candida"［Title］，整体性综述类文章很少，没有指南，没有系统性综述。一篇综述[21]对多重耐药的念珠菌的流行病学、分子机制和治疗进行了总结。另有类似文章[22]，可以关注。二者都是 2017 年——数量之少和时间之近，说明了这个话题的时尚性。

综上，①真菌多重耐药是临床侵袭性真菌感染领域的新近焦点；②耳念珠菌是其中翘楚，其次是光滑念珠菌，也有其他菌种；③白念珠菌等在体内抗真菌药物的压力下，会适应性进化，逐渐耐药乃至多重耐药；④多重耐药时预后不良；⑤无论是基础研究还是临床研究，真菌 MDR 这个题目都需要进一步积累证据；⑥尚无关于真菌 MDR 的系统性综述和临床实践指南，国内有针对耳念珠菌的专家共识。

参考文献

[1] Becker JM, Henry LK, Jiang W, et al. Reduced virulence of *Candida albicans* mutants affected in multidrug resistance. Infect Immun, 1995, 63（11）: 4515-8. doi: 10.1128/iai.63.11.4515-4518.1995. PMID: 7591094; PMCID: PMC173643.

[2] Katiyar SK, Edlind TD. Identification and expression of multidrug resistance-related ABC transporter genes in *Candida krusei*. Med Mycol, 2001, 39（1）: 109-16. doi: 10.1080/mmy.39.1.109.116. PMID: 11270397.

[3] Tobin MB, Peery RB, Skatrud PL. Genes encoding multiple drug resistance-like proteins in *Aspergil-*

lus fumigatus and Aspergillus flavus. Gene, 1997, 200 (1-2): 11-23. doi: 10.1016/s0378-1119 (97) 00281-3. PMID: 9373135.

[4] Thornewell SJ, Peery RB, Skatrud PL. Cloning and characterization of CneMDR1: a Cryptococcus neoformans gene encoding a protein related to multidrug resistance proteins. Gene, 1997, 201 (1-2): 21-9. doi: 10.1016/s0378-1119 (97) 00421-6. PMID: 9409767.

[5] Satoh K, Makimura K, Hasumi Y, et al. Candida auris sp. nov., a novel ascomycetous yeast isolated from the external ear canal of an inpatient in a Japanese hospital. Microbiol Immunol, 2009, 53 (1): 41-4. doi: 10.1111/j.1348-0421.2008.00083.x. Erratum in: Microbiol Immunol. 2018 Mar; 62 (3): 205. PMID: 19161556.

[6] Chowdhary A, Anil Kumar V, Sharma C, et al. Multidrug-resistant endemic clonal strain of Candida auris in India. Eur J Clin Microbiol Infect Dis, 2014, 33 (6): 919-26. doi: 10.1007/s10096-013-2027-1. Epub 2013 Dec 20. PMID: 24357342.

[7] Bajpai V, Govindaswamy A, Sagar S, et al. Multidrug-Resistant Candida auris Fungemia in Critical Care Units: Experience from a Tertiary Care Hospital in India. Microb Drug Resist, 2020, 26 (2): 145-149. doi: 10.1089/mdr.2019.0021. Epub 2019 Sep 20. PMID: 31539300.

[8] Sayeed MA, Farooqi J, Jabeen K, et al. Clinical spectrum and factors impacting outcome of Candida auris: a single center study from Pakistan. BMC Infect Dis, 2019, 19 (1): 384. doi: 10.1186/s12879-019-3999-y. PMID: 31060514; PMCID: PMC6501321.

[9] Wang X, Bing J, Zheng Q, et al. The first isolate of Candida auris in China: clinical and biological aspects. Emerg Microbes Infect, 2018, 7 (1): 93. doi: 10.1038/s41426-018-0095-0. PMID: 29777096; PMCID: PMC5959928.

[10] 中华医学会检验分会临床微生物学学组. 成人耳念珠菌感染诊治防控专家共识 [J]. 临床检验杂志, 2020, 38 (8): 564-570. DOI: 10.13602/j.cnki.jcls.2020.08.02.

[11] Chowdhary A, Sharma A. The lurking scourge of multidrug resistant Candida auris in times of COVID-19 pandemic. J Glob Antimicrob Resist, 2020, 22: 175-176. doi: 10.1016/j.jgar.2020.06.003. Epub 2020 Jun 12. PMID: 32535077; PMCID: PMC7289732.

[12] Dos Santos Abrantes PM, McArthur CP, Africa CW. Multi-drug resistant oral Candida species isolated from HIV-positive patients in South Africa and Cameroon. Diagn Microbiol Infect Dis, 2014, 79 (2): 222-7. doi: 10.1016/j.diagmicrobio.2013.09.016. Epub 2013 Nov 26. PMID: 24726686.

[13] Farmakiotis D, Tarrand JJ, Kontoyiannis DP. Drug-resistant Candida glabrata infection in cancer patients. Emerg Infect Dis, 2014, 20 (11): 1833-40. doi: 10.3201/eid2011.140685. PMID: 25340258; PMCID: PMC4214312.

[14] Cleveland AA, Harrison LH, Farley MM, et al. Declining incidence of candidemia and the shifting epidemiology of Candida resistance in two US metropolitan areas, 2008-2013: results from population-based surveillance. PLoS One, 2015, 10 (3): e0120452. doi: 10.1371/journal.pone.0120452. PMID: 25822249; PMCID: PMC4378850.

[15] Tap RM, Ramli NY, Sabaratnam P, et al. First Two Cases of Fungal Infections Associated with Multi-drug Resistant Yeast, Fereydounia khargensis. Mycopathologia, 2016, 181 (7-8): 531-7. doi: 10.1007/s11046-016-0002-y. Epub 2016 Mar 24. PMID: 27010640; PMCID: PMC4937094.

[16] Arastehfar A, Fang W, Badali H, et al. Low-Cost Tetraplex PCR for the Global Spreading Multi-Drug Resistant Fungus, Candida auris and Its Phylogenetic Relatives. Front Microbiol, 2018, 9:

1119. doi：10.3389/fmicb.2018.01119. PMID：29896181；PMCID：PMC5987591.

[17] Yousfi H，Ranque S，Rolain JM，et al. In vitro polymyxin activity against clinical multidrug-resist-ant fungi. Antimicrob Resist Infect Control，2019，8：66. doi：10.1186/s13756-019-0521-7. PMID：31044071；PMCID：PMC6480676.

[18] Kannan A，Asner SA，Trachsel E，et al. Comparative Genomics for the Elucidation of Multidrug Resistance in *Candida lusitaniae*. mBio，2019，10（6）：e02512-19. doi：10.1128/mBio.02512-19. Erratum in：mBio. 2020 Feb 11；11（1）：PMID：31874914；PMCID：PMC6935856.

[19] Jensen RH，Astvad KM，Silva LV，et al. Stepwise emergence of azole，echinocandin and ampho-tericin B multidrug resistance in vivo in *Candida albicans* orchestrated by multiple genetic alterations. J Antimicrob Chemother，2015，70（9）：2551-5. doi：10.1093/jac/dkv140. Epub 2015 May 27. PMID：26017038；PMCID：PMC4553713.

[20] Wang E，Farmakiotis D，Yang D，et al. The ever-evolving landscape of candidaemia in patients with acute leukaemia：non-susceptibility to caspofungin and multidrug resistance are associated with in-creased mortality. J Antimicrob Chemother，2015，70（8）：2362-8. doi：10.1093/jac/dkv087. Epub 2015 Apr 7. PMID：25855759；PMCID：PMC6366596.

[21] Arendrup MC，Patterson TF. Multidrug-Resistant Candida：Epidemiology，Molecular Mechanisms，and Treatment. J Infect Dis，2017，216（suppl_3）：S445-S451. doi：10.1093/infdis/jix131. PMID：28911043.

[22] Colombo AL，Júnior JNA，Guinea J. Emerging multidrug-resistant Candida species. Curr Opin In-fect Dis，2017，30（6）：528-538. doi：10.1097/QCO.0000000000000411. PMID：29095200.

46. 什么是耐药多态性？

"药敏多态性"是什么概念？我对这个词也只是听说，比较陌生。一般而言，同一个基因位点（以及该基因位点对应的表型）的丰富、变化、多样，这些变化的组合叫多态性。那么，药敏多态性，字面理解就是药物的敏感性/耐药性对应的基因及其表型的丰富变化多样的组合。在 PubMed 中查 "resistance polymorphism" ［Title］，结果是 7 篇。再检索 "resistance polymorphism" ［Title/Abstract］，一共 23 篇，包括上面 7 篇。

因为 "resistance" 不仅仅是耐药，也包括对疾病的抵抗，不易感，所以有非耐药领域的文献。这种不是对药物的敏感性/耐药性，多达 5 篇，如植物学领域[1]、HIV 领域[2]。此时微生物的毒力和人对感染病、对微生物的抵抗可以对应并出[3]。

药物的耐药多态性，包括抗微生物药物和非抗微生物药物多方面。非抗微生物药物如华法林的耐药多态性[4]，不展开了。而抗微生物药物角度如下。

（1）细菌学，如脲原体对喹诺酮耐药的多态性[5]、结核分枝杆菌基因型多态性[6]、粪肠球菌遗传多态性[7]。

其中关于结核分枝杆菌基因型多态性研究的是俄语文章[6]。该文通过检测六个位点 VNTR（可变串联重复序列），研究了 104 株结核分枝杆菌的基因型。这些位点具有最高的多态性——MIRU10、MIRU26、MIRU31、MIRU39、MIRU40、ETR-a。根据敖德萨地区收到的数据，人们可以看到北京家系菌株（Beijing family strains）的传播进一步增加，其特征是结核病病程长、耐药性高。与 2006 年相比，某些检测到的结核分枝杆菌基因座的多态性有所下降，这一年见证了某些结核分枝杆菌集群优势的增加。导致耐药性的突变水平最高的是北京家系菌株，例如 355334、365334、375344 和 465334。

（2）病毒学，如 HCV 对达沙布韦耐药[8]、HIV 天然耐药[9]。

其中关于 HCV 的研究[8]，开发了一种半泛基因型群体测序方法（semi-pan-genotypic population sequencing），并用于评估残基位置 310 和 564 之间的所有 NS5B 氨基酸变体。该方法成功地测序了 90％ 以上的基因型（GT）1a、

1b、2b 和 3a 样本。通过使用群体测序方法（截值为 20%），我们发现达沙布韦 RAS A553V 和 C445F 分别是 GT 2b（8 个中的 8 个）和 GT 3a（18 个中的 18 个）序列的基线多态性。在 GT 1a 和 1b 治疗的幼稚受试者（$n=25$）中，未发现高倍耐药多态性/RAS。该文进一步预测了达沙布韦与 NS5B 聚合酶的结合状态，使用硅芯片方法来阐明与临床相关 RAS 耐药相关的原因。达沙布韦停靠在 palm-I 位点，发现其与残基 S288、I447、Y448、N291 和 D318 形成氢键。发现 RAS 位置 316、414、448、553 和 556 构成达沙布韦结合袋（binding pocket）。

（3）寄生虫学，如钩虫多重耐药[10]、疟原虫 *pfmdr1* 基因[11]。

其中钩虫多重耐药是美国文章，研究对象是灰狗。目的是评估感染灰狗的钩虫的耐药表型和基因型。美国灰狗的粪便样本是从两个灰狗收养犬舍、一个活跃的灰狗比赛犬舍和三个兽医机构采集的。对 219 只灰狗的粪便样本进行了粪卵计数（FEC）。尽管使用了驱虫剂，但平均 FEC 为每克 822.4 个卵（EPG）。分别使用卵孵化试验（EHA）和幼虫发育试验（LDA）测量其对苯并咪唑和大环内酯类药物的耐药性。我们对 54 只动物的单个或混合粪便进行了 23 次 EHA 和 22 次 LDA。EHA 的平均 IC50 和 IC95 值分别为 $5.3\mu mol/L$、$3.6\mu mol/L$ 和 $24.5\mu mol/L$、$23.4\mu mol/L$。对于 LDA，IC50 中值>1000nmol/L。这些值比我们实验室的敏感分离株高 62～81 倍。对于用阿苯达唑、莫昔丁（Moxidetin）或非布他啶/莫昔丁的组合治疗后 10 天内收集的样本，平均 FEC 分别为每克 349 个、333 个和 835 个卵。我们从 70 个粪便样本中分离出的钩虫卵中获得了 DNA，这些样本来自 60 只狗。对同种型 β-微管蛋白基因的深度测序仅显示 99% 的样本中存在 F167Y（TTC>TAC）耐药多态性。这些临床、体外和遗传数据提供了强有力的证据，表明美国灰狗感染的多重耐药犬钩虫的流行率和感染强度非常高。

再检索 "susceptibility polymorphism" [Title]，结果是 6 篇，都是关于对疾病易感性的，包括癌症、感染、类风湿关节炎、阿尔茨海默病、烟雾病（moyamoya disease）等。再检索 "susceptibility polymorphism" [Title/Abstract]，结果是 37 篇，也都是关于对疾病易感性的。没有关于对药物的敏感多态性的文章。可见 susceptibility polymorphism 这个词组基本不用于药物效果角度。

综上可知，药敏多态性——正确的名称是"对药物耐药的多态性"，简称耐药多态性；英语领域几乎没有"对药物敏感的多态性"这样的说法。耐药多态性，如前述，是对药物的耐药性的基因型、表型的多态性。耐药多态性在基础研究领域有一定的应用，对临床领域而言，也须知悉。

参考文献

［1］ Karasov TL，Kniskern JM，Gao L，et al. The long-term maintenance of a resistance polymorphism through diffuse interactions. Nature，2014，512（7515）：436-440. doi：10.1038/nature13439. Epub 2014 Jul 6. PMID：25043057；PMCID：PMC4696508.

［2］ Liu FL，Qiu YQ，Li H，et al. An HIV-1 resistance polymorphism in TRIM5α gene among Chinese intravenous drug users. J Acquir Immune Defic Syndr，2011，56（4）：306-11. doi：10.1097/QAI.0b013e318205a59b. PMID：21107267.

［3］ Seymour RM. Some aspects of the coevolution of virulence and resistance in contact transmission disease processes with ecological constraints. IMA J Math Appl Med Biol，1995，12（2）：83-136. doi：10.1093/imammb/12.2.83. PMID：8522880.

［4］ Shuen AY，Wong BY，Fu L，et al. Evaluation of the warfarin-resistance polymorphism，VKORC1 Asp36Tyr，and its effect on dosage algorithms in a genetically heterogeneous anticoagulant clinic. Clin Biochem，2012，45（6）：397-401. doi：10.1016/j.clinbiochem.2012.01.002. Epub 2012 Jan 13. PMID：22266406.

［5］ Beeton ML，Chalker VJ，Kotecha S，et al. Comparison of full gyrA，gyrB，parC and parE gene sequences between all Ureaplasma parvum and Ureaplasma urealyticum serovars to separate true fluoroquinolone antibiotic resistance mutations from non-resistance polymorphism. J Antimicrob Chemother，2009，64（3）：529-38. doi：10.1093/jac/dkp218. Epub 2009 Jun 30. PMID：19567408.

［6］ Antonenko PB，Kresyun VI，Antonenko KO. ［Clusters of Mycobacterium tuberculosis Genotypes in Odesa Region］. Mikrobiol Z，2016，78（2）：103-10. Russian. PMID：30141603.

［7］ McBride SM，Fischetti VA，Leblanc DJ，et al. Genetic diversity among Enterococcus faecalis. PLoS One，2007，2（7）：e582. doi：10.1371/journal.pone.0000582. PMID：17611618；PMCID：PMC1899230.

［8］ Akaberi D，Bergfors A，Kjellin M，et al. Baseline dasabuvir resistance in Hepatitis C virus from the genotypes 1，2 and 3 and modeling of the NS5B-dasabuvir complex by the in silico approach. Infect Ecol Epidemiol，2018，8（1）：1528117. doi：10.1080/20008686.2018.1528117. PMID：30319736；PMCID：PMC6179053.

［9］ Bao Y，Tian D，Zheng YY，et al. Characteristics of HIV-1 natural drug resistance-associated mutations in former paid blood donors in Henan Province，China. PLoS One，2014，9（2）：e89291. doi：10.1371/journal.pone.0089291. PMID：24586665；PMCID：PMC3929713.

［10］ Jimenez Castro PD，Venkatesan A，Redman E，et al. Multiple drug resistance in hookworms infecting greyhound dogs in the USA. Int J Parasitol Drugs Drug Resist，2021，17：107-117. doi：10.1016/j.ijpddr.2021.08.005. Epub ahead of print. PMID：34492564；PMCID：PMC8426179.

［11］ Duraisingh MT，Cowman AF. Contribution of the pfmdr1 gene to antimalarial drug-resistance. Acta Trop，2005，94（3）：181-90. doi：10.1016/j.actatropica.2005.04.008. PMID：15876420.

47. 耐药性判断的折点可以超脱于方法学吗?

某几日,两次偶遇折点问题。

问题一,Z君提问:王辉教授《多黏菌素类与替加环素及头孢他啶/阿维巴坦药敏方法和报告专家共识》[1]一文中,"推荐暂时使用 EUCAST 10.0 版的药敏试验折点",而 EUCAST 只有多黏菌素 E 的折点,没有多黏菌素 B(即黏菌素)的折点,多黏菌素 B 怎么办?

问题二,L君提问:对李斯特菌投稿,审稿人回复:"AST in Materials and Methods:Please review your AST for EUCAST the rules for culture is not respected so how to use Eucast **cut-off**. No reference to quality control and do you study trends in AST? Please revise the text.",如何解?

对问题一的回答:CLSI M100 里,多黏菌素 E 和多黏菌素 B 的折点彼此等同。如果这一点是正确的,则 EUCAST 多黏菌素 E 和多黏菌素 B 的折点也可以认为彼此等同——对一般性的一线工作而言,这应该没有太大问题。当然,M100 的结论是此时此刻文献的汇集、观点归纳,逻辑推测也需要实证,也许未来会有发展调整。而该提问暗含的问题是:折点和方法的关联有多强?

对问题二,拟翻译如下:"材料与方法中的抗微生物药物敏感试验(AST):请核查您的 AST,EUCAST 培养规则没有得到'尊重',如何使用 EUCAST 折点。没有质量控制参考,您研究 AST 的趋势吗?请修改文字。"这个提问直接指向了培养方法和折点的关系。后来 L 君看到了 CLSI 和 EUCAST 李斯特菌药敏试验培养基成分的不同,兹不赘述。

严格来讲,学术上,肯定是用某方法检测,就用某方法确定的对应的折点进行解释。但一般而言,实际工作中和观念上,折点是否可以超脱方法学呢?应该是**可以的。一定程度上或特殊情况下,是可以的。**

说明:上面的判断、下面的讨论,不包括纸片扩散法,不包括仪器的微量折点稀释法等,仅指 4 种经典方法,即肉汤宏量稀释法、肉汤微量稀释法、琼脂稀释法、梯度扩散法 E 试验。

折点其实是用于预测体内治疗效果的。某患者群（相对固定均一，免疫力正常），某部位（比如血流感染；感染灶控制这些都一致且不影响），某菌（局部浓度相同；分别测定 3 个克隆：偏敏感、偏中介、偏耐药），某抗生素（制剂、剂量、给药方式都一样），此时看治疗效果。这就指向了折点。药物入体，吸收分布代谢，到感染部位，实际有效的和无效的，会将菌分为几个部分。我们区分、定义这些菌的 MIC，分别为敏感的（对应有效的）、耐药的（对应无效的）、不确定的或中介的。如果不考虑不确定的或中介的，而且敏感的和耐药的没有交叉，那敏感—耐药的折点很容易确定。上面体内过程确定的折点和确定 MIC 的方法学，关联度其实很低。因为不同方法的 MIC 结果近似，而均一固定的患者群，感染部位的浓度波动也不大。

体内一共是三方面因素：菌、药物、局部人体状态（对菌的免疫力、对药物的影响），加上体外试验，一共是四方面变量。

体内变量可以标化（菌很容易克隆操作，动物实验也不难）的情况下，体外试验如果波动特别大，差得很多，比如一株菌，A 方法 MIC 是 0.125，另一种方法是 64，那不用讨论了——要么一个做错了，要么都做错了（指实际操作过程）；要么一个方法本身就不成立，要么都不成立（指方法学）。

实际上经典的 4 种方法中，如果以肉汤宏量稀释法为准，则其他方法都可以先做方法学评价：有可比性、有稳定性，则该方法成立；否则，不予考虑（这在 M100 里都有实例）。

当然实际工作中，折点不仅用于预测，也可以用于真实的效果评价。比如对某耐药菌（判断为耐药即包括了折点），治疗效果不好，分析时必须包括"耐药"这个特点。但这样分析的前提是折点公认。对没有公认的折点，可以直接分析 MIC，一般不直接分析耐药（包括了折点）与否，或者类似分析需要打一个折扣。

由此可知，折点角度：体外的方法有可比性、体内的过程有可比性、主要用于预测。这意味着折点和方法学的关联度不大。**一般情况下，实际工作可以超脱方法学（就是制定折点的具体不同的方法），单独考虑折点。**这种超脱，包括一定程度的（比如不同方法体系，固定的一个稀释度的不同）、特殊情况下（比如上面的黏菌素）两方面。这种超脱也主要是针对实际工作、一般性的逻辑分析。

实际工作中的变量很多，影响也很大。即便是只考虑方法学，一个角度一个公认方法的情况下，也要正常考虑变化——方法学变异性。当单一方法结果需要以**微观波动的方式（甚至是概率的方式）**进行考虑时，具有可比性的不同方法的结果是可以纳入这个"微观波动的方式"里综合考虑的。此时具有可比性的不同方法之间的差异影响不大，折点同理。

扩展一下，整体来看如下。

① 菌：感染部位是否有多种菌致病？是不是生态菌丛？致病菌的菌种？浓度？毒力？耐药性？生物学变异？上面因素中，只有菌种和耐药性是可测的，相对明晰。其余未知，而且就影响而言，有的因素影响比较大。

② 药物：种类、剂量、给药方式，这三个简单；感染部位药物的活性、浓度、干扰因素，这些未知。

③ 局部人体能力——免疫力，包括全身性免疫力的局部体现：这个未知。

④ 局部人体能力——对药物的作用，是强化、弱化还是无关：这个未知。

⑤ 方法：对于公认的成熟的检测 MIC 的方法，操作有经验、质控在控的情况下，方法学对结果的影响相对较小。一个未见讨论（当然我们视野有限）的问题是，MIC＞2 时，测试（4/8/16…）越来越稀疏。在 0.5～8 之间是否可以细分？每 0.5（或更细）一个变化区间进行检测，这样细化某些结果是否有临床意义？比如 MRSA、万古霉素 MIC 为 1.5 的情况。

综上可知，理论上有可能超越。在实际工作中，要求不太严格的情况下可以超越。比如医生、药师一般性讨论，不涉及方法（很多时候也不知道方法），只讨论结果。换个角度，多种方法敏感阈值，最低之下是公认敏感；而耐药阈值最高之上，则是公认耐药。公认敏感和公认耐药是极限值，不同方法都是这样的结果，此时也是可以超脱/超越于方法学的。

参考文献

[1] 中国医疗保健国际交流促进会临床微生物与感染分会，中华医学会检验医学分会临床微生物学组，中华医学会微生物学与免疫学分会临床微生物学组．多黏菌素类与替加环素及头孢他啶/阿维巴坦药敏方法和报告专家共识［J］．中华检验医学杂志，2020，43（10）：964-972．DOI：10.3760/cma.j.cn114452-20200719-00619.

48. 药敏试验有哪些新技术？

遇到了欧盟发布的《面向未来的100项颠覆性技术》（*100 Radical Innovation Breakthroughs for the future*）。

该文件第4部分是 biohybrids

这个词可以理解为包括生物学在内的交叉技术，或许可以译作交融生物技术。顺序排位依次是：

㊳ Biodegradable Sensors，生物降解的传感器。

㊴ Lab-On-A-Chip，芯片检测。有译作"芯片实验室"，翻译后字面意思稍微有一点费解。这个就是**检验医学**的技术。

㊵ Molecular Recognition，分子识别。这是基础名词，可以开发出**检验医学**技术。

㊶ Bioelectronics，生物电子学。

㊷ Bioinformatics，生物信息学。

上面五条都和检验医学密切相关。

㊸ Plant Communication，植物通讯。植物和植物之间自然状态下可以"传递信息"。

该文件第5部分是 Biomedicine，即生物医学

前面《西医中关于"医学"的若干新概念》对 Biomedicine 进行了解释，具体内容顺序排位依次是：

㊹ Gene Editing，基因编辑。

㊺ Gene Therapy，基因治疗。

㊻ Antibiotic Susceptibility Testing（AST），抗微生物药物敏感试验（图 4-3）。

㊼ Bioprinting，生物打印。

㊽ Control of Gene Expression，基因表达的控制。

㊾ Drug Delivery，药物输送。

㊿ Epigenetic Change Technologies，表观改变技术。该技术基于 DNA 不变但表观改变的现象。虽然一些改变可逆，但很多改变与健康指标有关。我们理解，这是蛋白质等层面的独立性，生命不完全由基因决定。

(51) Genomic Vaccines，基因组疫苗。新冠疫苗有的是 RNA 疫苗，就属于这一条。

(52) Microbiome，微生物组。

(53) Regenerative Medicine，再生医学。

(54) Reprogrammed Human Cells，重编程的人类细胞。

(55) Targeting Cell Death Pathways，靶向细胞死亡途径。基于此可以触发肿瘤细胞的死亡，是一种新兴对抗癌症的方法，预示着癌症治疗有效性的重大飞跃。同时它有望减轻或解决困扰该领域的某些毒性和**耐药性**问题。

100 项颠覆性技术里竟然有常规天天做的微生物学领域的 AST。一般性政府管理性的科技文献中，AST 的内涵意味着什么？是我们的常规检测吗？我们先看看欧盟文件原文（图 4-3）。

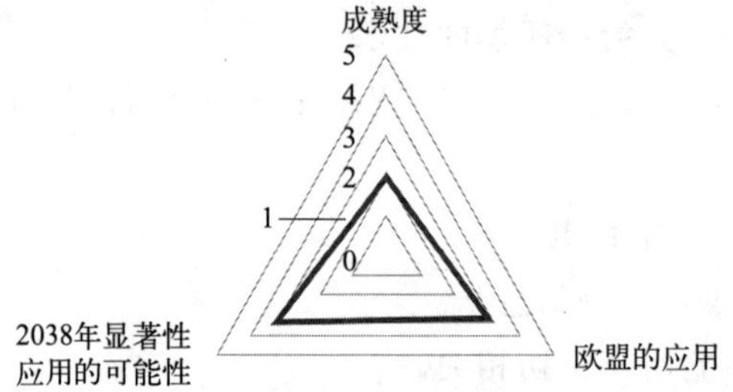

图 4-3　AST 的 RIB 评分

说明：RIB 是 radical innovation breakthrough 的缩写。每一个三角是一个数字，代表一个层级。最里面的是 0，第 2 层是 1，依次从内到外直到 5。三角向上是成熟度，图示是在 1 的位置；向右是欧盟的应用，图示是在 2 的位置；向左是 2038 年显著性应用的可能性，图示是在 2.5 的位置。我们理解，这意味着欧盟更重视 AST，而且欧盟认为 2038 年 AST 会更有意义

正文提到：对大量现有抗生素产生耐药性的细菌性感染的出现，推动了对抗生素敏感试验（AST）工具的狂热探索。这些技术能够快速识别对个体患者有效的治疗方法。目前，多重耐药细菌通常送往专门实验室进行检测、分析，导致检测结果比指导治疗所需时间延迟几天。开发更有效的检测方法将帮助医生选择正确的（appropriate）抗生素进行治疗，从而限制抗生素的过度使用和耐药菌株

的风险。

近期进展方向（recent progress directions）

AST 微分析（AST micro-assay）：基于目前的标准，微量稀释法敏感性试验需要几十个步骤、一套复杂的供应，以及大量的时间。有研究开发并验证了一种使用喷墨打印机技术（inkjet printer technology）的新改进方法。新的方法使用喷墨打印机打印抗微生物药物化合物的液滴，打印液滴的大小变化可达 100 万倍。在与金标准微量稀释法的并列比较（side-by-side comparisons）中，数字分配法（digital dispensing method）同样准确，并有明显更好的再现性（精密度）[1]。

微流控装置（microfluidic devices）：微流控悬臂梁（microfluidic cantilever）装置，是"一种能够快速识别有害细菌并确定其是否对抗生素耐药的装置"。其设计旨在识别和捕获各种细菌，并确定感染对哪种抗生素治疗反应最佳。悬臂部分是"一块类似跳水板的木板"，有一个微流控通道，上面覆盖生物材料，如抗体，而液体样本中的有害细菌会黏附在抗体上。如果该装置识别了细菌，当红外光指向细菌时，它会输出三种不同的信号——这些信号分别体现捕捉到的悬臂梁的质量变化、弯曲和振动。该装置允许添加抗生素药物。此时悬臂梁的微小振动强度的变化将表明细菌是活的还是死的，表明细菌对药物的敏感性。另一种 AST 设备基于一种新型塑料微流控芯片捕获细菌，并在单细胞水平分析细菌生长的方法。"fASTest"方法可以通过精密的光学和分析仪器来监测单个细菌。一旦确定单个细菌是否能够在抗生素环境中生长，就可以在几分钟内评估其耐药性或对药物的敏感性[2]。

AST 小工具（AST gadget）：用不到 2min 的时间来检测患者是否感染了耐药细菌。它从患者身上采集样本，并将其"添加到一个包含抗体、DNA 和其他分子的混合物的透明筒（see-through cartridge）中。样本中的细菌与特定抗体结合，抗体附着在筒中长而有色的丝状分子上"，"它们的排列方式、它们如何吸收所通过的特定颜色的光"会有变化（后者即特定波长的光，通过这个透明筒被吸收后，透出光会有变化）。然后照亮透明筒，测量发出的颜色和吸光度，将结果显示在显示屏上。该系统可以使用各种颜色的细丝分子，这使得它能够确定"细菌是否携带特定类型抗生素耐药性基因。根据医生考虑的患者疾病种类，可以调整每个筒以寻找一组细菌及其抗生素耐药性"[3]。

长期展望（long-term perspectives）：抗生素耐药性是对人类健康最严重的全球风险之一，解决它意味着多方面的挑战：感染预防、新抗生素的开发、抗感染的替代方法、限制过度使用和确保治疗效果。广泛使用（上述）抗生素敏感性检测技术将是一大进步。将来一旦确定了感染的原因，医生实际上可以当场（on the spot）决定抗生素治疗是否合适、什么抗生素对目前的病例最有效。理想情况下，医生不会再开出无用的抗生素治疗处方，或者干脆就不用处方了。

通过上述内容可知，这里的 AST 不是目前的常规方法，**而是开发中的新方法。这些新方法检测速度更快，甚至更准，更具靶向性。**这些方法为耐药性检测的进一步广泛实际应用提供了更好的技术基础。当然这些都是医生在诊室内、床旁进行的检测。这是否意味着传统实验室工作将被淘汰，我们拭目以待。

欧盟这份文件涉及多个学科，内容极其丰富（337 页），引用文献达 1132 篇。希望我国相关人员能够重视并积极跟踪、实践、创新。

近年药敏试验技术角度的进展见相关综述[4]。

参考文献

[1]   Clark ST，Stapleton PJ，Wang PW，et al. Evaluation of digital dispense-assisted broth microdilution antimicrobial susceptibility testing for *Pseudomonas aeruginosa* isolates. Sci Rep，2021，11（1）：9157. doi：10.1038/s41598-021-88423-0. PMID：33911107；PMCID：PMC8080699.

[2]   Etayash H，Khan MF，Kaur K，et al. Microfluidic cantilever detects bacteria and measures their susceptibility to antibiotics in small confined volumes. Nat Commun，2016，7：12947. doi：10.1038/ncomms12947. PMID：27698375；PMCID：PMC5059454.

[3]   Baltekin Ö，Boucharin A，Tano E，et al. Antibiotic susceptibility testing in less than 30 min using direct single-cell imaging. Proc Natl Acad Sci USA，2017，114（34）：9170-9175. doi：10.1073/pnas.1708558114. Epub 2017 Aug 8. PMID：28790187；PMCID：PMC5576829.

[4]   van Belkum A，Burnham CD，Rossen JWA，et al. Innovative and rapid antimicrobial susceptibility testing systems. Nat Rev Microbiol，2020，18（5）：299-311. doi：10.1038/s41579-020-0327-x. Epub 2020 Feb 13. PMID：32055026.

第五章
处置/治疗和临床沟通

49. 大剂量化疗和自体干细胞移植患者的感染，如何预防和经验治疗？

德国发表了大剂量化疗和自体干细胞移植患者感染的预防、诊断、处置指南[1]，我们学习一下预防和经验治疗，同时复习一下循证微生物学的理念。

指南的制作发布机构是德国血液学和医学肿瘤学学会感染病工作组（the Infectious Diseases Working Party of the German Society of Hematology and Medical Oncology，AGIHO/DGHO）。

该文提到，为了确保大剂量化疗和自体干细胞移植（high-dose chemotherapy and autologous stem cell transplantation，HDC/ASCT）的安全性，对 HDC/ASCT 后感染并发症给出了循证推荐。本文不仅适用于血液系统恶性疾病患者，也适用于实体肿瘤或自身免疫病经 HDC/ASCT 处置的患者。现在，在 ASCT 前除了乙型肝炎病毒（HBV）和丙型肝炎病毒（HCV）外，戊型肝炎病毒（HEV）筛查也必不可少。对 HBsAg 和/或抗 HBc 抗体阳性者，在 HDC/ASCT 后 6 个月或维持治疗期间，强烈推荐 HBV 核酸检测。强烈推荐通过疫苗来预防水痘-带状疱疹病毒（VZV）的重新激活。支持用复方磺胺来预防耶氏肺孢菌。HDC/ASCT 后侵袭性真菌疾病并不常见，所以，不推荐初始进行系统性抗真菌预防。数据不支持保护性房间通风即 HEPA 过滤的益处。因此，AGIHO 对该技术的支持强度很弱。为预防细菌性感染，推荐进行氟喹诺酮类药物的预防应用，当然并未显示生存益处。按：HEPA，即高效空气过滤器（high efficiency particulate air filter）。

表 5-1 为该文原文表 2，是 HDC/ASCT 受者发热前或出现感染前的诊断步骤。表 5-2 即原文表 3，是发热或感染时的诊断步骤。其中干预措施是检验医学—临床微生物学内容。后面的推荐强度、证据质量是基于循证医学理念的分级。这是循证临床微生物学的佳例。注意 D 是推荐不这样进行。

表 5-1（原文表 2）　HDC/ASCT 受者发热前或出现感染前的诊断步骤

人群	目的	干预措施	推荐强度	证据质量
HDC/ASCT 之前	在进行自体移植前和 HDC/ASCT 前 30 天内检测 HBV、HCV、HEV、HIV 和 HDV	筛查：HBV（核心抗体、表面抗原、核酸检测）、HCV（丙型肝炎抗体、核酸检测）、HEV（核酸检测）、HIV（HIV1/2 抗体、核酸检测），如果乙型肝炎病毒表面抗原阳性则检测丁肝病毒抗体	A	Ⅲ
表面抗原和/或核心抗体阳性	检测病毒再激活	HDC/ASCT 乙型肝炎病毒核酸检测后再监测至少 6 个月	A	Ⅱ u
无法解释的肝功能结果升高	HDC/ASCT 前检测病毒血症	戊型肝炎病毒核酸检测	B	Ⅱ t
巨细胞病毒血清阳性	检测巨细胞病毒血症，减少巨细胞病毒疾病及相关的病死率	常规筛查巨细胞病毒血症（CMV-PCR）	D	Ⅱ u
血清单纯疱疹病毒阳性	检测单纯疱疹病毒血症，减少与其相关的病死率	常规筛查单纯疱疹病毒血症（HSV-PCR）	D	Ⅱ u
血清水痘-带状疱疹病毒阳性	检测水痘-带状疱疹病毒血症，减少与其相关的病死率	常规筛查水痘-带状疱疹病毒血症（VZV-PCR）	D	Ⅲ
任何情况	减少 PTLD 的发生率和病死率	常规筛查 EB 病毒血症（EBV-PCR）	D	Ⅱ u
任何情况	减少人类疱疹病毒 6 型引起疾病的发生率及感染相关病死率	常规筛查人类疱疹病毒 6 型（HHV-6-PCR）	D	Ⅱ u
不发热，中性粒细胞缺乏	诊断血流感染，减少与感染相关的死亡率	监测血培养	D	Ⅱ u
不发热，中性粒细胞缺乏	诊断侵袭性曲霉病	监测血清半乳甘露聚糖抗原	D	Ⅱ tu
不发热，中性粒细胞缺乏	诊断侵袭性曲霉病	监测血清 1,3-β-D-葡聚糖	D	Ⅱ t

注：PTLD 在文中出现，没有全称，其他文献提示是移植后淋巴增殖性疾病，即 post-transplant lymphoproliferative disorders[2]。

表 5-2（原文表 3）　HDC/ASCT 受者发热或感染时的诊断步骤

人群	目的	干预措施	推荐强度	证据质量
第一次发热	诊断血流感染	2 套单独的静脉血培养（2 套需氧培养或者 2 套厌氧培养）分析	A	Ⅱ u

人群	目的	干预措施	推荐强度	证据质量
发热、有中心静脉导管	诊断血流感染	2套单独的静脉血培养（2套需氧培养或者2套厌氧培养）分析，其中一套采自导管（总体积40ml）	A	Ⅱu
发热、有中心静脉导管	提高血培养的诊断率	中心静脉导管各管腔血液分析	B	Ⅱtu
发热、有中心静脉导管	提高血培养的诊断率	第三套血培养分析（总体积60ml）	B	Ⅱtu
发热	诊断肺炎	正位、侧位胸部X线检查	D	Ⅱt
呼吸道症状	诊断肺炎	没有对比增强的胸部CT扫描	A	Ⅱu
发热持续超过96h，广谱抗细菌药治疗无效	诊断肺炎	没有对比增强的胸部CT扫描	A	Ⅱu
发热，中性粒细胞减少，肺部浸润	鉴别病原菌，如耶氏肺孢菌、革兰阴性菌、肺炎链球菌、诺卡菌、结核分枝杆菌、曲霉菌属、毛霉菌属，呼吸道病毒包括SARS-CoV-2	支气管镜检查，支气管洗液或支气管肺泡灌洗液（组织学、细胞学、培养、抗原、核酸）检查	A	Ⅲ

对于类似 HDC/ASCT 的免疫受损患者，预防、经验治疗一直是难题。防什么？能不能防得住？经验治疗治什么？因为没有明确的微生物学证据，需要医生结合流行病学、指南和患者个体化因素进行综合判断。临床上可以标准化，也必须标准化，所以要学习、依从指南，但依然会有突破性/穿透性感染（即一边用药一边产生了感染）的情况。表5-3为原文表4，是预防，表5-4为原文表5，是经验治疗，体现了循证医学的理念。

表 5-3（原文表 4） HDC/ASCT 受者的预防性抗感染

人群	目的	干预措施	推荐强度	证据质量
任何情况	预防感染	氟喹诺酮类药物	A	Ⅰ
任何情况	减少死亡	氟喹诺酮类药物	C	Ⅰ
任何情况	预防侵袭性真菌病	一级预防性使用覆盖丝状菌的抗真菌药物	D	Ⅱ
任何情况	预防侵袭性念珠菌病	一级预防性使用氟康唑（400mg/d）	D	Ⅰ
之前患有侵袭性真菌病的患者	预防侵袭性真菌病的复发	二级预防性使用上次有效的抗真菌药物	A	Ⅱt

49. 大剂量化疗和自体干细胞移植患者的感染，如何预防和经验治疗？ **255**

人群	目的	干预措施	推荐强度	证据质量
任何情况	预防侵袭性真菌感染	空间保护性过滤设备,如HE-PA	C	Ⅱu
任何情况	预防耶氏肺孢菌肺炎	复方磺胺	B	Ⅱr
任何情况	预防单纯疱疹病毒再激活	阿昔洛韦或伐昔洛韦	A	Ⅱt
CD34或浓缩的CD34移植	预防单纯疱疹病毒再激活	阿昔洛韦或伐昔洛韦	A	Ⅱu
水痘-带状疱疹病毒血清阳性	预防水痘-带状疱疹病毒再激活	接种疫苗	A	Ⅰ
任何情况	预防水痘-带状疱疹病毒再激活	阿昔洛韦	A	Ⅱu
CD34或浓缩的CD34移植	预防水痘-带状疱疹病毒再激活	阿昔洛韦	A	Ⅱu
任何情况	减少巨细胞病毒感染或巨细胞病毒病	预防性用药(如膦甲酸钠或阿昔洛韦)	D	Ⅱu
乙型肝炎病毒表面抗原或核心抗体阳性	预防乙型肝炎病毒再激活	替诺福韦或恩替卡韦	A	Ⅱt

表 5-4（原文表 5） HDC/ASCT 受者经验性抗微生物治疗

人群	目的	干预措施	推荐强度	证据质量
发热初期	治疗推测的潜在性感染	广谱抗生素(哌拉西林/他唑巴坦、头孢他啶、头孢吡肟、美罗培南、亚胺培南/西司他丁)	A	Ⅰ
发热初期,临床稳定	治疗推测的潜在性感染	增加氨基糖苷类药物	D	Ⅰ
发热初期,医院细菌多药耐药率高	治疗推测的潜在性感染	正确增加抗生素(如头孢菌素和β-内酰胺酶抑制剂复合制剂、嗜铁头孢菌素、替加环素)	A	Ⅰ
发热初期或持续发热	治疗推测的潜在性感染	增加糖肽类或噁唑烷酮类药物(如利奈唑胺)	D	Ⅰ
发热持续超过96h,临床稳定	治疗推测的潜在性感染	继续一线抗生素治疗	A	Ⅰ
第一次发热	治疗推测的潜在性感染	增加抗真菌药物	D	Ⅱt
发热持续超过96h,临床稳定	治疗推测的潜在性感染	增加脂型两性霉素B或卡泊芬净	C	Ⅱt

这篇文章的题目范围偏大，并没有诸如耶氏肺孢子菌类病原的预防和治疗，参见相关文献[3]。

参考文献

［1］ Christopeit M，Schmidt-Hieber M，Sprute R，et al. Prophylaxis，diagnosis and therapy of infections in patients undergoing high-dose chemotherapy and autologous haematopoietic stem cell transplantation. 2020 update of the recommendations of the Infectious Diseases Working Party（AGIHO）of the German Society of Hematology and Medical Oncology（DGHO）. Ann Hematol，2021，100（2）：321-336. doi：10. 1007/s00277-020-04297-8. Epub 2020 Oct 20. PMID：33079221；PMCID：PMC7572248.

［2］ Allen UD，Preiksaitis JK；AST Infectious Diseases Community of Practice. Post-transplant lympho-proliferative disorders，Epstein-Barr virus infection，and disease in solid organ transplantation：Guidelines from the American Society of Transplantation Infectious Diseases Community of Practice. Clin Transplant，2019，33（9）：e13652. doi：10. 1111/ctr. 13652. Epub 2019 Jul 23. PMID：31230381.

［3］ Classen AY，Henze L，von Lilienfeld-Toal M，et al. Primary prophylaxis of bacterial infections and Pneumocystis jirovecii pneumonia in patients with hematologic malignancies and solid tumors：2020 updated guidelines of the Infectious Diseases Working Party of the German Society of Hematology and Medical Oncology（AGIHO/DGHO）. Ann Hematol，2021，100（6）：1603-1620. doi：10. 1007/s00277-021-04452-9. Epub 2021 Apr 13. PMID：33846857；PMCID：PMC8116237.

50. 癌症患者中性粒细胞减少症发热时，如何诊断和处置？

　　荷兰抗生素工作组对癌症中性粒细胞减少症患者发热时的诊断和处置，给出了指南推荐[1]，值得关注。该指南提到，这些推荐基于对指导委员会提出的 9 个问题的回答。为了提供基于证据的推荐，指南使用了自 2010 年以来发布的所有相关临床指南作为来源，并辅以对近期文献（2010—2020 年）的系统检索和评估，必要时辅以专家建议。结果：对于成人，指南根据预期的中性粒细胞减少持续时间（＞7 天、≤ 7 天）进行推荐。并在可能的情况下，对儿童和成人患者进行了区分。该指南旨在对化疗引起的中性粒细胞减少症患者发热时的诊断和治疗提供帮助。该指南为儿童和成人均提供了推荐。根据估计的中性粒细胞减少持续时间，将成年患者细分为标准或高风险中性粒细胞减少发作两种情况。最重要推荐如下：在高风险中性粒细胞减少症（中性粒细胞持续时间＞7 天）成人和中性粒细胞减少症儿童中，头孢他啶、头孢吡肟和哌拉西林/他唑巴坦都是发热时经验性抗生素治疗的首选方案。在具有标准风险的中性粒细胞减少症（中性粒细胞下降持续时间≤7 天），多国癌症支持照护协会（Multinational Association for Supportive Care in Cancer，MASCC）评分可用于评估感染性并发症的个体风险。对于感染并发症风险低（MASCC 评分高）的患者，建议在门诊环境中口服抗生素治疗。对于感染性并发症风险较高（MASCC 评分较低）的患者，建议按照方案对不明原因脓毒症进行抗生素治疗。

　　具体推荐如下（推荐后面是推荐强度、证据质量）。

本指南针对哪些患者群体？

　　（1）本指南中的推荐，基于包括化疗诱导的中性粒细胞减少症患者的文献。对于因疾病［如骨髓增生异常综合征（MDS）或再生障碍性贫血］或非化疗药

物（如低甲基化药物、Venetoclax）导致的中性粒细胞减少症发热患者，没有给出循证建议。（强、高）

（2）发热定义：体温≥38.3℃测量1次，或在1h内多次测量体温（体温≥38.0℃）。对于实际应用，可使用38.5℃的阈值。（强、极低）

（3）中性粒细胞减少症的定义：绝对中性粒细胞计数＜0.5×10^9/L。（强、高）

（4）根据中性粒细胞减少的预期持续时间，成人化疗诱导的中性粒细胞减少可分为标准风险和高风险：标准风险，持续时间≤7天；高风险，持续时间＞7天。（强、极低）

发热性中性粒细胞减少时，最常见的微生物学病原是什么？

相关内容参见表5-5、表5-6。

表5-5 中性粒细胞减少症期间使用或不使用环丙沙星或左氧氟沙星预防的患者血液分离株的分布

文献	有/无预防	革兰阳性菌[n(%)]	金黄色葡萄球菌[n(%)]	革兰阴性菌[n(%)]	铜绿假单胞菌[n(%)]	真菌[n(%)]	总数(N)
Chong,2011 成人	有预防	51(6.7)	2(0.3)	9(1.2)	2(0.3)	0(0.0)	762[1]
	无预防	71(7.6)	2(0.2)	75(8.1)	23(2.5)	0(0.0)	931[1]
Garnica,2014 成人	有预防	28(12.8)	4(1.8)	29(13.2)	3(1.4)	0(0.0)	219[2]
	无预防	24(21.8)	1(0.9)	17(15.5)	4(3.6)	0(0.0)	110[2]
Sohn,2012 成人	有预防	8(7.0)	2(1.8)	5(4.4)	0(0.0)	0(0.0)	114[3]
	无预防	10(8.5)	4(3.4)	5(4.2)	0(0.0)	1(0.8)	118[3]
Vehreschild,2012 成人	有预防	1(2.9)	1(2.9)	2(5.9)	1(2.9)	0(0.0)	34[4]
	无预防	5(15.6)	1(3.1)	4(12.5)	0(0.0)	0(0.0)	32[4]
Wolska,2012 成人	有预防	5(10.0)	0(0.0)	4(8.0)	0(0.0)	0(0.0)	50[4]
	无预防	1(1.9)	0(0.0)	7(13.0)	0(0.0)	0(0.0)	54[4]
Alexander 2018 儿童	有预防	37(12.1)	0(0.0)	11(3.6)	1(0.3)	9(2.9)	306
	无预防	54(17.5)	4(1.3)	34(11.1)	6(2.0)	6(2.0)	307

[1]N是发热病程。[2]N是患者数量。[3]N是干细胞移植者数量。[4]N是细菌和真菌总数。

表 5-6　成人标准风险中性粒细胞减少患者血液分离株的分布

文献	革兰阳性菌 [n(%)]	金黄色葡萄球菌 [n(%)]	革兰阴性菌 [n(%)]	铜绿假单胞菌 [n(%)]	总数 (N)
Hidalgo,1999	5(6.4)	0(0.0)	3(3.8)	1(1.3)	78
Innes,2003	2(1.6)	0(0.0)	3(2.3)	1(0.8)	126
Kern,2013	20(5.9)	0(0.0)	15(4.4)	2(0.6)	341
Malik,1995	6(3.6)	2(1.2)	6(3.6)	2(1.2)	169
Minotti,1999	11(6.0)	1(0.5)	6(3.3)	0(0.0)	183

对于发热性中性粒细胞减少症，合适的经验性治疗方法有哪些？

（说明：每一句推荐后的强/弱，表示推荐强度；高/中/低/极低，表示证据的等级。）

（1）有不明原因发热（FUO）和高风险中性粒细胞减少症的成年患者，应使用以下具有抗假单胞菌活性的 β-内酰胺类抗生素药物中的一种进行单药治疗。（强、高）

第一选择：头孢他啶 2000mg q8h，或头孢吡肟 2000mg q8h，或哌拉西林/他唑巴坦 4000mg/500mg q6h。

第二选择：美罗培南 1000mg q8h，或亚胺培南/西司他丁 500mg/500mg q6h。

（2）由于无法进行可靠的风险分层，所有有 FUO 的儿童，应使用以下具有抗假单胞菌活性的 β-内酰胺类抗生素药物之一进行治疗。（强、低）

第一选择：头孢他啶，或头孢吡肟，或哌拉西林/他唑巴坦。

第二选择：美罗培南，或亚胺培南/西司他丁。

（3）在具有 FUO 和中性粒细胞减少标准风险（预计≤7 天）的患者，抗生素治疗应基于临床负担和疾病严重程度，使用 MASCC 评分或等效的评分。（强、高）

（4）在标准风险中性粒细胞减少症期间出现 FUO 的成人患者，如果 MASCC 评分较高，表明严重并发症风险较低，可使用阿莫西林/克拉维酸 500mg/125mg p.o. q8h 治疗＋环丙沙星 500mg p.o. q12h，或莫西沙星 400mg p.o. q24h 单药治疗。（强、高）

（5）有中心静脉导管（CVC）时，只有临床明确有 CVC 感染时，才推荐增加经验性革兰阳性菌覆盖（例如糖肽类，或噁唑烷酮，如万古霉素或利奈唑胺）。（强、高）

（6）进入 ICU 的血流动力学不稳定患者，在发热前有 CVC 的患者，可加万古霉素。（中、非常低）

（7）有 FUO 和标准风险的中性粒细胞减少症且 MASCC 评分较低的成年患者，表明严重并发症的风险较高，应按照脓毒症的当地治疗方案进行治疗。（强、非常低）

（8）针对酵母菌感染（如念珠菌）的经验性抗真菌药物治疗的适应证，应限于疾病负担高（如 ICU 内、小肠结肠炎）患者中侵袭性非丝状真菌感染局部发病率高的环境，并结合其他条件。其他条件包括以下一项或两项：监测培养中真菌种类的持久性；患者未接受抗真菌预防。（成人：中、中等；儿童：中、非常低）

在临床诊断或微生物学诊断后，如何调整治疗？

（1）对可能具有临床上明显的发热感染源的患者，经验性治疗的抗微生物范围应扩大，以包括针对该特定感染的致病病原体。（强、中等）

（2）当发热可能由临床上明显的感染引起且微生物学检查没有确定的特定病原体时，对临床上稳定的患者发热消退后，初步经验性治疗 48h 后，应根据该感染情况对抗生素治疗进行精简（streamline）。［弱、非常低（专家观点）］

（3）中性粒细胞减少性小肠结肠炎时，当初始经验性治疗没有抗厌氧菌活性时，抗生素治疗扩大到包括厌氧菌（例如，在初始头孢他啶或头孢吡肟治疗的情况下，添加甲硝唑每 8 小时 500mg）。（强、低）

（4）一旦血液培养确认了致病微生物，推荐立即调整初始经验疗法。革兰阳性菌应谨慎解释，因为存在污染风险。［强、极低（专家意见）］

FUO 的最佳治疗时间是多久？

（1）如果患者不再发热、血培养阴性且临床稳定，则应在总治疗时间 48h 后停止经验性治疗（并恢复到预防性治疗）。（强、低）

（2）对仍然住院且临床稳定且血培养阴性但持续发热的患者，考虑停止抗生素治疗（恢复预防性治疗），并扩大检查范围，以找到感染源。（弱、极低）

监测培养对耐药细菌感染的预测价值是什么？

在第三代头孢菌素耐药的肠杆菌目或耐药的铜绿假单胞菌感染患者中，应对高风险中性粒细胞减少症进行经验性抗微生物治疗，以覆盖这些细菌。（强、极低）

在发热性中性粒细胞减少症患者中，去除 CVC 的适应证是什么？

（1）建议所有发热且无 CVC 医疗要求的患者，移除 CVC。在有 CVC 医疗要求的患者中，考虑调整 CVC。（强、低）

（2）导管相关血流感染时，移除 CVC 时应符合 CLABSI 指南。（高、非常低）

G-CSF（粒细胞集落刺激因子）在治疗发热性中性粒细胞减少症中的作用是什么？

在发热性中性粒细胞减少症中使用 G-CSF 作为辅助治疗，没有生存益处，也不会降低感染相关的死亡率，但会产生更多的副作用，因此不推荐常规使用。（强、高）

应进行哪些额外检查，以排除 FUO 患者的感染考虑？

（1）在发热性中性粒细胞减少症患者中，不推荐进行常规胸片检查。（强、中等）

（2）在 24h 内对有肺炎临床体征和症状的患者进行影像学检查（胸片检查或 CT 扫描）。由于灵敏度较高，首选 CT 扫描。（成人：强、低；儿童：强、中等）

（3）当临床怀疑尿路感染（UTI）或患者有复发性 UTI 病史时，应进行尿液培养。（弱、低）

参考文献

［1］ de la Court JR，Bruns AHW，Roukens AHE，et al. The Dutch Working Party on Antibiotic Policy
（SWAB）Recommendations for the Diagnosis and Management of Febrile Neutropenia in Patients with
Cancer. Infect Dis Ther，2022，11（6）：2063-2098. doi：10.1007/s40121-022-00700-1. Epub 2022
Oct 14. PMID：36229765；PMCID：PMC9669256.

51. 脓毒症经验治疗有哪些建议?

  脓毒症是临床医学难题,脓毒症经验治疗是最难题。等了很多年,终于见到指南——*The 2021 Dutch Working Party on Antibiotic Policy(SWAB)guidelines for empirical antibacterial therapy of sepsis in adults*[1]。虽然只是成人范畴、细菌学角度,仍然值得重视、学习和实践! 下面翻译介绍中,推荐对应"recommend"及其名词,建议对应"suggest"。前者明确、强,后者弱。

  SWAB 是荷兰抗生素政策工作组。文章提到,多学科指导委员会产生了 10 个与成人脓毒症患者相关的关于人口学、干预、比较和结局(PICO)的问题。对于每个问题,都进行了文献检索,以获得最佳可用证据,并使用 GRADE 系统(the Grading of Recommendations Assessment Development and Evaluation System)进行评估。临床相关结局的证据质量从高到低进行分级。在结构化的共识会议中,委员会提出的建议有强有弱。如果无法获得证据,则根据专家意见和经验(最佳实践声明)给出推荐。该指南提出了 55 条关于脓毒症抗细菌治疗的推荐。根据感染灶、可能病原菌及其耐药模式,对脓毒症的经验性抗细菌治疗选择推荐进行了区分。一个重要的修订是区分对第三代头孢菌素(enterobacterales resistant to third generation cephalosporins,3GRC-E)耐药的肠杆菌目细菌感染的低风险、增高的风险和高风险,以指导经验治疗的选择。其他新内容包括青霉素过敏患者的经验性抗细菌治疗、药代动力学和药效学在指导脓毒症给药剂量中的作用。笔者还就抗细菌治疗的时机和持续时间提出了推荐。该指南相关数据见表 5-7~表 5-10、图 5-1。

表 5-7（原文表 2）　荷兰 2017 年非选科室患者血培养中最常见病原体的生长和耐药性百分比

项目	血培养	阿莫西林/克拉维酸	头孢呋辛	头孢曲松	庆大霉素	环丙沙星	哌拉西林/他唑巴坦	阿莫西林/克拉维酸+庆大霉素	阿莫西林/克拉维酸+环丙沙星	头孢呋辛+庆大霉素	头孢呋辛+环丙沙星	头孢曲松+庆大霉素	头孢曲松+环丙沙星
大肠埃希菌	23	37	12	6	4	14	5	3	9	2	6	1	4
肺炎克雷伯菌	4	17	14	10	5	14	7	4	9	4	9	4	7
奇异变形杆菌	1	8	1	1	5	11	1	2	2	0	0	0	0
阴沟肠杆菌	1				3	5							
其他肠杆菌目	5												
铜绿假单胞菌	2			1	2	9	5						
金黄色葡萄球菌	10	1			0	6	1						
其他革兰阳性菌	12												

表 5-8（原文表 3）　对有青霉素过敏标签的脓毒症患者的经验性抗细菌治疗

对青霉素类过敏的标签数据	脓毒症期间使用一种青霉素类药物	脓毒症期间同使用一种头孢类药物或碳青霉烯类药物
对青霉素类（如阿莫西林、阿莫西林/克拉维酸、氟氯西林、青霉素 G）过敏的迟发型反应[1]	是	是
速发型反应，或极不可能是迟发型反应	否[2]	是
可能的速发型反应发生在 10 年前且症状为轻度至中度	否[2]	是[1]
可能的速发型反应发生在 10 年内且/或严重（即过敏性休克、气道水肿等）	否	是[1]
之前的过敏试验确诊为速发型青霉素过敏	否[3]	是[1]
没有过敏标签相关信息	否[3]	是[1]

① 如果使用 β-内酰胺类抗生素出现迟发型反应，如史－约综合征（Stevens-Johnson syndrome，SJS）、中毒性表皮坏死松解症（toxic epidermal necrolysis，TEN）、肾小管间质性肾炎（tubulointerstitial nephritis，TIN），应避免使用青霉素类药物，并选择其他青霉素类药物，进行测试，以确诊或排除 β-内酰胺类药物过敏。

② 患者脓毒症恢复后，可以考虑皮试和/或 β-内酰胺类药物可控激发方式（controlled challenge with a beta-lactam），以确诊或排除 β-内酰胺类药物过敏。

③ 严重速发型交叉型过敏反应，估计风险仍然不到 1%；在皮试或可控激发方式（controlled challenge）前，应避免接触药物。

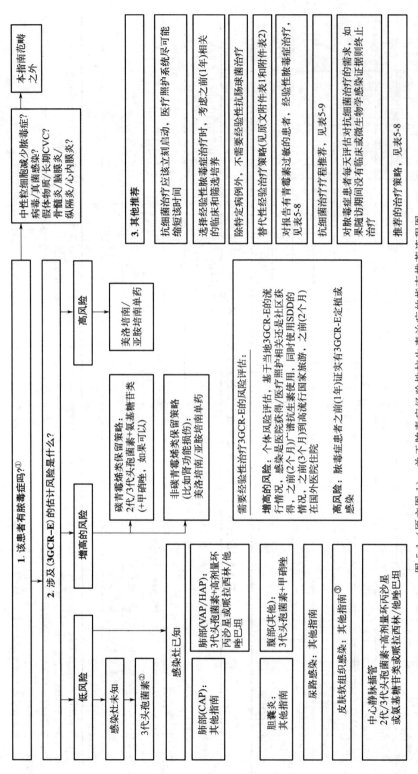

图 5-1 （原文图 1） 关于脓毒症经验性抗生素治疗的指南推荐流程图

① 对脓毒症非抗生素治疗，我们推荐荷兰指南 Sepsis fase 1。② 本指南里，3 代头孢菌素包括头孢曲松、头孢噻肟，不包括抗假单胞菌的头孢菌素头孢他啶。③ 皮肤软组织感染指南。

3GCR-E—3 代头孢菌素耐药肠杆菌目细菌；SDD—选择性消化道消毒；CVC—中心静脉插管；HAP—医院获得性肺炎

CAP—社区获得性肺炎；VAP—呼吸机相关性肺炎

表 5-9（原文表 4）　脓毒症患者建议的抗细菌治疗疗程

脓毒症感染部位	建议的抗细菌治疗疗程
腹腔感染,继以有效的感染灶控制且临床反应良好	4 天
胆囊炎,继以充分的胆管引流	最多 3 天
VAP	7 天
HAP	7 天
CVC 感染,由革兰阴性菌导致,继以导管拔除且临床反应良好	最多 7 天
CVC 感染,由凝固酶阴性葡萄球菌或肠球菌导致,继以导管拔除且临床反应良好	0~7 天
没有明确的感染部位	7 天

表 5-10（原文表 5）　SWAB 2021 脓毒症指南推荐

	推荐	强度	证据等级
I	脓毒症细菌性病原		
I a	在荷兰,什么患者有 3 代头孢菌素耐药肠杆菌目(3GCR-E)或铜绿假单胞菌脓毒症的风险?		
1	我们推荐:对脓毒症患者且之前(1 年)感染或定植 3GCR-E 的情况,经验治疗时覆盖 3GCR-E	强	极低
2	我们建议:医生考虑个体患者脓毒症时 3GCR-E 的风险,以确定经验性抗细菌治疗时覆盖 3GCR-E 是否适当 指导该决策的因素包括:当地 3GCR-E 的流行情况,感染是医院获得/医疗照护相关还是社区获得,之前(2 个月)广谱抗生素使用,同时使用 SDD 的情况,之前(3 个月)到高流行国家旅游,之前(2 个月)在国外医院住院	弱	极低
3	我们推荐:对脓毒症患者且之前(1 年)感染或定植铜绿假单胞菌的情况,经验治疗时覆盖铜绿假单胞菌	强	极低
II	脓毒症经验性抗细菌治疗		
II a	脓毒症患者适当的经验性治疗的重要性是什么?		
4	我们推荐:对表现为脓毒症的患者,进行经验性广谱抗细菌治疗,以覆盖所有可能涉及的病原细菌。按:"覆盖所有可能"似乎言过了	强	中
5	我们推荐:在选择经验性脓毒症治疗时,考虑之前(1 年)与耐药性相关的临床和筛查培养。按:临床培养(clinical culture)和筛查培养(screening culture)是目前临床微生物学的两种方式	强	极低
6	我们推荐:经验性抗细菌治疗,以当地与脓毒症相关病原的分布及其抗微生物药物敏感性为指导	强	极低
7	我们建议:对表现为脓毒症且有可能涉及高度耐药微生物(highly resistant micro-organisms,HRMO)的患者,进行经验性抗细菌治疗	弱	极低
8	我们建议:对表现为脓毒症且下肠道腹腔内感染或坏死性软组织感染的患者,进行经验性抗细菌治疗,来覆盖厌氧菌	弱	极低

	推荐	强度	证据等级
9	我们通常建议:对表现为脓毒症且为吸入性肺炎所致,除非怀疑有脓胸或肺脓肿,否则不要常规经验性治疗覆盖厌氧菌。按:不常规覆盖厌氧菌,值得重视	弱	极低
10	我们通常推荐:对表现为脓毒症的患者,不要常规经验性治疗覆盖肠球菌	强	中
11	我们建议:对脓毒症患者中如下个体考虑进行抗肠球菌治疗,即根据最近相关培养肠球菌感染可能性高的患者和近期复杂腹腔手术或疑似 CVC 感染且接触大量广谱抗生素的患者(and those with recent complicated intra-abdominal surgery or a suspected CVC infection and substantial exposure to broad spectrum antibiotics)。按:"and"后面,我们理解是一个整体;"or"分成两种情况。腹腔手术考虑肠球菌,理所当然。CVC 感染且大量使用广谱抗生素时覆盖肠球菌,需要文献支持	弱	极低
Ⅱ b	对脓毒症患者,和单药治疗相比,双活性药物抗细菌经验治疗的效果是什么?		
12	我们推荐:对脓毒症或脓毒症休克患者,不要常规进行双活性抗细菌治疗①	强	中
13	我们建议:对铜绿假单胞菌感染所致脓毒症患者,不要常规将双活性治疗作为靶向治疗(definite therapy)方式。按:一般观念,铜绿假单胞菌都需要联合。这里不要常规联合,值得重视	弱	极低
14	我们建议:对与假体材料无关的金黄色葡萄球菌感染所致脓毒症患者,不要常规将双活性治疗作为靶向治疗(definite therapy)方式	弱	极低
Ⅱ c	在荷兰,脓毒症患者经验性治疗的最佳选择是什么?		
	脓毒症患者抗细菌治疗总论		
15	对脓毒症患者,我们通常推荐:使用 β-内酰胺类抗生素覆盖最有可能涉及的病原	强	中
16	对一般的脓毒症患者且没有明显感染灶的情况,我们建议:3 代头孢菌素(3GC)。替代性经验治疗策略见原文附加文件 1 表 S1	弱	低
17	对 HAP 或 VAP 所致脓毒症患者,我们建议:使用和原文附加文件 1 表 S1 相同的经验治疗策略	弱	低
18	对胆管炎所致脓毒症患者,我们建议:应用一种 3GC。替代性经验治疗策略见原文附加文件 1 表 S1	弱	低
19	对腹腔内感染所致脓毒症患者,我们建议:应用一种 3GC 联合甲硝唑。替代治疗策略见原文附加文件 1 表 S1。按:此处原文换行。上面第 16 条没有换行	弱	低
20	对脓毒症患者且疑似 CVC 感染②的情况,我们推荐:立即去除导管	强	GPS
21	对脓毒症患者且疑似 CVC 感染的情况,我们建议:经验治疗选择 3 代头孢菌素或大剂量环丙沙星。替代治疗策略见原文附加文件 1 表 S1	弱	GPS

	推荐	强度	证据等级
22	对 UTI、CAP 与皮肤和皮肤结构感染(SSSI)所致脓毒症的经验治疗,参考相关指南	按:原文无内容	按:原文无内容
	对脓毒症患者涉及 3GCR-E 增高风险时的抗细菌治疗		
23	对脓毒症患者,且基于之前(1 年)感染/定植涉及 3GCR-E 高风险的情况,我们推荐:美罗培南或亚胺培南作为经验性抗细菌治疗方案。 替代治疗策略见原文附加文件 1 表 S2	强	中
24	对脓毒症患者,具有 3GCR-E 增加风险,但没有之前(1 年)感染/定植的情况,我们建议:实施碳青霉烯类保留策略(carbapenem-sparing strategy)。附加文件 1:表 S2 可以接受。按:碳青霉烯类保留策略用得不多,见相关综述[2]	弱	极低
25	对产染色体介导 AmpC 酶的肠杆菌目细菌(如肠杆菌属、沙雷菌属、柠檬酸杆菌属、普罗维登斯菌属和摩根菌属)导致的脓毒症患者,我们不能提供推荐来支持或反对哌拉西林/他唑巴坦用于经验治疗或靶向治疗	按:原文无内容	按:原文无内容
26	对产 ESBL 肠杆菌目细菌导致脓毒症的患者,我们推荐:在靶向治疗中不要应用哌拉西林/他唑巴坦,无论体外敏感性如何	强	中
	对脓毒症患者涉及金黄色葡萄球菌增加风险时的抗细菌治疗		
27	对可能是金黄色葡萄球菌病原体的脓毒症患者,没有足够的证据推荐反对除氟氯西林或头孢唑林以外的其他 β-内酰胺类抗生素的经验使用	按:原文无内容	按:原文无内容
28	对金黄色葡萄球菌导致脓毒症的患者,我们参考荷兰金黄色葡萄球菌细菌血症指南③	按:原文无内容	按:原文无内容
Ⅱd	脓毒症患者青霉素过敏时,最优的经验性抗细菌治疗是什么?		
29	对脓毒症患者有青霉素过敏报告的情况,我们推荐:如果有可能,则获得可能过敏的相关信息(即就医史和皮肤试验结果)	强	GPS
30	对脓毒症患者有青霉素过敏报告但极不可能有过敏的情况,我们建议:如果需要,可以使用青霉素(表 5-8)	弱	极低
31	对脓毒症患者有青霉素过敏报告的情况——该报告是确证的、可能的或未明确的,我们建议:在初次脓毒症治疗期间避免使用青霉素,选择替代性 β-内酰胺类抗生素(头孢菌素、碳青霉烯类)	弱	极低
32	对脓毒症患者有未明确的或可能的速发型青霉素过敏的情况,我们建议:在患者脓毒症缓解恢复后,计划进行青霉素过敏试验和/或可控激发方式(controlled challenge)检查	弱	极低
Ⅲ	脓毒症患者抗细菌治疗的时机和疗程		
Ⅲa	脓毒症患者经验性抗细菌治疗的最佳时机是什么?		
33	对脓毒症或脓毒症休克患者,我们推荐:立即启动抗细菌治疗,同时医疗照护系统努力将持续时间减少到尽可能短	强	低

	推荐	强度	证据等级
Ⅲb	脓毒症患者抗细菌治疗的最佳疗程是什么？		
34	对 CAP、UTI、SSSI 引起的脓毒症和金黄色葡萄球菌引起的脓毒症的治疗,我们参考其他指南	按:原文无内容	按:原文无内容
35	我们推荐:只要可能,就进行感染灶控制干预,以支持脓毒症患者抗细菌治疗	强	低
36	我们推荐:对腹腔感染导致脓毒症的患者,如果感染灶控制有效且临床反应良好,4 天抗细菌治疗疗程是适当的	强	中
37	我们建议:对脓毒症伴胆管炎患者,如果对胆管树进行了充分引流,抗细菌治疗短疗程(最多 3 天)是适当的	弱	非常低
38	我们推荐:对大多数 VAP 导致的脓毒症患者,7 天抗细菌治疗疗程是足够的	强	中
39	我们建议:对大多数 HAP 导致的脓毒症患者,7 天抗细菌治疗疗程是足够的	弱	非常低
40	我们建议:对大多数疑似 CVC 革兰阴性病原感染导致的脓毒症且 CVC 已经去除伴良好临床反应的情况,最多 7 天抗细菌治疗疗程是足够的	弱	非常低
41	我们建议:对大多数疑似 CVC 凝固酶阴性葡萄球菌或肠球菌病原感染导致的脓毒症且 CVC 已经去除伴良好临床反应的情况,0～7 天抗细菌治疗疗程是足够的	弱	GPS
42	我们建议:对大多数脓毒症和脓毒症休克的患者,没有明确感染灶,伴良好临床反应的情况,7 天抗细菌治疗疗程是足够的	弱	GPS
43	我们推荐:每天评估脓毒症患者抗细菌治疗的需求,当随访期间没有感染的临床和微生物学证据时终止治疗	强	GPS
44	我们建议:如果脓毒症患者最佳抗生素治疗疗程不明确,应用降钙素原浓度水平来支持缩短抗细菌治疗疗程	弱	中
45	我们推荐:基于病原体鉴定、敏感性和不良事件风险,每天考虑在所有脓毒症患者抗生素治疗时进行降阶梯策略(导致使用窄谱抗生素)	强	极低
46	我们推荐:最长 2 天则停止经验性氨基糖苷类药物治疗	强	低
47	我们推荐:基于临床条件且可以口服时,将系统性抗生素治疗由血管内方式转换为口服方式	强	极低
Ⅳ	脓毒症时药物代谢动力学和药效学(PK/PD)考虑		
Ⅳa	对脓毒症患者,我们应该对经验性抗细菌治疗进行 PK/PD 剂量优化吗?		
48	对脓毒症患者,我们建议:基于可以接受的 PK/PD 原则和特定的药物特性,优化抗细菌治疗的剂量策略	弱	低
49	对脓毒症患者,我们推荐:对哌拉西林/他唑巴坦和碳青霉烯类进行延长或持续输注[①]	强	高

	推荐	强度	证据等级
50	对脓毒症患者,我们建议:对哌拉西林/他唑巴坦和碳青霉烯类之外其他β-内酰胺类药物进行延长或持续输注④	弱	低
51	对脓毒症患者,我们推荐:对脓毒症和脓毒症休克应用氨基糖苷类治疗期间,直接进行治疗药物监测[包括平均浓度(mid-dosing)和峰浓度、谷浓度]。按:"mid-dosing"少见	强	GPS
52	对脓毒症患者,我们推荐:对脓毒症和脓毒症休克应用万古霉素治疗期间,进行治疗药物监测。按:和上一句㊿相比,上一句 TDM 前有"直接(direct)"	强	GPS
53	对脓毒症患者,我们建议:对氨基糖苷类和万古霉素之外其他抗细菌药物的目标达成(target attainment)(例如,极端体重、肾脏清除率增加或减少、低白蛋白血症)有担忧时,进行治疗药物监测	弱	GPS
54	对脓毒症患者,我们建议:对万古霉素进行持续输注④	弱	GPS
55	对脓毒症患者可以用环丙沙星的情况,我们建议:经验性应用环丙沙星,每天 3 次,400mg iv	弱	GPS

注: Ⅰa/Ⅱa/Ⅱb 等类似的编号,是本书所加。

① 文章将"双活性抗细菌治疗"定义为: 使用两种抗生素进行治疗,二者都针对已知的或疑似的病原体(例如,针对革兰阴性病原用头孢曲松和氨基糖苷类),其特定目的是加速病原体清除,而非扩大抗微生物覆盖范围。这也常常称为"联合抗生素治疗"。需要注意的是,增加覆盖致病因子的可能性(扩大抗菌谱)、增加覆盖多种致病因子(例如,需氧菌和厌氧菌)这两种情况不包括在"双活性抗细菌治疗"的定义中。按: 后面一句话的两种情况,前面是指可能性、后面是指实际,是这样吗? 等待大家反馈。

② 疑似长期 CVC 导致的脓毒症的推荐,没有纳入本指南。

③ 根据 EUCAST,对金黄色葡萄球菌感染可以给予高剂量 3GC,以优化 PK/PD。

④ 持续输注包括一个间歇(intermittent)剂量作为负荷剂量。

参考文献

[1] Sieswerda E,Bax HI,Hoogerwerf JJ,et al. The 2021 Dutch Working Party on Antibiotic Policy (SWAB) guidelines for empirical antibacterial therapy of sepsis in adults. BMC Infect Dis.,2022,22 (1): 687. doi: 10.1186/s12879-022-07653-3. PMID: 35953772; PMCID: PMC9373543.

[2] Corcione S,Lupia T,Maraolo AE,et al. Carbapenem-sparing strategy: carbapenemase, treatment, and stewardship. Curr Opin Infect Dis,2019,32 (6): 663-673. doi: 10.1097/QCO.0000000000000598. PMID: 31599774.

52. 确定抗生素给药剂量的观念有哪些？

西方医学经历了从个体化到标准化，从标准化到个体化的发展过程。第一个个体化对应着经验医学，标准化对应着循证医学，第二个个体化对应着个体化精准医学。给药剂量，也经历了类似的过程。

在循证医学之前，给药剂量的共同依据是说明书。而说明书的给药剂量范围，部分比较宽。这导致给药剂量有一定的波动变化，我们可以称之为个体化——当然这个个体化的客观基础比较薄弱，部分其实是主观化，所以对应着经验医学。

循证医学的观念兴起之后，标准化给药方式获得了认同和推广。基于说明书，参考循证医学观念（包括随机对照试验、荟萃分析、临床实践指南等），患者群体被进一步分类之后，给药剂量趋同。经过若干年的实践，对抗感染治疗而言，现在是反思标准化给药剂量这种方式的时候了[1]。

就抗感染而言，基于最低抑菌浓度（MIC）和药代动力学/药效动力学（PK/PD）参数进行剂量优化和个体化，目前大行其道。感染病领域的个体化，和其他内科疾病的不同之处在于，感染病是明确的外部生物体致病。所以感染病的个体化，不仅仅指患者本人，还包括导致感染的病原体——确诊的或准备覆盖的致病微生物。这导致其个体化思路会有两个不同的角度。当然最终一定会殊途同归的，因为患病的终归是一个个体。

第一个思路，是针对病原。我们的文章[2]中提到过，可以基于 MIC 本身、MIC 加一个参数、包含 MIC 在内多参数，来确定、优化给药剂量，从而逐步实现给药个体化——就目前的科技发展水平而言，实现最大限度的客观的个体化。其他文献也有基于 MIC 进行调整的观念[3]。

第二个思路，是人的角度，主要是从 PK/PD 角度入手。相关参数不少，讨论也很多，不胜枚举[4,5]。这个角度也有一个发展的过程。早期是单纯考虑 PK，后来逐渐发展到综合考虑 PK 和 PD、蒙特卡洛模拟，一个从 PK 到 PK/PD 的发展变化过程，比如万古霉素的应用[6,7]、β-内酰胺类药的应用[8]、抗真菌药物的应用[9]。

比如一个研究[6]，对 52 名成人血液病患者和 29 名 ICU 患者进行了回顾性分析。根据使用 C_{trough} 进行剂量调整，血液病患者中万古霉素的剂量增加了 65.4％，而使用 PK/PD 模型患者增加了 53.8％。21.1％使用 C_{trough} 的患者无需调整剂量，而使用 PK/PD 模型患者为 7.7％。使用 C_{trough} 的患者 13.5％可以减少剂量，使用 PK/PD 模型则有 38.5％患者可以减少剂量。两种方法的剂量调整建议的效果差异具有统计学意义（$P=0.006$），因此倾向于使用 PK/PD 模型对用药剂量给出建议。

因为 PD=f（PK，MIC），所以 PD 其实包含了 MIC 信息。只是很多研究在分析 PK/PD 时，一般把 MIC 当作常量固定，不再进一步分析了。如果 PK 参数、PD 参数、MIC 都动态判断、综合分析，那第一个思路、第二个思路从技术上就可以整合到一个思路，不仅仅是目标整合[10]。

基于上述观念，近期治疗学领域里有一个新观念值得关注，即"最大耐受剂量（maximum tolerable dose，MTD）"[11]。该文就 β-内酰胺类药物进行讨论。文中提到，抗微生物药物耐药性的激增和新型抗微生物药物的有限可用性，激发了对优化抗生素剂量的兴趣。理想的给药方案可最大限度地杀死细菌细胞，同时将毒性或抗微生物耐药性风险降至最低。特别是 β-内酰胺类抗生素，基于 PK/PD 的考虑导致了延长输注时间的广泛采用。延长输注时间的基本原理是增加 β-内酰胺类抗生素浓度保持在最小抑制浓度（％fT＞MIC）以上的时间百分比。延长输注 β-内酰胺类抗生素的最终目的是改善感染病的结果。然而，由于几个原因，仅仅提高目标达成率（或％fT＞MIC）不太可能导致临床结果的改善。首先，PK/PD 参数和目标是动态实体。改变 PK（如使用延长而非间歇输注的情况）将导致不同的 PK/PD 靶点，甚至获得相同水平的细菌细胞杀伤所需的 PK/PD 指数。其次，MIC 不是描述耐药性或毒性出现的良好分母。因此，有必要采用不同的抗生素给药方法。从这个角度来看，该文引入了最大耐受剂量（MTD）的概念。MTD 是对患者安全的抗微生物药物的最高剂量。MTD 的目标是最大限度地杀死细菌细胞，并最大限度地降低抗微生物药物的耐药性和毒性的风险。在这方面，该文提供了一种理论方法，说明如何将增加的尿毒症毒素浓度（uremic toxin concentrations）用作 β-内酰胺类抗生素毒性的可量化标记。

上面文章的可贵之处，倒不一定在于一定用到最大剂量，而在于其目的——避免毒性的前提下，最大限度杀死细菌，最小耐药风险。这个观念对我们目前整个的剂量确定思路，都是一个反思。逻辑上推测，未来应该是聚焦于感染部位药物浓度可以达到最低杀菌浓度的倍数，而非单纯的最大化剂量。理论上不必极端化，还是要可计算、可预测、可控制。因为很显然，MIC 很低的时候，没必要最大化。

参考文献

［1］ Koch BCP，Zhao Q，Oosterhoff M，et al. The mysteries of target site concentrations of antibiotics in bone and joint infections：what is known? A narrative review. Expert Opin Drug Metab Toxicol，2022，18（9）：587-600. doi：10.1080/17425255.2022.2117607. Epub 2022 Sep 4. PMID：36008360.

［2］ 刘小会，宁永忠. 通过最低抑菌浓度等参数计算抗菌药物给药剂量［J］. 中国合理用药探索，2022，19（8）：60-66. DOI：10.3969/j. issn. 2096-3327.2022.08.008.

［3］ Mouton JW，Muller AE，Canton R，et al. MIC-based dose adjustment：facts and fables. J Antimicrob Chemother，2018，73（3）：564-568. doi：10.1093/jac/dkx427. PMID：29216348.

［4］ König C，Grensemann J，Czorlich P，et al. A dosing nomograph for cerebrospinal fluid penetration of meropenem applied by continuous infusion in patients with nosocomial ventriculitis. Clin Microbiol Infect，2022，28（7）：1022. e9-1022. e16. doi：10.1016/j. cmi.2022.02.017. Epub 2022 Feb 17. PMID：35182756.

［5］ Shafiq N，Malhotra S，Gautam V，et al. Evaluation of evidence for pharmacokinetics-pharmacodynamics-based dose optimization of antimicrobials for treating Gram-negative infections in neonates. Indian J Med Res，2017，145（3）：299-316. doi：10.4103/ijmr. IJMR _ 723 _ 15. PMID：28749392；PMCID：PMC5555058.

［6］ Liñana Granell C，Belles Medall MD，Ferrando Piqueres R，et al. Vancomycin dose optimisation comparing a pharmacokinetic/pharmacodynamic model versus the pharmacokinetic model. Eur J Hosp Pharm，2019，26（1）：16-22. doi：10.1136/ejhpharm-2017-001222. Epub 2017 Aug 28. PMID：31157090；PMCID：PMC6362771.

［7］ Neely MN，Kato L，Youn G，et al. Prospective Trial on the Use of Trough Concentration versus Area under the Curve To Determine Therapeutic Vancomycin Dosing. Antimicrob Agents Chemother，2018，62（2）：e02042-17. doi：10.1128/AAC. 02042-17. PMID：29203493；PMCID：PMC5786789.

［8］ Haseeb A，Faidah HS，Alghamdi S，et al. Dose optimization of β-lactams antibiotics in pediatrics and adults：A systematic review. Front Pharmacol，2022，13：964005. doi：10.3389/fphar.2022.964005. PMID：36210807；PMCID：PMC9532942.

［9］ Xie J，Yang Q，Han X，et al. Pharmacokinetic/Pharmacodynamic Target Attainment of Different Antifungal Agents in De-escalation Treatment in Critically Ill Patients：a Step toward Dose Optimization Using Monte Carlo Simulation. Antimicrob Agents Chemother，2022，66（6）：e0009922. doi：10.1128/aac. 00099-22. Epub 2022 May 23. PMID：35604209；PMCID：PMC9211403.

［10］ Liebchen U，Weinelt F，Scharf C，et al. Combination of Pharmacokinetic and Pathogen Susceptibility Information To Optimize Meropenem Treatment of Gram-Negative Infections in Critically Ill Patients. Antimicrob Agents Chemother，2022，66（2）：e0183121. doi：10.1128/AAC. 01831-21. Epub 2021 Dec 6. PMID：34871092；PMCID：PMC8846453.

［11］ Dhaese SAM，Hoste EA，De Waele JJ. Why We May Need Higher Doses of Beta-Lactam Antibiotics：Introducing the 'Maximum Tolerable Dose'. Antibiotics（Basel），2022，11（7）：889. doi：10.3390/antibiotics11070889. PMID：35884143；PMCID：PMC9312263.

53. 抗生素治疗疗程有哪些建议？

近期检索文献遇到了 *Anti-infectious treatment duration：The SPILF and GPIP French guidelines and recommendations*[1]。SPILF 和 GPIP 是法国的感染病专业学会。SPILF 为法国感染病学会，GPIP 为法国儿科感染病学会。下面呈现的是最核心的疗程部分，都是抗生素（antibiotics）或抗微生物药物（antimicrobial agents）的疗程。疾病前面序号是本书添加。

原文页码 P115：

（1）COPD（慢性阻塞性肺病）急性加重期　疗程：5 天。

（2）没有重症监护的 CAP（社区获得性肺炎）　a. 重新评估有临床改善（无发热，生命体征有所改善❶）后的第 3 天开始：5 天；b. 第 3 天无改善：最长疗程 7 天。

（3）有重症监护的 CAP 住院患者　如有临床改善，7 天。

（4）军团菌病　14 天。

原文页码 P116：

（5）单纯性肺炎旁胸腔积液（有或无胸腔穿刺）　与肺炎疗程相同。

（6）脓胸　a. 治疗顺利的情况下，在（内科或外科）清除胸腔内液体后持续治疗 15 天；b. 当再次进行引流或手术时，如果已开具抗生素，自外科手术或安装新的胸腔引流管开始，疗程必须持续 15 天。

（7）呼吸机相关肺炎（VAP）和医院获得性肺炎（HAP）　7 天（包括非发酵革兰阴性菌）。

上述疗程的建议不包括：①免疫抑制患者（HIV 感染、中性粒细胞减少症、免疫抑制治疗、长期糖皮质激素治疗＞0.5mg/kg）；②需要延长疗程的情况（脓胸、坏死性肺炎或肺脓肿）。

（8）百日咳　①阿奇霉素治疗 3 天；②克拉霉素治疗 7 天；③经典大环内酯

---

❶　连续 48h 体温＜37.8℃，并且至少符合其中 3 项：动脉收缩压（SAP）≥90mmHg、心率（HR）≤100 次/min、呼吸频率（RF）≤24 次/min、常压空气环境下氧饱和度（SaO₂）≥90%、氧分压（PaO₂）≥60mmHg。

类抗生素（螺旋霉素、交沙霉素、红霉素）治疗 14 天。

原文页码 P117：

成人患者：

（9）急性支气管炎、鼻咽炎　不推荐抗生素治疗。

（10）急性链球菌咽峡炎　①阿莫西林：6 天；②对青霉素无严重过敏者（皮疹）：头孢泊肟酯 5 天，或头孢呋辛酯 4 天；③对 β-内酰胺类药物严重过敏者（荨麻疹、过敏性休克、遗传性血管性水肿、支气管痉挛）：交沙霉素或克拉霉素 5 天，或阿奇霉素 3 天。

（11）急性分泌性中耳炎　5 天。

（12）鼻窦炎　药物的选择取决于感染部位（上颌窦、额窦、筛窦、蝶窦）或感染情况（与牙齿感染有关，或有并发症风险）。①阿莫西林：7 天；②抗肺炎链球菌的氟喹诺酮类药物（按：包括左氧氟沙星、莫西沙星等）或 2 代/3 代头孢菌素：5 天；③原始霉素：4 天。

儿科患者：

（13）急性支气管炎、鼻咽炎、充血性中耳炎或浆液性中耳炎　不推荐抗生素治疗。

（14）咽峡炎　无特殊。

（15）急性分泌性中耳炎　①病程＞2 年：5 天（伴有耳漏或复发性中耳炎则为 10 天）；②病程＜2 年：10 天。

（16）鼻窦炎　10 天。

（17）糖尿病足　①骨髓炎未截肢：6 周；②骨髓炎截肢，无明显皮肤和软组织感染：术后使用抗生素治疗 48h；③骨髓炎截肢，合并皮肤和软组织感染：术后使用抗生素治疗 7 天；④皮肤和软组织感染但不合并骨髓炎：见具体章节。

原文页码 P118：

（18）化脓性关节炎　①金黄色葡萄球菌：6 周；②链球菌属：4 周；③淋病奈瑟球菌：7 天；④充分手术擦洗后直接接种手部小关节导致的早期（＜4 周）化脓性关节炎：14 天。

（19）无植入物的腰椎间盘炎　6 周。

原文页码 P119：

（20）膀胱炎　①单纯性膀胱炎，根据所用药物：磷霉素氨丁三醇用 1 天（单剂），匹美西林用 3 天；呋喃妥因用 3 天；②导管相关性急性膀胱炎：3 天；③伴有并发症风险或治疗相关性急性膀胱炎，根据所用药物：甲氧苄啶/磺胺甲噁唑用 5 天；其他药物（除外氟喹诺酮类，在此情况下应禁用）用 7 天。

按：前面信息提示，确定疗程，首先是看诊断，同时考虑严重性和并发症 [如（17）]、菌种 [如（18）]、处置 [如（19）]。

（21）急性肾盂肾炎 ①非复杂性急性肾盂肾炎，根据所用药物：氟喹诺酮类或注射用 β-内酰胺类用 7 天（按：原文此处是 β-内酰胺酶，应该是拼写错误），其他抗生素用 10 天；②严重急性肾盂肾炎和/或存在并发症风险和/或与治疗相关：10 天。

（22）男性尿道感染 ①前列腺炎：14 天；②膀胱炎（"膀胱炎样"）：7 天。

（23）尿道炎或子宫颈炎的经验（probabilistic）治疗 首选头孢曲松 500mg 单剂＋多西环素 100mg bid，7 天，或阿奇霉素 1g 单剂。

（24）一期梅毒 ①苄星青霉素 240 万单位，单次肌内注射；②如青霉素过敏：多西环素，每天 200mg，14 天。

原文页码 P120：

（25）上生殖道感染（upper genital tract infections，UGTI） ①非复杂性 UGTI：头孢曲松单剂注射，联合多西环素和甲硝唑治疗 10 天；②复杂性 UGTI：头孢曲松（根据临床改善情况停药，最长 7 天）联合多西环素和甲硝唑 14 天。

（26）中心静脉导管相关菌血症和念珠菌血症，导管拔除后且血培养第一次阴性后 ①凝固酶阴性葡萄球菌：体温正常且无血管内植入物用 3 天；根据临床转归，单纯拔除导管可能有效（需要专科医生建议）——专家观点；②链球菌、肠球菌和革兰阴性杆菌：7 天；③金黄色葡萄球菌：14 天；④合并脓毒性血栓性静脉炎：21 天；⑤念珠菌属：14 天

（27）中心静脉导管相关菌血症和念珠菌血症，保留导管的同时抗生素封管（antibiotic lock）。链球菌、肠球菌、凝固酶阴性葡萄球菌和革兰阴性杆菌：a. 全身给药用 10 天；b. 抗生素封管时长用 10 天。

原文页码 P121：

（28）非复杂性原发细菌血症 ①革兰阴性杆菌（包括肠杆菌目和非发酵 GNB）、链球菌、肠球菌：7 天；②金黄色葡萄球菌和路邓葡萄球菌：14 天。

原文页码 P122：

（29）中性粒细胞减少伴发热，无临床或微生物学证据 ①住院治疗：患者情况稳定、无严重症状，48h 无发热，在医院观察 24～48h（如果中性粒细胞减少持续存在），抗生素治疗至少 3 天；②门诊治疗：中性粒细胞减少纠正后停用抗生素（中性粒细胞＞5×10^9/L）。

（30）中性粒细胞减少伴发热，有感染和/或微生物学证据❶ 如果发热超过 4 天，同时消除感染临床症状，根除微生物，应至少治疗 7 天。

（31）链球菌心内膜炎 a. 青霉素 G 的 MIC≤0.125mg/L（按：原文英文版

---

❶ 疗程与分离的病原体和可能感染的部位相适应。

此处用的是法语缩写 CMI，对应 concentration minimale inhibitrice，即最低抑菌浓度。下同）：自体瓣膜，双药联合治疗 2 周，单药治疗 4 周；人工瓣膜，6 周。②青霉素 G 的 MIC＞0.125mg/L：自体瓣膜，4 周，包括双药治疗 2 周，之后单药治疗 2 周；人工瓣膜，6 周，包括双药治疗 2 周，之后单药治疗 4 周。

（32）粪肠球菌心内膜炎　治疗如下。①自体瓣膜——4 周：阿莫西林＋庆大霉素治疗 2 周，之后阿莫西林 2 周；6 周：阿莫西林＋头孢曲松，如果 β-内酰胺类过敏则用万古霉素＋庆大霉素（此药疗程 2 周）。②人工瓣膜——总持续时间 6 周：阿莫西林＋庆大霉素 2 周，之后阿莫西林 4 周；阿莫西林＋头孢曲松，如果 β-内酰胺类过敏用万古霉素＋庆大霉素（此药疗程 2 周），治疗 6 周。

（33）屎肠球菌及其他肠球菌心内膜炎　相同的治疗方案，不包括阿莫西林＋头孢曲松联合治疗——该联合不得使用。

（34）左心葡萄球菌心内膜炎　①自体瓣膜：无论使用何种抗生素，单药治疗 4 周；②人工瓣膜：6 周，包括三联抗生素治疗 2 周，之后双药治疗 4 周。

原文页码 P123：

（35）心内植入式装置相关感染（cardiac implantable electronic device infections，CIEDI）　早期浅表感染：7 天；所有材料消融后，起搏器外壳感染，且无菌血症：7 天；无心内膜炎感染的菌血症；未证实存在 CIEDI，疗程不做调整（见原发性菌血症）；革兰阳性球菌治疗 2 周＋革兰阴性杆菌治疗 1 周（有时为非发酵菌）。所有材料消融后的导管感染：2 周；材料无法消融的导管感染：6 周（包括前 2 周），随后讨论抗生素治疗方案。

（36）疖　①单纯疖：无须抗生素治疗（局部或全身治疗）；②复杂疖（炭疽或增殖性病变或病灶周围皮下炎或有全身感染征象）：5 天；③疖病（furunculosis）：7 天；④单纯脓疱病：经过一般处理后无需抗生素治疗。

（37）脓疱病　①严重（脓肿，或皮肤感染灶多于 6 个，或者皮肤感染灶大于体表面积 2%，或病灶进展迅速）：7 天；②非坏死性细菌性皮下组织炎（咬伤引起的蜂窝织炎、丹毒，又称猪红热）：7 天；③动物咬伤：5 天。

原文页码 P124：

（38）腹水感染　头孢噻肟治疗 5 天。

（39）艰难梭菌感染　10 天。

（40）肝脓肿　28 天。

（41）单纯憩室炎（对症治疗无反应）　7 天。

（42）急性旅行者腹泻　无发热或痢疾综合征：单次剂量氟喹诺酮或阿奇霉素；有发热或痢疾综合征：氟喹诺酮或阿奇霉素治疗 3 天。

（43）伤寒，无并发症　氟喹诺酮 7 天；阿奇霉素 5 天。

（44）消化道穿孔（24h 内手术）　≤24h。

（45）腹膜炎　①局限性腹膜炎：3 天❶；②广泛性腹膜炎（术后腹膜炎除外）：4 天❶；③术后腹膜炎：8 天❶，围手术期分离出念珠菌无须延长腹膜炎治疗的疗程。

（46）胆囊炎　①胆囊切除，无并发症：≤24h；②胆囊穿孔：3 天；③Grade Ⅲ（合并器官功能障碍）：3 天；④经皮穿刺引流：7 天；⑤无手术或无引流：7 天。

（47）胆管炎有效引流　引流后抗生素治疗 3 天（即使存在菌血症）。

（48）阑尾炎　手术，无穿孔：≤24h；非手术治疗：7 天❶。

（49）儿科细菌性腹泻　①志贺菌属：阿奇霉素 3 天；②弯曲菌属：阿奇霉素 3 天；③艰难梭菌：10 天（小于 2 岁不进行治疗）；④耶尔森菌属：复方磺胺甲噁唑或 3 代头孢菌素 5 天；⑤沙门菌属需要治疗时：头孢曲松 3 天，环丙沙星 5 天。

（50）细菌性脑膜炎　①肺炎链球菌（无论阿莫西林 MIC 为多少）和 B 群链球菌：10 天；②脑膜炎奈瑟菌（无论阿莫西林 MIC 为多少）：5 天；单核细胞增生李斯特菌：21 天。

（51）脑炎　①单纯疱疹病毒（HSV）和水痘-带状疱疹病毒（VZV）：免疫功能正常患者 14 天，免疫抑制患者 21 天；②李斯特菌：21 天；③结核分枝杆菌：12 个月。

（52）脑脓肿　①无引流：6 周；②有手术引流：3 周或 6 周；③在免疫抑制的情况下，由于疗程难以标准化，须重新评估治疗疗程。

可以关注其他疗程相关文献[2-6]。

参考文献

［1］　Gauzit R，Castan B，Bonnet E，et al. Anti-infectious treatment duration：The SPILF and GPIP French guidelines and recommendations. Infect Dis Now，2021，51（2）：114-139. doi：10. 1016/j. idnow. 2020. 12. 001. Epub 2020 Dec 31. PMID：34158156.

［2］　de Graaf H，Sukhtankar P，Arch B，et al. Duration of intravenous antibiotic therapy for children with acute osteomyelitis or septic arthritis：a feasibility study. Health Technol Assess，2017，21（48）：1-164. doi：10. 3310/hta21480. PMID：28862129；PMCID：PMC5592430.

［3］　Ramson DM，Gao H，Penny-Dimri JC，et al. Duration of post-operative antibiotic treatment in acute complicated appendicitis：systematic review and meta-analysis. ANZ J Surg，2021，91（7-8）：1397-

---

❶　且感染灶得到控制。

1404. doi: 10. 1111/ans. 16615. Epub 2021 Feb 12. PMID: 33576567.

[4] Cross ELA, Jordan H, Godfrey R, et al. Route and duration of antibiotic therapy in acute cellulitis:
A systematic review and meta-analysis of the effectiveness and harms of antibiotic treatment. J Infect,
2020, 81 (4): 521-531. doi: 10. 1016/j. jinf. 2020. 07. 030. Epub 2020 Jul 31. PMID: 32745638.

[5] Kim DK, Kim JH, Lee JY, et al. Reappraisal of the treatment duration of antibiotic regimens for
acute uncomplicated cystitis in adult women: a systematic review and network meta-analysis of 61 ran-
domised clinical trials. Lancet Infect Dis, 2020, 20 (9): 1080-1088. doi: 10. 1016/S1473-3099 (20)
30121-3. Epub 2020 May 21. PMID: 32446327.

[6] Tansarli GS, Andreatos N, Pliakos EE, et al. A Systematic Review and Meta-analysis of Antibiotic
Treatment Duration for Bacteremia Due to *Enterobacteriaceae*. Antimicrob Agents Chemother, 2019,
63 (5): e02495-18. doi: 10. 1128/AAC. 02495-18. PMID: 30803971; PMCID: PMC6496097.

54. 抗微生物药物降阶梯治疗有指南或共识吗？

降阶梯治疗是抗生素治疗领域的重要观念和方式，我们一直期待有共识或指南。2019 年底，终于有了《抗微生物药物降阶梯治疗的欧洲声明》。文章题目为 *Antimicrobial de-escalation in critically ill patients：a position statement from a task force of the European Society of Intensive Care Medicine（ESICM）and European Society of Clinical Microbiology and Infectious Diseases（ESCMID）Critically Ill Patients Study Group（ESGCIP）*[1]。

ESICM 是欧洲危重症学会；ESCMID 是欧洲临床微生物学和感染病学会；ESGCIP 是危重症患者研究组。ESICM 和 ESCMID 针对危重症患者抗微生物药物降阶梯治疗给出了立场声明（position statement），是共识，类似于指南。一个由 16 名专家（很多国际知名专家）组成的小组根据现有证据和他们的专业知识起草了 13 项推荐，采用三轮 Delphi 法确定最终推荐。该声明推荐的核心内容见表 5-11。按：本文"recommend"翻译为推荐，"suggest"翻译为建议；注意二者含义不同，前者明确、强烈，后者弱。

表 5-11 （原文表 1） **ESICM 和 ESCMID 工作组对危重症患者抗微生物药物降阶梯（antimicrobial de-escalation，ADE）治疗的推荐总结**

定义	Q1 对于接受经验性抗微生物药物治疗感染的危重症患者，抗微生物药物降阶梯的定义是什么？ （1）用窄谱或对宿主微生态影响较低的药物替代广谱抗微生物药物。 （2）停止联合抗微生物药物的使用，这时包括以下两种不同情况： a. 联合治疗如果对已确认的病原微生物存在双重覆盖作用，则停止使用其中一种抗微生物药物。 b. 经验性治疗方案如果覆盖了某种病原体，但最终临床培养未分离出，则停止该抗微生物药物的使用。 按：此处行文用的是"培养"，这固然凸显了培养这种技术的重要性，但改作"但最终临床未能确诊该病原体"更好一些，毕竟分子技术等技术可能会有不同的发现。 （3）如果排除了感染性疾病，则不应将早期停止所有抗微生物药物治疗视为降阶梯治疗。（定义，低质量证据） Q2 专家组是否推荐采用数值评分来衡量经验性抗微生物药物方案对宿主微生态的影响，该评分能否用于指导抗微生物药物的降阶梯治疗？ 我们推荐，开展研究以制定多维评分，来衡量经验性抗微生物药物方案对局部微生态的影响，并指导 ADE。（中度推荐；低质量证据）

抗微生物药物降阶梯治疗的意义	Q3 在接受抗微生物药物治疗的重症感染患者中,抗微生物药物降阶梯与否对死亡率和住院时间有何影响? 就患者预后而言,ADE 策略可能是安全的。(事实陈述;中等质量证据) Q4 在接受抗微生物药物治疗的重症感染患者中,抗微生物药物降阶梯与否对抗微生物药物总治疗时间有何影响? ADE 与增加抗微生物药物治疗总持续时间的风险有关。我们推荐,单独评估 ADE 和抗微生物药物治疗持续时间,但应将其作为整体管理策略的一部分。(事实陈述;低质量证据) Q5 在接受抗微生物药物治疗的重症感染患者中,抗微生物药物降阶梯与否对于药物用量及抗微生物药物耐药性有何影响? 无法提出任何推荐
实践的推荐	Q6 在接受抗微生物药物治疗感染的危重症患者中,推荐何时将经验性抗微生物方案进行降阶梯? 我们推荐,在培养结果和抗微生物药物谱(antibiogram)确定后 24h 内进行 ADE。(强推荐;低质量证据) 按:抗微生物药物谱即微生物学药敏报告的内容。 Q7 在接受抗微生物药物治疗的危重症患者中,针对特定细菌病原体,支持或反对抗微生物药物降阶梯的推荐是否不同? 特定病原体是哪些? 对于所有的细菌性病原体,除了对死亡风险高的患者难治疗的病原体不同外,对 ADE 的推荐使用方法是相似的。(中度推荐;低质量证据) Q8 在接受侵袭性念珠菌病抗真菌药物治疗的危重症患者中,和不降阶梯相比,专家组是否推荐抗真菌药物降阶梯? 我们推荐,对于侵袭性念珠菌病患者经治疗后,临床及微生物应答均良好且病原体对唑类抗真菌药物敏感时,对抗真菌药物进行 ADE。(强推荐;低质量证据) Q9 对于培养阴性的考虑感染性疾病而接受抗微生物药物治疗的危重患者,和不降阶梯相比,专家组是否推荐将抗微生物药物降阶梯? 我们推荐,对培养阴性的初始考虑感染性疾病而经验性使用抗微生物药物的危重症患者,此时需考虑非感染性疾病诊断的可能,并停止全部或部分抗生素治疗。(中度推荐;低质量证据) Q10 在中性粒细胞减少的危重症患者中,和不降阶梯相比,专家组是否推荐将抗微生物药物降阶梯? 我们建议,在中性粒细胞减少的危重症患者中,可以实施 ADE。(中度推荐;低质量证据) Q11 根据感染部位的不同,支持或反对抗微生物药物降阶梯的推荐是否有所不同? 我们建议,ADE 适用于所有感染部位。(弱推荐;低质量证据) 按:此处英文是 source of infection,直接翻译是"感染灶"(注意此处不是指一般意义上的感染源,也不翻译为感染源,以避免误解);为便于理解,我们翻译为感染部位。 Q12 在接受抗微生物药物治疗的危重患者中,专家组在考虑抗微生物药物降阶梯时是否推荐使用生物标志物作为指导? 无法提出任何推荐。 Q13 在危重症患者降阶梯治疗时,使用治疗药物监测(therapeutic drug monitoring,TDM)与不使用 TDM 是否能改善预后? 无法提出任何推荐

抗生素管理理念,国内的实践往往停留在处方点评,既没有效果分析,也没有持续性调整。降阶梯治疗理念实际上是基于证据、实际效果和病程的综合优化方式,值得重视。

参考文献

［1］　Tabah A，Bassetti M，Kollef MH，et al. Antimicrobial de-escalation in critically ill patients：a position statement from a task force of the European Society of Intensive Care Medicine（ESICM）and European Society of Clinical Microbiology and Infectious Diseases（ESCMID）Critically Ill Patients Study Group（ESGCIP）. Intensive Care Med，2020，46（2）：245-265. doi：10. 1007/s00134-019-05866-w. Epub 2019 Nov 28. PMID：31781835.

55. 突破性侵袭性真菌感染指的是什么？

不期然，遇到了好文章——*Defining breakthrough invasive fungal infection-Position paper of the mycoses study group education and research consortium and the European Confederation of Medical Mycology*[1]。

题目即 MSG-ERC 和 ECMM 两机构立场报告——对"突破性侵袭性真菌感染"进行定义。MSG-ERC 是真菌研究组教育和研究联合小组。大家还记得 EORTC 吗？我们说 EORTC 指南，实际应该是 EORTC/MSG 指南。这是临床真菌学领域我认为的第一指南。所以，可以视本文件为 EORTC/MSG 指南的延续，或者说是延续的延续，因为上一个延续是治疗效果评价。ECMM 是欧洲医学真菌学联盟。它是 2018 年 3 月发布的非常著名的欧洲曲霉菌病指南的编撰学会之一。"Position paper"这个词很可爱，第一次见到，一开始翻译为"行动报告"。鲁炳怀老师建议为"立场报告"——确实更好一些。"breakthrough infection"是治疗失败，即有（抗真菌）药物使用的情况下，发生了突发性、穿透性、突破性、颠覆性的（真菌）感染。显然，这是治疗的难题——概率低、不可预期且后果严重，可以译作"突破性感染"或"穿透性感染"。

大家注意：这是一个科研性指南，用于指导临床试验，不是临床指南。在实际工作中，大家可以借鉴理念，酌情适用。

文中相关数据见表 5-12～表 5-14、图 5-2。

表 5-12（原文表 1）　侵袭性真菌感染（invasive fungal infection，IFI）的定义总结

术语	定义
持续性（persistent）IFI	和基线相比，IFI 没有改变，可能治疗成功前就是这个状态
难治性（refractory）IFI	IFI 在治疗过程中出现恶化，或出现新的可归因于 IFI 的临床体征或症状，或影像学发现
复发性（relapsed）IFI	在抗真菌治疗停药后发生的 IFI。在同一部位，由同一病原菌引起，伴随或不伴随播散

术语	定义
突破性（breakthrough）IFI	抗真菌药物暴露期间发生的 IFI，包括抗真菌药物活性谱（the spectrum of activity）以外的真菌［需紧急处理的 IFI（treatment emergent IFI）是同义词］； 　　突破性 IFI 的时间点：第一个可以归因的临床体征或症状、真菌学发现或影像学特征； 　　突破性 IFI 的阶段（period）：取决于所评价的抗真菌药物的药代动力学特性

正文中，关于突破性感染的解释——突破性 IFI 发生在抗真菌药物暴露期间，无论是预防性、经验性、抢先性（pre-emptive）或靶向性。可能在暴露早期，也可能在后期。因此，为了与难治性（refractory）IFI 区别，突破性 IFI 的定义加入了一开始的临床、影像学或真菌学表现的改善。比较而言，预防用药、经验治疗一般是在患者还没有满足 IFI 诊断标准的时刻。因此，出现 IFI 即为突破性 IFI（原文图 1，即图 5-2）。IFI 的定义，要根据公布的共识性标准［比如，血液系统恶性疾病患者需要直接或间接检测到真菌性病原，这样可以诊断"极似性（probable）""确诊性（proven）"的突破性 IFI］。血液病患者常见的情形是即刻的细菌性肺炎，需要和"拟诊断（possible diagnosis）"突破性 IFI 相鉴别。在该抗真菌药物（或安慰剂）已知活性谱之外的任何导致疾病的真菌，如果检测到，也定义为突破性 IFI 或需紧急处理的 IFI。

上述突破性 IFI 定义中，"活性谱以外"有点不好理解。而且竟然有安慰剂！上述 possible diagnosis（拟诊断）、probable diagnosis（极似诊断）、proven diagnosis（确诊）的表达，和 EORTC/MSG 指南一致。上述的抢先性（pre-emptive）治疗是十几年前的用词，后来改为诊断驱动的治疗。此文兜了一圈，又回来了。treatment emergent IFI 是第一次遇到，不知道如何翻译，理解是治疗不恰当导致出现了紧急状态（甚至是意外状态）的 IFI。所以"需紧急处理的 IFI"的翻译，似乎没有到位，或者翻译为"治疗中需要紧急处理的 IFI"？

表 5-13（原文表 2）　突破性侵袭性真菌感染的易感因素（predisposing factors）

宿主因素	宿主免疫抑制，包括中性粒细胞减少症存在和持续状态、接受皮质类固醇治疗和其他免疫抑制药物
	入住重症监护室
	使用 2 种及以上抗生素至少 14 天
	感染灶控制失败（如未切开引流的脓肿），以及抗真菌药代动力学显示分布不佳的位置（所谓避难所）
	编码与先天免疫反应和适应性免疫反应有关的蛋白质基因的单核苷酸多态性（如 dectin-1 和 DC-SIGN、TLR4 和其他）

真菌因素	真菌毒性特征(traits)会促进目标黏附、宿主防御逃避、组织损伤、耐热和对包括缺氧和缺铁条件在内的不利微环境的适应。这些特征可能是抗真菌药物引起的
	对抗真菌药物耐药或耐受
	在活性谱之外
	生物膜的形成[通常合并细菌群落(bacterial communities)]
	抗真菌药物暴露可选择出引起突破性 IFI 的耐药病原菌(例如,接受伏立康唑或棘白菌素治疗患者的毛霉菌病)
	由细菌或真菌共同病原体(co-pathogen)引起的混合感染
医源性因素	抗真菌药物和剂量的不恰当选择
	尽管剂量正确,血浆和组织药物水平仍然不足,这是因为不可预测的药代动力学具有患者间和患者内的高变异性
	缺乏推荐的治疗药物监测(therapeutic drug monitoring,TDM)(如静脉和口服的伏立康唑、泊沙康唑口服混悬液)
	不正确的摄入方式
	对血管装置或异物上真菌生物膜进行不正确的处理或抗真菌治疗,包括感染灶控制不完全,例如导管的管理
	影像学检查的错误解释:评估时没有与之前的基线和随访研究进行比较

表 5-14 (原文表 3)　按突破性 IFI 分类的抗真菌药物主要药物代谢动力学参数

抗真菌药	达稳态时间[①]	血浆清除半衰期	稳态后给药间隔[②]
棘白菌素类			
阿尼芬净	1 天	24h	24h
卡泊芬净	4~7 天	8~11h	24h
米卡芬净	4~5 天	13~20h	24h
三唑类			
氟康唑	5~10 天(无负荷剂量)	30h	24h
艾沙康唑	4~7 天(负荷剂量);10~14 天(无负荷剂量)	80~120h	24h
伊曲康唑	7~14 天	30h	12h
泊沙康唑	3~7 天	27h35h	6~8h(口服混悬液)24h(片剂,静脉制剂)
伏立康唑	1 天,静脉给药,负荷剂量;5 天,口服或静脉给药,无负荷剂量	6h	12h
多烯类			
脱氧胆酸盐两性霉素 B	4 天	24h	24h

抗真菌药	达稳态时间①	血浆清除半衰期	稳态后给药间隔②
两性霉素 B 脂质体	4～7 天	6～24h	≥24h
两性霉素 B 脂质复合体	1～2 天	5～10h	24h
核苷酸类似物			
氟胞嘧啶	1 天	3～6h	6h
烯丙胺类			
特比萘芬	6 天	36h	24h
研发中			
Fosmanogepix	<1 天	48～72h	24h
Ibrexafungerp	4 天	41h	24h
Olorofim	1～2 天	20～30h	12h
Rezafungin	<1 天	133h	168h

① 稳态描述了一种药物总的摄入与消除的动态平衡，取决于负荷和维持剂量及消除半衰期，尤其是正在研发中的抗真菌药物上述的数据会发生变化；稳态是一种 PK 参数，与治疗 IFI 所需的血药浓度有所不同，血药浓度通常需要第一天达到。

② 由于缺少公开的数据，达稳态时间可通过消除半衰期×4 计算得到。

原文图 2 是血液学领域抗真菌预防用药临床试验中突破性真菌感染的定义。可以看到，有两种定义方式：①通过预防用药暴露的时间关联进行定义（其中有的试验，时间窗起点没有定义；有的试验，时间窗终点没有定义）；②通过化疗和中性粒细胞减少的时间关联进行定义（详见原文）。

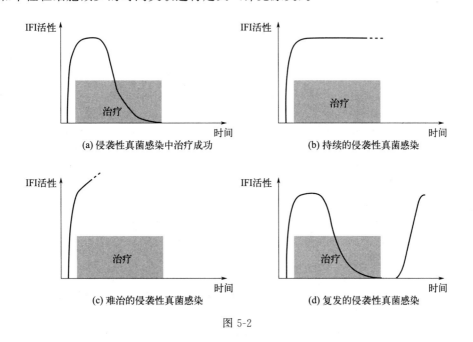

图 5-2

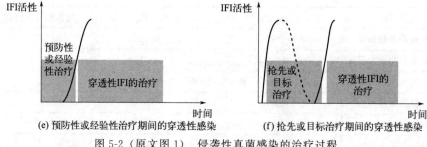

图 5-2（原文图 1） 侵袭性真菌感染的治疗过程

突破性侵袭性真菌感染参见相关文献［2～4］。在 PubMed 中用 break-through［Title］AND infection［Title］检索，2022 年 100 多篇，2021 年 33 篇，之前都是个位数，是 COVID19 影响的吗？用 breakthrough［Title］AND infec-tion［Title］NOT（COVID OR SARS）检索后，每一年都是个位数，确实是 COVID19 的影响。结果似乎细菌学领域不多，大多数是真菌学、病毒学领域[5]研究。

参考文献

［1］ Cornely OA，Hoenigl M，Lass-Flörl C，et al. Defining breakthrough invasive fungal infection-Position paper of the mycoses study group education and research consortium and the European Confederation of Medical Mycology. Mycoses，2019，62（9）：716-729. doi：10.1111/myc.12960. Epub 2019 Jul 19. PMID：31254420；PMCID：PMC6692208.

［2］ Rinaldi M，Bartoletti M，Ferrarese A，et al. Breakthrough invasive fungal infection after liver trans-plantation in patients on targeted antifungal prophylaxis：A prospective multicentre study. Transpl In-fect Dis，2021，23（4）：e13608. doi：10.1111/tid.13608. Epub 2021 May 3. PMID：33768656；PMCID：PMC8519035.

［3］ Isabel Cristina RS，Diana A，Karen A. Breakthrough Hormographiella aspergillata Infection in a Pa-tient with Acute Myeloid Leukemia Receiving Posaconazole Prophylaxis：A Case Report and Review. Mycopathologia，2020，185（6）：1069-1076. doi：10.1007/s11046-020-00488-z. Epub 2020 Sep 3. PMID：32880829.

［4］ Ramírez I，Moncada D. Fatal Disseminated Infection by Trichosporon asahii Under Voriconazole Ther-apy in a Patient with Acute Myeloid Leukemia：A Review of Breakthrough Infections by Trichosporon spp. Mycopathologia，2020，185（2）：377-388. doi：10.1007/s11046-019-00416-w. Epub 2019 Dec 18. PMID：31853871.

［5］ Bhaimia E，Jung JH，Chan EL，et al. Breakthrough Hepatitis B Virus Infection in a Liver Transplant Recipient on Lamivudine Prophylaxis for Donor Hepatitis B Core Antibody Seropositivity：A Review of Practices to Prevent De Novo Hepatitis B Virus Infection After Transplant. Clin Liver Dis（Hoboken），2021，18（1）：22-25. doi：10.1002/cld.1102. PMID：34484700；PMCID：PMC8405053.

56. 抗真菌药物管理有哪些理念？

阅读文献时，遇到了本指南——*Core Recommendations for Antifungal Stewardship：A Statement of the Mycoses Study Group Education and Research Consortium.*[1]。正好之前讨论过这个话题。侵袭性真菌病领域最重要的指南是 EORTC/MSG 指南，其中 MSG 指 Mycoses Study Group（真菌病研究组）。最新版 EORTC/MSG 指南中，MSG 缩写改为 MSGERC（Mycoses Study Group Education and Research Consortium）。MSGERC 指真菌病研究组教育和研究联合会，就是本指南题目中的机构。

原文提到，近年来，全球公共卫生界越来越认识到抗微生物药物管理（antimicrobial stewardship，AMS）在改善治疗结局、降低成本和遏制全球抗微生物药物耐药性增加的斗争中的重要性。然而，抗真菌药物管理（antifungal stewardship，AFS）的子课题却很少受到关注。虽然 AMS 指南的原则可能适用于 AFS，但 AFS 和真菌感染这个复杂领域还是需要特别的推荐。本文回顾了有关 AMS 最佳实践的文献，并通过 AMS 的整体性核心要素对 AFS 进行了讨论。该文为 AFS 的最佳实践提供推荐，这些推荐基于由 MSGERC 成员组成的跨学科专家组对证据的综合。该文还讨论了这一快速发展领域的研究方向。AFS 是 AMS 的一个新兴的重要组成部分，而且在某些领域需要特别考虑，如专业知识、教育、优化利用的干预措施、治疗药物监测（therapeutic drug monitoring，TDM）、数据分析和报告。

推荐 1：在使用抗真菌药物的机构中，抗真菌药物管理活动在任何综合性 AMS 管理中都是基本的、必需的。

按：essential，这里译作基本的、必需的。

核心要素 1：将机构的高级管理者纳入到抗微生物药物管理工作中。

推荐 2：抗微生物药物管理和抗真菌药物管理的目标，应该整合到医院计划和战略中，并纳入机构的高级管理者，纳入问责制（accountability），应该投入资源支持这些活动。

按：此处核心要素里的管理者，我们理解是机构的管理者，不是 AFS 相关专业的管理者，如药剂科、感染科。

核心要素 2：问责制和责任。

推荐 3：管理团队的核心成员应对相关患者人群侵袭性真菌病（invasive fungal disease，IFD）的处置有深入的知识和临床经验，包括真菌流行病学和易感模式，IFD 的实验室诊断，抗真菌药物的抗菌谱和药代动力学，优化抗真菌药物剂量和疗程的策略，真菌监测，预测、解释和管理药物间相互作用，抗真菌药物毒性及其处置，以及对治疗药物监测的解释。这将尽可能包括感染病（ID）医生和经过 ID 培训的药剂师。

推荐 4：我们推荐抗真菌药物管理团队制定持续的合作策略，纳入最常处置侵袭性真菌病的关键医生（例如每周临床查房），或者让高处方（high-prescribing）专业的临床专家作为核心团队成员参与抗真菌药物治疗的管理性讨论。

按：high-prescribing，译者理解是抗真菌药物处方的数量多、级别高。

核心要素 3：关于感染处置的既有专业知识。

推荐 5：我们推荐经常处置侵袭性真菌病患者的中心，能够及时获得传统的和基于非培养技术的念珠菌和曲霉菌菌种的诊断检测。

按：此处特别强调了菌种。注意不能到菌种层面的证据，如 G 试验、GM 试验、非特异性的组织病理学检查等。

核心要素 4：教育和实践培训。

推荐 6：我们推荐制定目标性的教育项目——作为多方面抗真菌药物管理项目的一部分，以弥补微生物学实验室结果解释、区分定植与感染、预防与经验性治疗的适应证、抗真菌治疗的剂量和监测方面的知识差距。

按：国内有培训缺失、沟通缺失导致信息不对称引起的纠纷实例。

核心要素 5：其他针对负责任抗微生物药物使用的行动。

推荐 7：我们推荐，只要有可能，对侵袭性真菌病如真菌血症、侵袭性曲霉菌病、毛霉菌病和隐球菌性脑膜炎的患者进行感染病会诊。

推荐 8：我们推荐制定本机构的照护途径或治疗集束（bundles）以及指南，以提高对侵袭性真菌病的诊断和治疗干预能及时地按照逻辑顺序实施的可能性，从而最大限度地改善患者结局，并优化对照护提供者的教育。

按：bundles 在本指南都译作"集束"。

推荐 9：持续的干预措施，如"会诊时的握手管理"或处方后回顾和反馈，应认为是全面抗真菌药物管理方案基本的、必需的组成部分。

推荐 10：需要更多的研究来制定和评估新的工具，以促进抗真菌药物管理，从而使干预措施产生最大的影响，需要最少的资源。

核心要素 6：监测（monitoring，surveillance）。

推荐 11：我们推荐所有处置侵袭性真菌病患者的中心建立或纳入当地真菌感染监测系统，以支持抗真菌药物管理计划的倡议。

推荐 12：我们推荐常规处置侵袭性真菌病的中心能够及时进行抗真菌药敏试验。

推荐 13：尽管评估其抗真菌药物管理效用的数据有限，我们推荐进行常规抗真菌药敏试验的中心形成累积性抗真菌药敏报告（cumulative antifungal susceptibility reports）。

按：累积性抗真菌药敏报告，即累积性抗生素谱（cumulative antibiograms，注意此处抗生素是广义的含义），对经验治疗、流行病学非常重要。

推荐 14：我们推荐通过抗真菌药物管理促进合理的诊断检测，并将真菌培养和非培养的检测结果报告给抗真菌药物管理团队，以做到"实时"干预。

推荐 15：我们推荐临床药师或临床医生对所有患者的用药记录进行筛选，以仔细评估抗真菌药物的相互作用。伴随治疗开始或停止时，也需要进行。

按：药师在 AMS 中必不可少，甚至可以主导。

推荐 16：我们推荐常规处置侵袭性真菌病患者的中心能够及时监测三唑类抗真菌药物的浓度。

按：目前国际上对三唑类抗真菌药物进行治疗药物监测，已经是普及性观念。

核心要素 7：报告和反馈。

推荐 17：所有机构都应有一个跟踪抗真菌药物使用情况的机制。

推荐：抗真菌药物使用的基准化（benchmarking antifungal use），有助于抗真菌药物管理工作。

按：benchmarking antifungal use，类似于标准化使用、临床路径理念。

推荐 18：只要有可能，抗真菌药物管理项目应尽可能理性地评估在患者水平的治疗结局。

推荐 19：所有的抗真菌药物管理项目都应该有一个向处方者（prescriber）反馈数据的机制。

按：prescriber 字面含义是处方者，不要翻译为处方医生/处方医师。目前特定条件、特殊授权、小范围情况下，药师或护师可以开药。

原文中相关数据见表 5-15 和表 5-16。

表 5-15（原文表 3）　侵袭性念珠菌病和侵袭性曲霉菌病照护集束的示例

侵袭性念珠菌病处置集束	示例
开始治疗前	开始治疗前进行 2 次大容量血培养(40ml)
	在诊断后 24h 内移除现有的 CVC
	在培养后 12h 内开始选择初始的合适的抗真菌药物及剂量(基于当地流行病学)
	诊断后 1 周内进行眼科检查
开始治疗后	每天随访血培养,直到证实念珠菌血症的清除
	有持续性真菌病、发热或新心脏症状的患者进行心电图检查
	治疗开始后 3～5 天进行临床疗效评估,并根据培养鉴定和药敏结果评估是否需要替代治疗
	血液培养阴性后,至少治疗 2 周(如果有器官受累,则疗程更长)
	对临床治疗过程反应良好和有文献支持的有易感性的患者,逐步降阶梯至口服氟康唑治疗
侵袭性曲霉菌病处置集束	
开始治疗前	预防性应用不能覆盖霉菌的唑类药物的患者,进行半乳甘露聚糖试验,重复两次
	对有症状、体征的患者,进行胸部和/或鼻窦/大脑的影像学检查
	早期进行纤维支气管镜(48h 内)检查,采集 BAL 样本,进行 BAL 液体细胞学检查、培养,测定 BAL 液体中半乳甘露聚糖抗原的滴度;可行时经支气管进行活检
	基于以前的抗真菌药物暴露和当地流行病学,选择初始的合适的抗真菌药物及剂量
	使用计算机化的药物相互作用数据库,对患者开始或停止三唑类抗真菌药物时,进行药物相互作用的系统性筛选
开始治疗后	定期(如每周)检测血清半乳甘露聚糖(如曲霉病)作为评估治疗反应的辅助标准
	对伏立康唑和泊沙康唑可能还有艾沙康唑的血清水平进行治疗药物监测,以证实药物暴露水平足够
	基于微生物学、培养或组织学结果评估治疗的准确性(appropriateness)
	3～4 周后根据反应定期复查胸部 CT,以评估感染状况或进展
	对临床治疗过程反应良好的患者,降阶梯口服苯三唑治疗

注:BAL,支气管肺泡灌洗;CT,计算体层摄影;CVC,中心静脉导管。

表 5-16（原文表 4）　基本的、可实现的和梦寐以求的抗真菌药物管理活动

管理活动级别	描述
基本的、必需的(essential)	制定抗真菌药物的预防和经验性治疗的临床路径或集束(bundles)
	为正确的诊断和治疗制定目标性教育程序
	审核抗真菌药物之间的相互作用

管理活动级别	描述
基本的、必需的 （essential）	处方回顾和反馈
	静脉用药到口服用药的序贯治疗程序
	给处方者（prescriber）提供当地 IFD 的监控和报告
可实现的 （achievable）	为 AFS 团队/临床医生提供并交流针对念珠菌和曲霉属的快速非培养的诊断检测
	及时为 AFS 团队/临床医生提供并交流抗真菌药物药敏试验结果
	在微生物学报告中提供指导治疗和抗真菌药物剂量建议的具体评价
	为处方者提供累积性抗真菌药物药敏报告
	及时为 AFS 团队/医生提供 TDM 报告
	系统性回顾尸检报告和患者培养结果，对未确诊的 IFD 和/或未充分使用抗真菌药物的情况进行评估
梦寐以求的 （aspirational）	参加当地或全国监测系统
	为患者风险做个体化评估（例如，机构风险模型、遗传风险因素筛查）
	如果有，优先使用 POCT 微生物检查
	对抗真菌治疗，使用个体化的 TDM（如贝叶斯方法）剂量调整方式
	对侵袭性曲霉病，结合先进的放射学方法（CT 肺血管造影、FDG PET/CT）

注：AFS，抗真菌药物管理；CT，计算机体层摄影；FDG PET/CT，氟代脱氧葡萄糖正电子发射体层 X 线计算机体层扫描；IFD，侵袭性真菌病；TDM，治疗药物监测。

抗真菌药物管理评价标准示例

评价参数：

① 死亡率（或用于预防，无真菌状态的存活）。

② 住院时间。

③ 临床反应（治疗成功、病情稳定、治疗失败）。

④ 合理地选择抗真菌药物、用量、途径、疗程。

⑤（目标/最佳）治疗的时间。

⑥ 实践指南依从性。

⑦ 持续培养阳性/培养缓解的时间。

⑧ 新发性或突破性感染。

⑨ 质量参数的应用（如眼科检查、半乳甘露聚糖检测、后续培养结果）。

⑩ 治疗药物监测/治疗水平达标。

按：原文表 5 只有 1 列（惯例应该是 box，不应该是 table）。为排版方便，没有以表格形式呈现。

核心要素 6 是 monitoring and surveillance。现对 monitoring 和 surveillance 进行区分。

一个解释：surveillance is targeted monitoring for the purpose of intervention. 我们理解，monitoring 相对比较泛泛，不带有干预性（或者说没有直接的必然的继发干预），属于针对事实的调查性质。surveillance 比较有针对性，带有干预性——达到某一标准则启动行动进行处置、控制。其实此时翻译为"监控"可能更合适，似乎比监视更到位。

英文有"monitoring, control and surveillance"这样的联用，缩写是 MCS，国内一般翻译为"监测、控制和监视"。这个词组，是否暗含时间顺序的先后？

参考文献

[1] Johnson MD, Lewis RE, Dodds Ashley ES, et al. Core Recommendations for Antifungal Stewardship: A Statement of the Mycoses Study Group Education and Research Consortium. J Infect Dis, 2020, 222 (Suppl 3): S175-S198. doi: 10. 1093/infdis/jiaa394. PMID: 32756879; PMCID: PMC7403757.

57. 抢先治疗是什么意思?

有文章介绍"抢先预防(preemptive prevention,pre-emptive prevention)"的含义[1]。抢先治疗一词的使用远比抢先预防早,而且数量更多。但大家对抢先治疗的含义仍有不明确之处,这里综述概括。

先看中文数据库。万方数据里,在题目中检索(2023年12月31日):抢先治疗,结果只有40篇。第一篇出现在2004年;数量最多的年份——2013年,也只有8篇;其余年份不到5篇。40篇中,真菌17篇,病毒16篇,非感染性疾病7篇。没有涉及细菌和寄生虫。而术语在线尚无抢先治疗一词。这些信息和国际信息形成了鲜明对比,可以从一个侧面解释为什么我们对这个词的理解有不明确之处。

英文中,抢先对应preemptive/pre-emptive和presumptive,治疗对应therapy或treatment。在PubMed数据库用"preemptive therapy"[Title]OR"pre-emptive therapy"[Title]OR"preemptive treatment"[Title]OR"pre-emptive treatment"[Title]OR"presumptive therapy"[Title]OR"presumptive treatment"[Title]检索,有511篇。如果在题目和摘要中联合检索,则有2546篇之多。最早出现在1967年,是关于革兰阴性杆菌——就是细菌进行抢先治疗的文章[2]。第二篇是关于寄生虫——疟原虫治疗的文章[3]。由此可知,英语世界里这个词出现得非常早,而且涉及细菌和寄生虫,即四类微生物(病毒、细菌、真菌、寄生虫)都有涉及。

非感染性疾病如在血管性帕金森病(他汀类药物的作用)[4]、急性髓系白血病MRD子集嵌合体分析[5]、慢性移植物抗宿主病[6]等领域抢先治疗的概念,此处不予展开。

抢先治疗这个专业名词,在病毒学领域的应用非常多,最多见于巨细胞病毒[7](占511篇的39.7%),另见于人类免疫缺陷病毒[8]、乙肝病毒[9]、丙肝病毒[10]、单纯疱疹病毒[11]、EB病毒[12]等,甚至西尼罗病毒[13]这样比较罕见的病毒也有涉及。可以概括地说,一切病毒感染都涉及该词。该词在病毒学领域,指患者(主要是免疫受损患者)没有明显的感染表现(感染炎症等病理生理状态相应的症状、体征）但有病毒学证据，如持续性抗原血症、核酸血症等，为避免出现明显的感染疾病，提前（即"抢先"）用药。这个词和预防治疗（prophylaxis，preventive treatment）有时会并列出现，甚至专门研究比较二者的效果。预防用药指患者没有明显的感染表现（和抢先治疗相同），也没有病毒学证据（和抢先治疗不同）时，根据风险因素和流行病学进行的预防性用药。

这个词和经验治疗、靶向治疗也需要区分。经验治疗指有明显的感染病临床表现（和抢先治疗不同）但没有微生物学证据（和抢先治疗不同）时的治疗，对应拟诊断（possible diagnosis）。靶向治疗指临床表现明确（和抢先治疗不同）、有微生物学确诊性证据时的治疗，对应确定诊断（proven diagnosis）。确定诊断时，微生物学证据是确诊性的微生物学证据，如病毒培养阳性（此处为举例，便于理解，实际工作临床实验室罕有病毒培养）。而抢先治疗对应极似诊断（probable diagnosis），此时的微生物学证据级别低，不足以确诊。这四种治疗的区别见表 5-17。

表 5-17　四个概念的区别

概念	临床表现	微生物学证据	对应诊断
预防治疗	无	无	无
经验治疗	有	无	拟诊断
抢先治疗	无	有，初步的微生物学证据	极似诊断
靶向治疗	有	有，确诊性微生物学证据	确定诊断

病毒学领域"抢先治疗"的典型研究是更昔洛韦预防异基因骨髓干细胞移植受者巨细胞病毒（CMV）肺部感染的随机对照试验，1991 年 4 月发表在新英格兰医学杂志[14]。104 例无呼吸道疾病的患者在骨髓移植后第 35 天进行常规支气管肺泡灌洗。40 名 CMV 培养呈阳性的患者被随机分配到预防性更昔洛韦组或单独观察组。在接受预防性更昔洛韦治疗的 20 名患者（培养阳性）中，5 名（25%）在第 120 天之前死亡或患有巨细胞病毒肺炎，而 20 名未接受预防性治疗的对照患者（培养阳性）中有 14 名（70%）死亡或患有 CMV 肺炎（相对风险为 0.36；$P=0.01$）。可见研究取得了明显成功。结论很明确：在异基因骨髓干细胞移植受者中，肺部无症状 CMV 感染是随后发生 CMV 间质性肺炎的主要风险因素；预防性使用更昔洛韦可有效预防无症状感染者 CMV 间质性肺炎的发展。形式上唯一的小遗憾，这篇文章没有用"preemptive therapy"这个词，用的是"预防"。这是广义的预防，和上面表 5-17 中的预防治疗范围不同。这个遗憾由一篇评述得以弥补。评述的题目直接用了"preemptive therapy"这个词，也发表在新英格兰医学杂志[15]。这两篇文章发表后，从 1996 年开始，PubMed 中关于 preemptive therapy 的文章明显增加。

理解了病毒学领域抢先治疗的含义后，在真菌、细菌、寄生虫领域就好理解了。这个词在真菌学领域应用也较多。真菌学领域除了真菌本身的证据［如半乳甘露聚糖、（1,3）-β-D 葡聚糖等］外，还有影像学证据，如肺曲霉菌感染时 CT 影像学的晕轮征、新月征（二者虽然不是曲霉菌的特异表现，但还是有一定的方向性）等。随着分子生物学技术的进展，也逐渐增加了真菌核酸证据。极似诊断和抢先治疗理念，已经写入部分侵袭性真菌感染/真菌病的临床实践指南，在具体一线工作中应用广泛。

相对而言，抢先治疗在细菌学、寄生虫学领域应用较少。细菌学领域除了前述革兰阴性杆菌外，还涉及链球菌[16]、衣原体[17]、淋菌[18]、结核分枝杆菌[19]等。细菌学领域和真菌学领域类似，除了抗原、核酸证据外，涂片显微镜下形态学证据（不能确定菌种时）可以支持抢先治疗。

除具体微生物外，一些（疑似）临床感染性疾病（如新生儿感染[20]、急性胆管炎和胆囊炎[21]、粒细胞缺乏发热患者肺部浸润[22]等）或发热性疾病[23]也用抢先治疗一词，含义各有细节不同，此不赘述。

参考文献

［1］李祥，宁永忠．感染性疾病抢先预防研究进展［J］．中国感染控制杂志，2023，22（7）：853-855．DOI：10.12138/j. issn. 1671-9638. 20233640.

［2］Martin CM，Cuomo AJ，Zage JR，et al. Initial，presumptive therapy for serious acute gram-negative rod infections：preliminary report of a controlled clinical trial. Trans N Y Acad Sci，1967，29（5）：589-605. doi：10.1111/j. 2164-0947. 1967. tb02429. x. PMID：4294703.

［3］Roy RG，Madesayya NM，Ghosh RB，et al. Response of *P. vivax* and *P. falciparum* cases to presumptive treatment with chloroquine in some districts of Karnataka. Indian J Med Res，1977，66（6）：922-8. PMID：346479.

［4］Al-Kuraishy HM，Jabir MS，Al-Gareeb AI，et al. New insight on the possible role of statins in Vascular Parkinsonism：A need for presumptive therapy. Ageing Res Rev，2024，28；95：102209. doi：10.1016/j. arr. 2024. 102209. Epub ahead of print. PMID：38286334.

［5］Georgi JA，Stasik S，Bornhäuser M，et al. Analysis of Subset Chimerism for MRD-Detection and Pre-Emptive Treatment in AML. Front Oncol. 2022，12：841608. doi：10.3389/fonc. 2022. 841608. PMID：35252010；PMCID：PMC8892234.

［6］Pidala J，Kitko C，Lee SJ，et al. National Institutes of Health Consensus Development Project on Criteria for Clinical Trials in Chronic Graft-versus-Host Disease：IIb. The 2020 Preemptive Therapy Working Group Report. Transplant Cell Ther，2021，27（8）：632-641. doi：10.1016/j. jctc. 2021. 03. 029. Epub 2021 Apr 6. PMID：33836313；PMCID：PMC8934187.

［7］Heldman MR，Dunn B，Clemens E，et al. A practical guide to real-world implementation of pre-emptive therapy for Cytomegalovirus disease prevention in high-risk seronegative liver transplant recipients with seropositive donors. Transpl Infect Dis，2024，12：e14229. doi：10. 1111/tid. 14229. Epub ahead of print. PMID：38214192.

［8］ Pullen MF，Kakooza F，Nalintya E，et al. Change in Plasma Cryptococcal Antigen Titer Is Not Associated With Survival Among Human Immunodeficiency Virus-infected Persons Receiving Preemptive Therapy for Asymptomatic Cryptococcal Antigenemia. Clin Infect Dis，2020，70（2）：353-355. doi：10. 1093/cid/ciz418. PMID：31119280；PMCID：PMC6938973.

［9］ Mei T，Noguchi H，Hisadome Y，et al. Hepatitis B virus reactivation in kidney transplant patients with resolved hepatitis B virus infection：Risk factors and the safety and efficacy of preemptive therapy. Transpl Infect Dis，2020，22（2）：e13234. doi：10. 1111/tid. 13234. Epub 2020 Feb 6. PMID：31856328.

［10］ Yamazaki S，Takayama T，Inoue K，et al. Transplantation-related thrombotic microangiopathy triggered by preemptive therapy for hepatitis C virus infection. Transplantation，2008，86（7）：1010-1. doi：10. 1097/TP. 0b013e31818747d8. PMID：18852671.

［11］ Luyt CE，Hajage D，Burrel S，et al. Efficacy of Acyclovir to Suppress Herpes Simplex Virus Oropharyngeal Reactivation in Patients Who Are Mechanically Ventilated：An Ancillary Study of the Preemptive Treatment for Herpesviridae（PTH）Trial. JAMA Netw Open，2021，4（12）：e2139825. doi：10. 1001/jamanetworkopen. 2021. 39825. PMID：34928361；PMCID：PMC8689380.

［12］ Kim BK，Kang HJ，Hong KT，et al. Successful preemptive therapy with single-dose rituximab for Epstein-Barr virus infection to prevent post-transplant lymphoproliferative disease after pediatric hematopoietic stem cell transplantation. Transpl Infect Dis，2019，21（6）：e13182. doi：10. 1111/tid. 13182. Epub 2019 Oct 15. Erratum in：Transpl Infect Dis. 2020 Aug；22（4）：e13370. PMID：31556214.

［13］ Roger C，Mazzola A，Lacaille F，et al. Pre-emptive treatment of West Nile Virus after split liver transplantation. Clin Res Hepatol Gastroenterol，2022，46（7）：101972. doi：10. 1016/j. clinre. 2022. 101972. Epub 2022 Jun 9. PMID：35690357.

［14］ Schmidt GM，Horak DA，Niland JC，et al. A randomized，controlled trial of prophylactic ganciclovir for cytomegalovirus pulmonary infection in recipients of allogeneic bone marrow transplants：The City of Hope-Stanford-Syntex CMV Study Group. N Engl J Med，1991，324（15）：1005-11. doi：10. 1056/NEJM199104113241501. PMID：1848679.

［15］ Rubin RH. Preemptive therapy in immunocompromised hosts. N Engl J Med，1991，324（15）：1057-9. doi：10. 1056/NEJM199104113241509. PMID：1848680.

［16］ Steinhoff MC，Abd el Khalek MK，Khallaf N，et al. Effectiveness of clinical guidelines for the presumptive treatment of streptococcal pharyngitis in Egyptian children. Lancet，1997，350（9082）：918-21. doi：10. 1016/s0140-6736（97）03317-5. PMID：9314870.

［17］ Finelli L，Nakashima AK，Hillis S，et al. Selective screening versus presumptive treatment criteria for identification of women with chlamydial infection in public clinics：New Jersey. Am J Obstet Gynecol，1996，174（5）：1527-33. doi：10. 1016/s0002-9378（96）70601-4. PMID：9065124.

［18］ Allen KS，Hinrichs R，Heumann CL，et al. Findings From a Scoping Review：Presumptive Treatment for Chlamydiatrachomatis and Neisseria gonorrhoeae in the United States，2006-2021. Sex Transm Dis，2023，50（4）：209-214. doi：10. 1097/OLQ. 0000000000001762. Epub 2022 Dec 30. PMID：36584164；PMCID：PMC10006311.

［19］ Brewer TF，Heymann SJ，Ettling M. An effectiveness and cost analysis of presumptive treatment for Mycobacterium tuberculosis. Am J Infect Control，1998，26（3）：232-8. doi：10. 1016/s0196-6553

(98) 80006-0. PMID: 9638285.

[20] Squire EN Jr, Reich HM, Merenstein GB, et al. Criteria for the discontinuation of antibiotic therapy during presumptive treatment of suspected neonatal infection. Pediatr Infect Dis, 1982, 1 (2): 85-90. doi: 10. 1097/00006454-198203000-00004. PMID: 7177908.

[21] Gomi H, Solomkin JS, Takada T, et al. Tokyo Guideline Revision Committee. TG13 antimicrobial therapy for acute cholangitis and cholecystitis. J Hepatobiliary Pancreat Sci, 2013, 20 (1): 60-70. doi: 10. 1007/s00534-012-0572-0. Erratum in: J Hepatobiliary Pancreat Sci. 2013 Apr; 20 (4): 457-8. PMID: 23340954.

[22] Maschmeyer G, Carratalà J, Buchheidt D, et al. Diagnosis and antimicrobial therapy of lung infiltrates in febrile neutropenic patients (allogeneic SCT excluded): updated guidelines of the Infectious Diseases Working Party (AGIHO) of the German Society of Hematology and Medical Oncology (DGHO). Ann Oncol, 2015, 26 (1): 21-33. doi: 10. 1093/annonc/mdu192. Epub 2014 May 15. PMID: 24833776; PMCID: PMC4269340.

[23] Thangaraj JWV, Zaman K, Shete V, et al. Effectiveness of Presumptive Treatment of Acute Febrile Illness With Doxycycline or Azithromycin in Preventing Acute Encephalitis Syndrome in Gorakhpur, India: A Cohort Study. Indian Pediatr, 2020, 57 (7): 619-624. Epub 2020 Mar 12. PMID: 32221056.

58. 什么是损伤控制？为何需要关注？

损伤控制（damage control）是外科学领域的用词。早期日本文献[1]提到，躯干失血性损伤（exsanguinating torso injuries）的创伤患者往往在死亡前出现体温过低、代谢性酸中毒和凝血障碍。一种新的创伤手术策略已经发展出来，以避免这些事件的发生，从而防止创伤死亡。这种策略称为损伤控制手术（damage control surgery），包括三种策略：①损伤控制；②恢复生理稳定性；③确定性手术。损伤控制的目标是：①识别损伤；②控制持续性出血；③控制肠道溢出。损伤控制之后是重症监护，以恢复生理储备。一旦在重症监护室完成二次复苏，应进行有计划的再次手术以修复解剖损伤。在重症监护开始后36h内，通常可以进行有计划的再次手术。一些接受损伤控制的患者会出现腹腔间室综合征（abdominal compartment syndrome），表现为腹内压升高、气道峰值压力升高、尿量减少和心输出量减少。此类患者应考虑早期减压手术。

可以这样理解：**损伤控制（damage control）是损伤控制手术（damage control surgery）的简称，一般指严重创伤后入院的第一次手术——紧急手术**，以阻止失血和污染、保住性命、保持生理稳定为主要目标，为计划的再次手术赢得时间、创造条件。

另有文献[2]提到，损伤控制（damage control）定义为对出血和污染的初始控制，随后腹腔内填塞和快速闭合，允许在 ICU 复苏至正常生理状态，随后进行确定的再探查（definitive re-exploration）。

第三篇文献[3]提到，损伤控制是一种在重伤病人处置中得到广泛普及和接受的方法。虽然这项技术最初是在创伤领域得到推广，但它正扩展应用到可能遇到的各种严重的、通常是绝望的外科情况，包括结肠和直肠外科医生面临的情况。损伤控制手术是一个三阶段过程，包括截断剖腹手术（truncated laparotomy）、重症监护室积极复苏，最后是确定性手术（definitive surgery）。在骶前出血、严重凝血障碍或患者不稳定时，该方法会有助于挽救生命。这说明，损伤控制手术的范围可以扩大，从与确定性手术并列到包括确定性手术。

第四篇文献[4]提到，和基本外科相比，胸外科有一些细节的不同。

通过上面信息可知，损伤控制是一种手术选择，是对处于突发、危重等状态的患者紧急进行的手术。目的是保护生命、预防和控制感染、防止失血和损伤性凝血等，为未来确定性手术创造条件。因为损伤控制有预防和控制感染的效果，感染病领域也应该关注。

参考文献

［1］ Ikegami K. ［Damage control surgery］. Nihon Geka Gakkai Zasshi，1999，100（7）：430-4. Japanese. PMID：10481848.

［2］ Rotondo MF，Schwab CW，McGonigal MD，et al. 'Damage contro'：an approach for improved survival in exsanguinating penetrating abdominal injury. J Trauma，1993，35（3）：375-82；discussion 382-3. PMID：8371295.

［3］ McPartland KJ，Hyman NH. Damage control：what is its role in colorectal surgery? Dis Colon Rectum，2003，46（7）：981-6. doi：10. 1097/01. DCR. 0000075206. 70623. E4. PMID：12847378.

［4］ Rotondo MF，Bard MR. Damage control surgery for thoracic injuries. Injury，2004，35（7）：649-54. doi：10. 1016/j. injury. 2004. 03. 002. PMID：15203304.

59. 关于血管内导管的处置，有什么指南推荐？

法国有文献，对 ICU 患者血管内导管的处置给予了推荐[1]。原文正文一共 17 页，成人推荐一共 36 条，儿科推荐一共 9 条，是一个比较大的指南。感染和抗感染是其中最重要的组成部分，值得关注。

摘要中强调的推荐包括：关于导管相关感染预防的推荐，包括优先使用锁骨下中央静脉（1 级）、推荐一步皮肤消毒（GRADE 1）、使用 2％葡萄糖酸氯己定醇消毒液（GRADE 1），以及实施护理质量改善计划。不应使用防腐或抗生素浸渍的 CVC（GRADE 2，适用于儿童和成人）。导管敷料在第 7 天之前不应更换，除非敷料脱落、弄脏或浸透血液（GRADE 2，适用于成人）。应使用氯己定敷料（GRADE 2+）。对于成人和儿童，在颈内动脉通路（GRADE 1）、锁骨下动脉通路（GRADE 2）和股静脉、桡动脉和股骨通路（femoral access）的情况下，应使用超声引导来减少机械并发症（专家意见）。对于儿童，建议采用超声引导的头臂静脉锁骨上入路，以减少插管尝试次数和机械并发症。根据关于诊断和治疗策略的稀缺出版物及其经验，专家组提出了定义和治疗策略（表 5-18～表 5-20）。

表 5-18（原文表 2）　专家给出的减少导管相关感染的策略

插入导管	导管照护期间
手卫生	手卫生
最大限度的卫生和无菌措施（帽子、口罩、无菌隔离衣、无菌手套,大的无菌面屏）	定期检查敷料
	每 7 天更换一次半透明敷料（除非有脱落、脏污或出血）
2％葡萄糖酸氯己定醇消毒皮肤	96h 后更换导管（或在输注脂质或血液制品的情况下,24h 后更换导管）
	在进入或操作无菌设备上的开放系统之前,通过无菌敷或酒精敷对阀门进行消毒
	一旦不再需要,立即移除导管

表 5-19（原文表 3） 方法学参数

	敏感性/%	特异性/%	阳性预测值/%	阴性预测值/%
定量血培养	71～93	95～99	83～100	95～99
阳性报警时间	44～96	90～100	61～94	89～99

表 5-20（原文表 4） 不明原因发热、导管移除和微生物学阳性结果（专家意见）

发热和微生物学阳性情况下移除导管	抗生素和疗程
金黄色葡萄球菌、念珠菌属	
血培养阴性	3～5 天
血培养阳性，无远处并发症	14 天
血培养阳性，伴远处并发症	4～6 周
肠杆菌目、肠球菌、凝固酶阴性葡萄球菌血培养阴性	不用抗生素
血培养阳性，无远处并发症	7 天
血培养阳性，伴远处并发症	4～6 周
铜绿假单胞菌、鲍曼不动杆菌	
血培养阴性	3～5 天①
血培养阳性，无远处并发症	7 天
血培养阳性，伴远处并发症	4～6 周

注：上面的微生物学阳性是导管培养阳性。其中肠杆菌目如果血培养阴性，不用抗生素，值得关注。

① 这些建议，基于质量较差的流行病学数据，仅作为指引参考，须根据存在的临床脓毒症、血管内装置和潜在的免疫抑制状态进行调整。

另见超声引导推荐[2]、印度指南[3]。

参考文献

［1］ Timsit JF，Baleine J，Bernard L，et al. Expert consensus-based clinical practice management of intravascular catheters in the intensive care unit. Ann Intensive Care，2020，10（1）：118. doi：10. 1186/s13613-020-00713-4. PMID：32894389；PMCID：PMC7477021.

［2］ Franco-Sadud R，Schnobrich D，Mathews BK，et al. Recommendations on the Use of Ultrasound Guidance for Central and Peripheral Vascular Access in Adults：A Position Statement of the Society of Hospital Medicine. J Hosp Med，2019，14：E1-E22. doi：10. 12788/jhm. 3287. Epub ahead of print. PMID：31561287.

［3］ Javeri Y，Jagathkar G，Dixit S，et al. Indian Society of Critical Care Medicine Position Statement for Central Venous Catheterization and Management 2020. Indian J Crit Care Med，2020，24（Suppl 1）：S6-S30. doi：10. 5005/jp-journals-10071-G23183. PMID：32205954；PMCID：PMC7085816.

60. 临床微生物学如何进行临床沟通?

关于这个话题,这里说一下我们的建议。我们把话题集中在日常常规工作中我们主动和临床进行的细节性专业沟通。不包括会诊,不包括定期临床咨询,不包括去临床讲课汇报,不包括科研等。

提倡主动临床沟通

临床诊治确实千变万化,临床微生物学信息也足够丰富多彩。沟通有无、探讨未知、达成共识、求同存异,是日常临床工作所必需。

方式:可以直接拿起电话,可以信息化,可以走出去(到医师或药师的办公室、可以床旁),可以请过来(请医师、药师光临实验室)。

临床沟通要慎重

我们知道,医师、药师的工作忙碌、繁重而且琐碎。如果是我们主动发起沟通,我们一定要尽可能确保这次沟通有必要、有意义、有效果、有效率。

同时我们要明白,临床微生物学、临床医学、临床药学等,既是各自独立的临床学科(这是第一位的),也是必须彼此合作才能完成任务的学科。最低要求是不要互相添乱,最好结果是达成共识、合作愉快、求得双赢、共同提高。总的来讲,实验室对报告负责,医师对患者负责,药师对用药合理性负责。感染和病原的判断以医师为主,实验室和药师起到不可缺少的辅助作用。

由此可见,知道学科的边界很重要。什么是实验室内部工作、什么是临床药学的学科范围、什么是临床医师的责任义务所在,我们要尽可能分清楚。明确界限范围,沟通讨论有针对性,才会有效果、有价值。切忌:实验室内自身工作的规则、流程混乱,却让临床来决策;实验室内一头雾水、不明所以,却让医师、药师进行判断。

这其实也是对自己专业、其他专业的尊重，对医师、药师身份的尊重。

真正重视临床工作，或真正懂得临床工作的复杂性和多学科特点，或不失好奇心和热情，都不会拒绝与实验室的主动沟通。

综上，主动而慎重，积极而谦谨，是我们应有的态度。

建议主动进行临床沟通的情况

（1）发现医师、药师、病房或门诊有与微生物学相关的**系统性错误/问题、重要的随机性错误/问题**，我们主动沟通、友好告知、提示风险、提醒路径。

比如为了满足抗生素管理要求，没有适应证，某科室也送了很多咽拭子培养。

比如某医师总是开"分泌物培养"，却从来不写分泌物的具体部位；或总是开"阴道分泌物培养/白带培养"，诊断一栏又总是空着或常和感染病无关。而且，即使诊断写着"细菌性阴道病"，我们也要告知临床，诊断细菌性阴道病的最佳方法是镜检。细菌性阴道病不做普通培养。

比如某患者同一个部位留样本，前后几次都不合格，不要单纯拒收了事，建议主动沟通，告知怎么做。

比如靶向治疗用了天然耐药药物；比如临床要求对不合格样本的分离株或不到阈值的分离株进行药敏试验，我们要告知临床不做药敏试验的原因。

最常见的是可能每天都发生的拒收。比如咳痰抽吸痰质量不佳，大量鼻腔拭子，孕产妇筛 B 群溶血性链球菌只送一个阴道拭子（正规应该还有肛拭子）等。还有就是长期只开培养检查，不开涂片染色检查找微生物。认识不到涂片的重要性，是很多临床机构的系统性问题。对涂片的描述性结果，可能很多也有误解。比如抗酸杆菌（＋＋），部分误以为这就是结核分枝杆菌，不考虑其他分枝杆菌属。比如生殖道分泌物查见中性粒细胞内革兰阴性双球菌（还可以进一步判断是否明显肾形），部分误以为对女性也可以确诊，其实是只对男性。

（2）**重要微生物学检验结果**发出后，怕医师、药师忽视。

这一条其实已经特化为危急值报告制度——血培养、脑脊液涂片培养阳性时的危急值报告。而且除危急值外，一些医院要求检出多药耐药菌后，实验室电话告知临床。

其他情况，如培养确定猪链球菌导致脑膜炎、肺炎克雷伯菌血流感染容易继发肝脓肿，提示监测。再如，结核 IGRAs（比如 TB T-SPOT）结果强阳性，可以提示：①临床结核分枝杆菌感染的高概率，但不能区分活动性、潜伏性（曾吉老师提示，有文献报道 T-SPOT 比值可提示活动性或潜伏性）；②避免漏诊结核、避免临床应用糖皮质激素等。再如，血培养解没食子酸链球菌与结直肠癌症有关（HR5.73，95%CI 2.18～15.1，$P = 4.1×10^{-4}$）。

（3）有一些内容，可能医师、药师的**知识面没有覆盖**，可沟通以提示。

比如腹腔封闭脓肿，一般情况需要考虑厌氧菌，但医嘱只有需氧菌培养。这时候需要与临床沟通。这里可能有误区，部分医师以为细菌培养包括了厌氧菌培养。需要反复告知临床医师：普通培养不包括厌氧菌培养；咳痰抽吸痰培养不包括厌氧菌培养，不包括结核分枝杆菌培养；国内大便培养只是沙门菌志贺菌培养（大便培养＝沙门菌志贺菌培养）；普通细菌培养和普通真菌培养不一样。

比如对培养的时间、条件等的客观要求，一些临床同道不知晓，也不接受实验室的一般性告知。这时候可以主动沟通，郑重告知。

比如少见菌名。在质谱时代之前，少见菌名只是偶尔见到，但也足以让临床困惑。质谱、mNGS 时代后，新微生物名称满天飞，说实话微生物学同道都晕得很。不过无论怎么晕，我们要尽可能跟上时代，检索尽可能多的资料与文献，主动与临床沟通，告知相关信息。

比如判断分离株是定植、污染还是致病，这是临床最大的难题之一。参与其中给出微生物学观点，有助于临床判断。

比如天然耐药。第一次分离出嗜麦芽窄食单胞菌且判断为感染，则主动沟通告知临床亚胺培南天然耐药。

比如药敏试验结果解释，部分医师或药师对微生物学药敏报告的本质、内涵不完全明了，可通过沟通进行说明。

（4）有一些是实验室结果明确，但临床意义可能不确定，或有模糊的地方。与临床主动沟通进一步问一下患者状态，加深理解，或者建议进一步检查。

比如 BALF $1×10^5$ CFU/ml 纯的表皮葡萄球菌——这在实验室内流程是明确的；比如脑脊液培养出纯的较大量的鲍曼不动杆菌——这在实验室内流程也是明确的。正常鉴定即可。问，不是问鉴定不鉴定，而是理解已经鉴定的这个菌其临床价值如何。个中的关键点在于明了患者表现、样本留取等，不是让医生决定鉴定与否。

比如咳痰抗酸染色看到 2 根抗酸菌。正常报，报的前后可以问一问患者信息，是否考虑核酸检测等。当然极端的情况（如 1 根/300 视野），是要考虑水污染可能性的。可以与临床沟通，具体情况具体分析，同时提示重复送检。

建议进一步检查的，比如特定情况下建议重留样本进行复查——这也许是最常见的建议之一。最常见的还有没有开药敏检查医嘱。主动沟通嘱咐医师开医嘱。再如，BALF mNGS 结果中耶中肺孢子菌两个序列，可以建议 PCR，或六胺银染色。再如适龄患者快速血浆反应素试验（RPR）阳性，沟通建议特异性试验；同时也要说明 RPR 不能确诊，避免临床误解。杨青老师提示：上面肺孢子菌肺炎（PCP）的例子——这种情况下六胺银染色阴性概率很大，是不是就可以排除肺孢子菌？我觉得应该告知临床肺孢子菌可以定植，需结合临床表现、患者高风险因素等进行综合判断。

更高深层次的追踪，如血培养阳性则看一下临床用药。如果选择的药物、剂量、给药方式、疗程、联合用药等不合理，可以先与临床药师沟通，再与临床医师沟通。

（5）有一些是只有医师才能做决策，这是医师的权利。

比如样本量太少，多项医嘱超出了实际样本所允许的检查。这时候需要医师对检查进行排序。

比如脑脊液样本送来后，发现样本盒的盖子开了，不知道是不是已经有污染。这时候与临床沟通，一方面是告知实况，另一方面是让医师确定是不是继续做检查。珍贵样本，一般会建议继续做检查。

（6）联系一些事务性工作。

如申请到临床讲座，申请去临床进行定期咨询，申请参加临床的病例讨论、多学科团队（MDT）和会诊，发放资料如每年总结、样本采集手册等。检验医学参与临床的方式可以有很多：讲座是传播信息给医师、药师；咨询是收集信息；参与病例讨论等是针对个例给出具体的微生物学建议。这些工作需要前期准备、中间维持、后续汇总等，都需要主动沟通。

另外如果要见患者，需要提前和管床医师沟通，并取得同意。这不仅仅是礼貌，毕竟是医师对患者负责，毕竟医师和患者的沟通最多，我们只是辅助、只是偶尔来到床旁，我们需要先知道一些必要的信息，如禁忌、风险、特征、垓要、难疑、期望等。（按：垓要垓心的垓，要旨的要。）

（7）有一些话题，最好是通过定期临床咨询、会诊来说明。**电话或床旁也要提示，不厌其烦地反复说**，但客观上受众少，有随机性，不系统，效果不如定期临床咨询或会诊。

比如初级报告错误率高的地方。比如血培养最终是鲍曼不动杆菌。但原始培养液涂片，对鲍曼不动杆菌的辨认有难度，很容易错。这要提前告知。事实上整个初级报告这个形式，都要提前说明，以最终报告为准。

不建议进行临床沟通的情况

（1）纯粹的实验室内部工作。

比如实验室的室内质控、室间质评工作，一般情况下和具体患者基本没有关系，不必和医师、药师沟通。

特殊情况：对某临床结果提出质疑，我们可以提一下质控结果。当然也是适可而止——临床不从事实验室工作，可能就完全不理解或不能很好地理解什么是室内质控，多说也没有意义，沟通价值有限。

（2）有明确的实验室内流程。

比如一个结果可疑阳性，或者初次检测阳性但没有十分把握，要不要复查？这更多的是实验室内部的规定。如果已经有流程，则按照流程。如果没有，针对这件事和组长、资深同事商量确定流程，落实即可。这个情况也可以与临床主动沟通，但不是让医师或药师确定要不要复查，而是我们通过沟通了解临床信息，我们自己确定复查与否。可以听取建议，但不是放弃我们的义务。

还有一种情况是具体的实验室没有流程，但业界（可能）有流程。这种时候不是与临床沟通，而是要与同行沟通。问一下上级实验室微生物学同道，问一下高水平实验室的同行，得到建议、确定流程，再落实。

促使笔者这次落笔的具体因由，就是有同道问：血培养阳性，涂片看到两种球菌怎么办。其实，血培养看到两种球菌，有明确的实验室内流程，分别处理就是，不必与临床沟通。

（3）纯粹的实验室内的问题或实验室内可以解决的问题。

比如培养基孵育过夜后，发现有环境丝状真菌生长，生长分布和划线不一致，甚至在极度边缘，多个培养基只有一个有生长——这种可以确定是实验室环境污染。这种污染和临床沟通没有任何意义——自暴其短而已，而且实验室信息系统（LIS）也不必报告。实验室内的污染不必正式报告——这是临床微生物学的常识。现在 mNGS 报告也面临这个问题。

实验室可以解决的问题，比如血培养报阳，涂片未见细菌，但可以见到大量WBC。这时候看一下血常规，如果血培养采血时对应的 WBC 特别高，可以理解为高浓度 WBC 导致的假阳性。这种不建议与临床沟通，临床医师不必知道这一次假阳性。

（4）和专业无关的问题。

比如组织安排、劳累程度、绩效考核、患者态度等，作为上班时间正式的主动的临床沟通，这些不必涉及。

（5）有其他信息渠道且简单易得。

比如我们想了解患者的某一条信息，既可以直接问管床医师，也可以直接查病历。建议先查病历，尤其是实验室有医院信息系统（HIS）界面或高拍系统（一种病历扫描系统）的条件下。医师、药师很忙，尽量不去打扰他们的工作。

（6）如果类似问题高概率重现，那不要都面对面进行沟通，想一想可行的替代方案。

比如天然耐药，总有新医生刚来参加工作，总有不明白的，那可以考虑在报告单直接加文字说明。

面对一些质疑，比如厌氧菌为什么不做药敏试验，干脆在报告单备注写明"常规不做药敏"。

（7）自己想不明白的情况。

这种情况最好是先与同行沟通，然后再考虑与临床沟通，不要贸然与临床直接沟通。

准备和注意事项

（1）很多同道介意是不是检验医师身份，其实没必要，关键还是自身能力。

其实医师、药师很忙碌，他们根本注意不到实验室人员的具体身份。能够清晰地表达、有效地交流、能够帮助临床解决实际难题才是关键。国际上也没有对医师身份做出明确规定。就我所知，英国就是微生物学家（microbiologist）参与会诊，不必须是医师身份。当然制度性建设、会诊规范，可能需要考虑身份。

我们近期的血培养共识[1]、结核共识[2]，都强调了医师身份不是必需的。

（2）能力分级和情境区别。

微生物学实验室如果人数多，需要提前确定临床沟通人员名单，尤其是会诊人员名单，报医务科备案。人员主动与临床沟通，也要有界限分级。比如刚刚工作还不能出涂片培养报告，那主动与临床沟通，只能说一说类似接收样本这样的一般性问题。工作到一定年限，可以出报告了，就可以主动解释结果了。会诊一定是科室内资深工作人员参与。投诉处理则需要管理者参与。而且，这些内容在实验室管理制度相关文件中应该有明确规定。

没有专业经验、对业务不熟悉、没有沟通经验者，最开始建议先学习，不要直接发起沟通。

（3）因为是主动沟通，我们知道话题，就话题的文献准备、患者资料准备一定要充分。

万方数据、PubMed、MCM12、PPID9、《临床微生物学检验》等文章书籍，时间允许，尽可能多看看，做好笔记。

就该患者检验科内的数据，包括血液学、生物化学、免疫学、输血医学等，提前收集整理好。如果有可能，该患者的临床信息（比如实验室有 HIS 界面）、其他科室检查结果等，提前整理好。

准备得越充分，沟通现场才越可能有效果。有时候在准备过程中可能就有答案了，或者豁然开朗了，也就不必麻烦医师、药师了。

我以前针对参与会诊提到：一定要发言，发言没有基本错误，发言要对患者有实际价值。后两者也是对主动沟通的要求。

（4）检验医学包括临床微生物学，是提供客观证据的学科，切忌主观性，切忌逻辑链条太长。

切记：客观证据的价值是明确而有限的。是什么，边界在哪里，需要清晰明了。盲目否定和随意夸大，都是一种主观行为。

切记：逻辑分析是基于客观证据做第一层次推导。第二层次推导一定要谨慎，建议各位微生物学同仁学会适当沉默——不确定性很大。临床判断不是逞强，沉默常常是一种理智。

（5）切记：报告是实验室发出，是实验室签字负责，不是医师负责。

一般来说，我们与临床沟通、获得信息，主要是用于自己决策的，不是把责任推给医师——你说做就做，你说不做就不做。

我们是检验医学的主体，我们对自己的决策、行为负责。医师对患者负责，我们对检验报告负责——泾渭分明。

（6）对实验室的责任事故。

建议老实承认、诚恳认错、承担责任。如果处理完事故，彼此的信任仍然能够保持，那事故处理完就真的过去了。如果事故还没处理完，彼此的信任就已经荡然无存，那这一次事故都很难善后，而后续合作将难上加难。

（7）要自信。

一方面充分准备，不打无准备之战。一方面不要妄自菲薄。所谓术业有专攻，临床医师对实验室也不可能了如指掌。我们总会有自己的角度、意见、观点，可以弥补医师、药师的某些不足。

沟通的三层境界

自从海宁静安王先生提出"立、守、得"三境界学说后，效仿者如过江之鲫。我这里也不免俗，作一条小鱼儿吧。窃以为和临床就专业问题进行交流，大约有三层境界。第一层是微生物学解释，主要是结果解释；第二层是感染性疾病的诊、治、防、控；第三层是临床层面的鉴别诊断，包括感染性疾病在内的多种疾病之间的鉴别诊断。

第一层是实验室内为主，能够把实验室内的方方面面、前前后后向临床、向世人说得清、道得明。**这对应着医学检验**，对应着"立"——在检验专业内可以立足了，检验专业也就可以屹立了。简单说，报告能解释清楚，自圆其说，能看到问题持续改进，就不容易。

第二层是感染病领域，能够就感染病说明自己的观点、看法，给出理论性的解释、阐述，提出实用性的建议、意见，超越检验、助医惠患。**这对应着检验医学和感染病学**，对应着"守"——临床微生物学是服务于感染病临床医学的，守住感染病是守葆本行、守住初心。

第三层是内科学、临床医学领域，能够超越感染病，比如面对不明原因发热、不明原因炎症、不明原因疼痛等，能够从自身免疫、肿瘤、内分泌、系统性疾病的角度参与讨论，给出建议。**这对应着临床医学**，对应着"得"——显然，检验医学是临床医学的分支之一，到了临床医学范畴，才意味着检验医学学有所得、学有所能、学有所成。

参考文献

［1］ 中国医疗保健国际交流促进会临床微生物与感染分会，中华医学会检验医学分会临床微生物学组，中华医学会微生物学和免疫学分会临床微生物学组. 血液培养技术用于血流感染诊断临床实践专家共识［J］. 中华检验医学杂志，2022，45（2）：105-121. DOI：10.3760/cma. j. cn114452-20211109-00695.

［2］ 中国医疗保健国际交流促进会临床微生物与感染分会，中华医学会检验医学分会临床微生物学组，中华医学会微生物学和免疫学分会临床微生物学组. 综合医院结核分枝杆菌感染实验室检查共识［J］. 中华检验医学杂志，2022，45（4）：343-353. DOI：10.3760/cma. j. cn114452-20211118-00722.

61. 微生物学怎样参与 ICU 查房？

　　来自荷兰、意大利、比利时的三位专家在 ICM 发表文章，讨论微生物学参与重症医学科（ICU）工作[1]。我们之前写过文章《临床微生物学在重症医学中的作用是什么？》，这里继续学习 ICM 文章，看看不同的视角与细节。

　　该文提到，由于 ICU 收治的患者中近 50% 伴有感染性疾病，因此，抗微生物药物在此广泛应用并不令人惊讶[2]。同时，也可观察到由多重耐药（MDR）微生物引起感染的发病率在逐年增加，而抗微生物药物的暴露是其促成因素之一[3]。医院范围内的抗微生物药物管理计划（antibiotic stewardship programs，ASP）已经实施，以减少抗微生物药物暴露并改善患者预后。在涉及不同专业的多学科合作中，应用不同的干预措施可以帮助处方医生更好地作出抗微生物药物决策。它可能包括提供指南、处方限制、审查和反馈[4]。ICU 中广泛进行 ASP 会议[5]，但其频率、持续时间和参与者各不相同——从每日开展的整个治疗小组针对每名患者治疗方案的会议，到每周开展的部分小组成员参与的疑难患者救治方案讨论。从上面的描述可以知道，中外医院面临的感染病背景、抗微生物药物管理是一样的。不过可以看到，西欧 ICU 里 ASP 会议更多、更细致。

　　该文提到，欧洲一直提倡微生物学专业人员应经常参与 ICU 内病情讨论[6]，且已有单中心的前后对照研究显示，临床医生和微生物学专业人员之间建立密切合作关系可以提高抗微生物治疗措施的实施[7]。但目前尚无研究表明，微生物学专业人员参与日常查房与作为不同类型的"联络人"相比具有优势。不仅是在 ICU，在其他病区亦是如此。此外，Lane 等的系统综述[8]探讨了 ICU 患者救治中的有利及不利因素，并没有确定将"微生物学专业人员"（但确定了临床药师！）作为多学科团队合作的主角。不过，对抗微生物药物敏感性、局部生态学、宿主先前感染或定植 MDR 病原体的广泛认识，仍然是临床微生物学专业人员的核心能力之一，这对于 ICU 内正确的抗微生物治疗是基本的，也是必需的（表 5-21）。

表 5-21（原文表 1）　ICU 中微生物学专业人员参与的领域概况

ICU 中临床微生物学的核心领域	频率	活动
辅助医生进行诊断、经验治疗	每天	电话随时联系，就结果快速交流，提供咨询，开发实践指南
辅助解释结果	每天	报告提示污染/定植，选择性报告抗微生物药物敏感性，教学会议
避免不必要的检查	每天	教学培训，核查反馈，电子信息置入
辅助正确的微生物学样本采集、时效性	每天	电话随时联系，实践指南，对新的和进展性的诊断检查技术进行教学培训
辅助选择最优的靶向抗微生物药物、正确的疗程	每天到每周	定期开会，电话随时联系，选择性报告抗微生物药物敏感性，计算机辅助决策系统，开发实践指南
基于感控目的，提供耐药微生物的累积性检测数据	每 3 个月，或 6 个月至 1 年	医院内部网络，打印版，教学会议
易化感控措施	每天	电话随时联系，实践指南，教学会议

上面的信息里，确定了临床药师而没有确定临床微生物学专业人员，确实值得深思。国内也是如此。国内十多年前以红头文件方式，确定了临床药师参与临床的政策要求，但微生物学专业人员却没有，或语焉不详。

该文提到，自从医院引入 ASP（通常是强制性的），抗微生物药物管理团队成员的负担越来越重，他们经常在没有额外工作人员或资金支持的情况下延长工作时间。对于现在需要将更多的临床推广工作与实验室实践相结合的微生物学专业人员而言，亦是如此。随着越来越多的部门要求每天/每周召开会议和连续增加工作时间，微生物学专业人员的工作量也在增加。因此导致了医务人员职业倦怠比以往任何时期都更为普遍，这一点不容低估。这里的职业倦怠看来是普遍现象。

即使重症医学科医生认为每天都有微生物学专业人员参与病情讨论是有价值的[6]，但这种讨论的效率有时也值得怀疑：并非所有患者都存在感染相关问题或正在使用抗微生物药物，而一旦讨论了感染相关话题，重症医学科医生可能会更关注于营养、呼吸机脱机或其他与感染无关但同样重要的问题。在此期间，微生物学专业人员似乎是在浪费时间。此外，出席会议的 ASP 团队其他成员也可能失去宝贵的时间。随着快速诊断技术的引入[9]，可以在数小时而不是数天内得到病原菌及抗微生物药物敏感性结果。在某一固定时间召开的每日会议似乎已经过时，且会延缓抗微生物药物的最佳决策实施时间。此外，现代通信技术和先进的电子医疗记录的发展，允许微生物学专业人员和 ICU 诊断小组之间通过其他方式进行互动讨论[10]。上面信息体现了作者的谨慎。要兼顾效率效果，可以依赖现代手段。

该文提到，那么如何才能找到一种更有效、更省时的方法，将有价值的微生物学建议融入现代 ICU 实践？根据团队的经验、微生物学专业人员参与的可能性和特定时刻的需求而定制特定方法是可行的。对成立时间较短的 ASP 团队而言，整个团队的日常会议可能会非常有价值。但随着团队整体经验的增长，抗微生物药物处方条目规范，实验室处于全天工作制，且配有微生物学专业人员随时待命，以便将微生物学结果最快速地传达给 ICU 小组。在这种情况下，每次会议病情讨论未必一定必需。一个成熟的 ASP 团队，应利用会议来增强抗微生物药物及相关知识和策略，以及引入新的概念或讨论生态学等。在那个阶段，许多抗微生物药物处方都包含在指南和标准实践中，对此，每日查房团队已经非常熟悉了。我们仍然相信，面对面的接触对于实施良好的抗微生物药物管理至关重要。虽然使用现代信息技术解决方案的日常即时反馈现在是可行而且有效的，但出现如下情况时我们仍期望在 ICU 内可以得到微生物学专业人员的专业建议（并非 ICU 每日查房都需要）。

① 讨论 ICU 中与治疗耐药菌相关的处方决策或改变。

② 讨论 ICU 中（快速）诊断方法的新进展，以及其在相关抗微生物药物管理原则方面的作用。

③ 协助解释相关微生物学检查结果或减少不必要的检查。

上面信息是从临床角度的需求出发的。实验室可以准备相关知识信息，参与查房会诊，融入临床诊疗实践。

而另一面，微生物学专业人员也必须定期参与到 ICU 的疑难病例讨论中，以提高其综合会诊技能。定期与重症医学科专家互动，将促使这一项内容更好地实施。我们提倡采纳与临床微生物学专业人员和其他 ASP 团队成员会晤的替代计划，具体如下：

① 每周 1 次，与微生物学专业人员讨论临床疑难患者的诊治方案。

② 每 3～6 个月进行一次反馈会议，提供关于正确处方依从性的数据（使用 ICU 抗微生物药物处方的相关质量指标，如指南依从率、适当的疗程和 PK-PD），并审视医院范围内 MDR 病原体的出现情况。

③ 在感染性疾病暴发或流行期间，需要更频繁（甚至每天）地召开会议，以加强密切合作，并强化感染控制措施。

上面信息是进一步的安排，更有实践可行性。

该文结尾部分提到，总之以微生物学知识为基础，微生物学专业人员在 ICU 感染管理中的重要性是毋庸置疑的。然而，在现代通信时代，一旦 ICU 的抗微生物药物管理计划完全建立起来，可能就不再需要微生物学专业人员每天面对面的查房了。我们一方面支持使用连续数字化的微生物学支持和建立 ICU 适应性指南，另一方面支持在真正需要微生物学专科建议时，采用更灵活的面对面方法。每周 7 天 24 小时全天候提供（随时待命）微生物学专业咨询来验证诊断检查对于快速改变治疗方法而言，至关重要。我们确实相信，有必要举行结构性的（不是每天，而是每周或每月）会议，以保持双方的一致。

通过对该文的学习可知，一方面，欧洲的 ICU 与微生物学的互动深入而丰富，远远超过了我们的想象。和循证医学临床实践指南一样，我们还在未证之先，他们已经是既证之后。对我们来说，这也许是好事。毕竟他们的经验可资借鉴，我们可以一面建构一面解构。

一方面，能够看到欧洲临床医生对微生物学无缝嵌入的思考、尊敬、现实、弹性……医学既是技术，也是理念，更是团队合作互相成就，也是与时俱进消长融通！

余跃天教授通过 Vosviewer 软件，在 Web of Science 网站检索关键词"Microbiologist consultant"（微生物学咨询），制作了聚类分析图（图 5-3），提示了微生物学咨询的研究热点、发展方向。从中可以看出，从诊断到治疗预防，从实验室到管理，微生物学咨询无处不在。

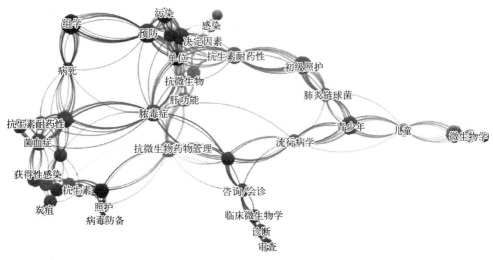

图 5-3　聚类分析图

参考文献

［1］ Schouten J，De Angelis G，De Waele JJ. A microbiologist consultant should attend daily ICU rounds. Intensive Care Med，2020，46（2）：372-374. doi：10.1007/s00134-019-05846-0. Epub 2019 Nov 14. PMID：31728567.

［2］ Vincent JL，Rello J，Marshall J，et al. International study of the prevalence and outcomes of infection in intensive care units. JAMA，2009，302（21）：2323-9. doi：10.1001/jama. 2009.1754. PMID：19952319.

［3］ Timsit JF，Bassetti M，Cremer O，et al. Rationalizing antimicrobial therapy in the ICU：a narrative review. Intensive Care Med，2019，45（2）：172-189. doi：10.1007/s00134-019-05520-5. Epub 2019 Jan 18. PMID：30659311.

［4］ Charani E，Cooke J，Holmes A. Antibiotic stewardship programmes-what's missing? J Antimicrob Chemother，2010，65（11）：2275-7. doi：10.1093/jac/dkq357. Epub 2010 Sep 16. PMID：20851812.

［5］ Kollef MH，Bassetti M，Francois B，et al. The intensive care medicine research agenda on multidrug-resistant bacteria，antibiotics，and stewardship. Intensive Care Med，2017，43（9）：1187-1197. doi：10.1007/s00134-017-4682-7. Epub 2017 Feb 4. PMID：28160023；PMCID：PMC6204331.

［6］ Wilson L，Dempsey G. Medical microbiology ward rounds in critical care. Crit Care，2007，P75. https：//doi.org/10.1186/cc5235

［7］ Arena F，Scolletta S，Marchetti L，et al. Impact of a clinical microbiology-intensive care consulting program in a cardiothoracic intensive care unit. Am J Infect Control，2015，43（9）：1018-21. doi：10.1016/j.ajic.2015.04.200. Epub 2015 Jun 3. PMID：26050098.

［8］ Lane D，Ferri M，Lemaire J，et al. A systematic review of evidence-informed practices for patient care rounds in the ICU＊. Crit Care Med，2013，41（8）：2015-29. doi：10.1097/CCM.0b013e31828a435f. PMID：23666096.

［9］ Decousser JW，Poirel L，Nordmann P. Recent advances in biochemical and molecular diagnostics for the rapid detection of antibiotic-resistant Enterobacteriaceae：a focus on ß-lactam resistance. Expert Rev Mol Diagn，2017，17（4）：327-350. doi：10.1080/14737159.2017.1289087. Epub 2017 Feb 20. PMID：28135893.

［10］ Curtis CE，Al Bahar F，Marriott JF. The effectiveness of computerised decision support on antibiotic use in hospitals：A systematic review. PLoS One，2017，12（8）：e0183062. doi：10.1371/journal.pone.0183062. PMID：28837665；PMCID：PMC5570266.

62. 微生物学参与临床会诊有哪些进展？

　　微生物学参与临床会诊，是检验—临床沟通的一种特殊方式，对微生物学同道有一定挑战性。我们曾经写了这方面的工作建议[1]。下面看一下近期进展。

　　英国伯明翰儿童医院有文章讨论耐药学时，涉及会诊[2]。题目耐人寻味：《15min 的咨询：微生物学同事希望你感到害怕的琼脂平板》（*Fifteen-minute consultation：the agar plates your microbiology colleagues want to be scared about*）。文中的琼脂平板，是指纸片扩散法或琼脂稀释法或 E-test 法平板上体现出来的耐药严重性。文章提到，抗生素耐药性对医生的影响已经不可避免，是"何时"的情形，而非"是否"。有必要对新生儿科、肿瘤学和择期手术等儿科服务的未来感到担忧。美国最近的一项研究发现，26.8％的化疗后感染和 38.7％～50.9％的术后感染是由对标准抗生素预防有耐药性的细菌引起的。作者预测这将导致美国每年新增 6300 例感染相关死亡患者。大卫·卡梅伦于 2014 年委托对抗微生物药物耐药性进行了一次调查，结果令人担忧。该报告预测到 2050 年，全球每年将有 1000 万人死于抗生素耐药，超过每年预测的癌症相关和糖尿病相关死亡人数的总和。抗生素的黄金时代当然已经结束了。选择最合适的抗生素治疗感染取决于许多因素，包括给药途径、对感染部位的渗透和病原敏感性。大多数临床医生不需要深入了解细菌的耐药性机制，因为当地微生物学同仁可以提供专业知识和建议。可见作者对微生物学参与会诊、提供建议的支持。

　　美国有文章[3]提到，我们机构的微生物学同道、药师和感染病（ID）团队开会讨论感染病患者诊治，这种会议称为微生物学查房（microbiology rounds）。假设微生物学查房可以降低抗生素成本。本研究涉及对 3 家医院［A 医院（HA）——只有 HA 有微生物学查房、B 医院（HB）和 C 医院（HC）］中每一家医院的 80 名患者进行 ID 检查。这些人群包括血培养阳性的患者。36 名符合上述标准的患者纳入研究。HA、HB 和 HC 的平均抗生素费用分别为 66.0 美元/（患者·日）、123 美元/（患者·日）和 109 美元/（患者·日）。此外发现，与HA、HB 和 HC 的最终微生物学结果相比，抗生素恰当调整的比例分别为

90％、44％和40％。本研究发现了微生物学查房与抗生素成本降低之间的关联。微生物学查房值得重视，见相关文献[4,5]。

日本研究了外周静脉导管、中心静脉导管各自引起血流感染时的异同[6]。文章提到，我们回顾性研究了外周导管相关血流感染（PLABSI）的流行病学和微生物学，并与中心导管相关血流感染（CLABSI）进行了比较。在2208例菌血症中，发现106例（4.8％）PLABSI和229例（10.4％）CLABSI。在PLABSI中，革兰阴性杆菌（尤其是肠杆菌目）比CLABSI中更多，并且感染病会诊更频繁。两组的7天死亡率相似，表明PLABSI和CLABSI对患者预后的不良影响相似。这篇文章提示，不同临床情况（疾病性质、严重程度、微生物学）对会诊的需求是不同的。

近期JCM上一篇美国文章讨论临床微生物学实验室需要专门的微生物学领导[7]。作者列出了美国微生物学学会临床和公共卫生微生物学委员会，说明文章有官方性质，级别高。该文对微生物学会诊给予了一定的讨论。原文表1是医学微生物学家的作用，第一条就是关于临床会诊，给出两个作用：提供检查的选择指导、适当的样本采集指导；协助解释检查结果和抗微生物药物敏感性结果。正文中的讨论很多，包括：首先，微生物学同道通过提供临床会诊来支持患者处置，以指导适当的实验室检查选择、解释结果并帮助选择治疗方案。2015年美国国家医学院（National Academy of Medicine）关于改善医疗照护诊断的报告，建议诊断过程应该是一种基于团队合作的方法，包括经过适当培训的实验室专业人员。在这种情况下，作为感染病专家的微生物学同道是诊断管理团队的重要组成部分。与临床微生物学实验室的其他成员不同，微生物学会诊人员应具有解开影响实验室结果的复杂因素的培训经历和工作经验，并能在单个患者的背景下解释结果。例如，微生物学会诊人员可以判断痰液细菌学培养结果，并根据伴随的革兰染色、其他实验室检查结果、放射学成像结果和患者的临床病史为临床团队进行结果解释。微生物学会诊的积极结果已在文献中有充分报道。主要包括增加适当的抗微生物治疗，减少适当治疗的时间，坚持遵守实践指南，减少不必要的抗微生物治疗的程度，降低抗生素成本，减少ICU的总床位天数。当抗微生物药敏试验（AST）结果不符合预期模式时，这种会诊尤为重要。例如，一些肠杆菌目可以表达孔蛋白突变、外排泵和其他类似碳青霉烯酶表达的耐药机制的组合。具有适当知识和工具的微生物学会诊人员可以正确评估AST结果，并将其解释传达给临床团队，以促进有效治疗；相比之下，大多数医学实验室科学家、实验室监督人员或临床医生并不具备这种专业知识。

该文章提到，美国感染病学会在其抗微生物药物管理指南中特别认可了微生物学参与会诊的价值，他们在指南中指出，全面的管理计划"需要医学微生物学同道作为团队的核心成员"。他们进一步表明，多学科团队可以显著减少抗生素的使用（22％～36％），从而为社区和学术机构每年节省大量成本（200000～900000 美元）。鉴于抗微生物药物敏感性检查和结果解释的潜在复杂性，对感染病医生的调查表明，有专门的合格人员指导时，医生对实验室结果质量的感知是最大的。微生物学临床会诊如何显著改善患者照护并降低医疗成本的另一个重要例子是指导最佳检查的利用率（即诊断管理）。实验室检查菜单和检查指南已变得越来越复杂，许多相关方难以跟上检验医学的发展。此外，患者的期望、风险规避的要求，以及减少多次回访需求的愿望可能会给医疗提供者带来压力，要求他们进行过度的诊断检查。综合这些因素，可能会导致实验室检查的过度利用、未充分利用或误用。实验室检查的过度使用不仅增加了处置成本，而且在低流行率环境中进行个体检查时，可能会对个体检查的阳性和阴性预测值产生负面影响。在这种环境中，疾病的验前概率很低。另外据估计，在检验医学中高达55％的常见疾病会出现利用不足的情况，这也会对患者照护和住院时间产生负面影响。最后，当医嘱进行了不正确的实验室检查时，可能会发生检查的误用。多项国内和国际质量准则，包括"明智选择"倡议，为优化检查利用率提供了基于证据的建议。微生物学同道在促进、解释、传播和实施这些指南方面发挥着重要作用。该文其他内容也涉及会诊，建议阅读原文，兹不赘述。

在学习过程中，除了微生物学查房外，还有"microbiology referrals"一词。"referral"一般是指转诊医院、转诊医疗中心。医院内，一般是病房之间的转场。我们理解这一词组是微生物学咨询、微生物学会诊的意思，就是需要微生物学参与诊断、处置、预防与控制。英国文章提到[8]，经常需要咨询微生物学同道，以获得关于感染病检查和处置的指导，包括医院中的抗微生物药物处方。在全球旅行和抗生素耐药性不断增加的背景下，对及时微生物学建议的需求不断增加，尤其是复杂病例。然而，初级医生很少接受有效的培训，来咨询微生物学同仁。提高对这一关键技能的信心可以为医生和专家节省时间，使其获得更准确的建议。这也有利于患者——更有可能获得适当的治疗。本文介绍了与专家协商制定的指南，以提高微生物学咨询的质量。这包括高质量咨询所需的信息，以及向临床医生提供现有资源的路径。这些资源同样适用于不需要专家介入的简单病例。

通过上面信息可知，微生物学参与会诊有明确的实用价值，获得了明确的推荐。微生物学同道需要增强自己的临床微生物学能力、感染病诊治能力和临床能力[9-13]，将这项工作做好。

参考文献

［1］ 宁永忠，王辉．临床微生物学专业参与感染性疾病临床会诊的建议［J］．中华检验医学杂志，2014，

37（12）：982-986. DOI：10. 3760/cma. j. issn. 1009-9158. 2014. 12. 027.

[2] Winzor G，Gray J，Patel M. Fifteen-minute consultation：the agar plates your microbiology colleagues want you to be scared about. Arch Dis Child Educ Pract Ed，2016，101（6）：282-286. doi：10. 1136/ archdischild-2016-310526. Epub 2016 Jul 7. PMID：27389545.

[3] Huang RS，Guervil DJ，Hunter RL，et al. Lower antibiotic costs attributable to clinical microbiology rounds. Diagn Microbiol Infect Dis，2015，83（1）：68-73. doi：10. 1016/j. diagmicrobio. 2015. 05. 006. Epub 2015 May 15. PMID：26025545.

[4] Guarner J，Burd EM，Kraft CS，et al. Evaluation of an online program to teach microbiology to internal medicine residents. J Clin Microbiol，2015，53（1）：278-81. doi：10. 1128/JCM. 02696-14. Epub 2014 Nov 12. PMID：25392364；PMCID：PMC4290935.

[5] Sapozhnikov J，Huang A，Revolinski S，et al. Impact of an Antimicrobial Stewardship Program Pharmacist During Microbiology Rounds. Am J Clin Pathol，2021，155（3）：455-460. doi：10. 1093/ajcp/ aqaa132. PMID：32949141.

[6] Tsuboi M，Hayakawa K，Mezaki K，et al. Comparison of the epidemiology and microbiology of peripheral line- and central line-associated bloodstream infections. Am J Infect Control，2019，47（2）：208-210. doi：10. 1016/j. ajic. 2018. 08. 016. Epub 2018 Oct 15. PMID：30337129.

[7] Samuel LP，Hansen GT，Kraft CS，et al. The Need for Dedicated Microbiology Leadership in the Clinical Microbiology Laboratory. J Clin Microbiol，2021，59（8）：e0154919. doi：10. 1128/JCM. 01549-19. Epub 2021 Jul 19. PMID：33597258；PMCID：PMC8288296.

[8] Rayner-Philipson M，Webster J，Coughlan C，et al. What you need to know about microbiology referrals. Br J Hosp Med（Lond），2022，83（6）：1-5. doi：10. 12968/hmed. 2022. 0023. Epub 2022 Jun 29. PMID：35787176.

[9] Green SB，Stover KR，Barber K，et al. A Baker's Dozen of Top Antimicrobial Stewardship Intervention Publications in 2020. Open Forum Infect Dis，2021，8（9）：ofab422. doi：10. 1093/ofid/ ofab422. PMID：34557559；PMCID：PMC8454524.

[10] Nguyen N，Chua HC，Drake T，et al. Significant Publications on Infectious Diseases Pharmacotherapy in 2021. J Pharm Pract，2022，8971900221128334. doi：10. 1177/08971900221128334. Epub ahead of print. PMID：36122416.

[11] 李军，邹明祥. 抗菌药物合理使用需要考虑的微生物学因素 [J]. 中华检验医学杂志，2014，（6）：479-480. DOI：10. 3760/cma. j. issn. 1009-9158. 2014. 06. 022.

[12] 李荷楠，王辉. 正确运用临床微生物学检验指导抗感染诊治 [J]. 中华临床感染病杂志，2016，9（2）：133-136. DOI：10. 3760/cma. j. issn. 1674-2397. 2016. 02. 007.

[13] 朱宇，宋桂瑜，冯莎娜，等. 检验医师规范化培训临床微生物学专业教学模式探索与实践 [J]. 国际检验医学杂志，2020，41（15）：1909-1912. DOI：10. 3969/j. issn. 1673-4130. 2020. 15. 030.

63. 从微生物学角度看医疗机构应如何消毒和灭菌?

消毒是指杀灭或清除传播媒介上的病原微生物,使其达到无害化的处理方式。灭菌是指杀灭或清除传播媒介上的一切微生物[1-3]。前者是无害化即可,主要针对致病菌,一般不能消灭芽孢;后者是消除一切微生物。可见相对而言,灭菌的要求更高,当然两者本质上是一致的。

消毒水平取决于物品的预期用途:关键(critical)物品、半关键(semicritical)物品或非关键(noncritical)物品[4]。按照操作方式,消毒可以分为物理消毒和化学消毒。物理消毒包括煮沸、高压蒸汽、紫外线等;化学消毒包括一些消毒剂的使用,如含氯消毒剂、过氧化物消毒剂、碘类消毒剂、醛类消毒剂、醇类消毒剂、季铵盐类消毒剂等。化学消毒也可以按照消毒水平的不同,分为高水平消毒、中水平消毒、低水平消毒。灭菌的方法包括压力蒸汽灭菌、干热灭菌法、电离辐射法、化学药剂浸泡法等。一般情况下,对于进入人体无菌组织的医疗器械,都需要灭菌处理,就是杀灭去除一切微生物[1,2,5]。近期的进展包括离子液体对空气消毒的价值[6]、对脱细胞基质的消毒和灭菌[3]、手术设备(如达·芬奇机器人)的消毒[7]、耐药细菌消毒[8]和抗菌材料研发[9]等。

那么,在实际工作中,普通医疗机构的消毒和灭菌怎么落实呢?

环境和物体表面的消毒,应采取合适的方式。如台面和地面,可以采用500~1000mg/L含氯消毒剂溶液擦拭。空气消毒常采用开窗通风、紫外线照射等。细菌样本、培养基及血液样本可用高压蒸汽灭菌进行消毒。手与皮肤可用75%乙醇浸泡1~3min,或使用快速手消毒剂对没有明显污染物的手部进行消毒。手卫生是医院标准预防中的重要环节,相关研究表明,仅洗手一项措施就可使医院感染发生率下降50%。手卫生需要按六步洗手法进行,并且要用正确的方式进行干手,绝不能在白大衣上擦干。医务人员手机的细菌污染率也非常高,据相关研究达到了60%以上,需要引起重视。从日常工作实践中,我们也可看到,我国医疗机构的手卫生普遍依从性差、手卫生质量合格率低,由于种种原因,导致洗手后再污染情况严重。医疗机构中常见的污染微生物包括葡萄球菌属、肺炎克雷伯菌、铜绿假单胞菌、鲍曼不动杆菌、芽孢杆菌、微球菌、白念珠菌等念珠菌等。

在不同的场所和部位，有不同的消毒要求。按照《医院消毒卫生标准》（GB 15982—2012），医院环境分为4类：Ⅰ类环境为采用空气洁净技术的诊疗场所，分洁净手术部和其他洁净场所；Ⅱ类环境为非洁净手术部、产房、导管室、血液病病区、烧伤病区等保护性隔离病区，以及重症监护病区、新生儿室；Ⅲ类环境为母婴同室、消毒供应中心的检查包装灭菌区和无菌物品存放区、血液透析中心、住院病区；Ⅳ类环境为普通门急诊及其检查、治疗室，感染性疾病科门诊和病区。这4类环境以Ⅰ类环境要求最高，Ⅳ类环境要求最低。Ⅰ、Ⅱ类环境区域要求物体表面和工作人员的细菌总数≤5CFU/cm^2。Ⅲ类、Ⅳ类环境区域：细菌总数≤10CFU/cm^2。Ⅰ类环境区域空气需≤4CFU/平皿（30min），Ⅱ类环境区域空气需≤4CFU/平皿（15min），Ⅲ类、Ⅳ类环境区域空气≤4CFU/平皿（5min）。

实际消毒工作所受的影响因素很多，实际操作中经常有很多不规范的地方，会导致消毒效果变差，比如消毒液配制浓度过低或过高、作用时间太短、消毒工作人员的依从性不足、消毒的频次不够等。如对于新冠病毒的消毒，有的专家建议采用3000mg/L的含氯消毒剂或者更高浓度，这实际上是有害的，新冠病毒对含氯消毒剂敏感，1000mg/L的浓度就足够了。而如果采用了更高的浓度，会对人体呼吸道黏膜产生损伤，反而破坏了人体的防护能力，使得人体更易感染病原体。另外，选用的消毒方法不同，如擦拭法和喷洒法等，也会有效果差异。这些都会对消毒效果产生不同的影响。而环境的污染程度、有机物的干扰、现场消毒温度、环境的pH值、现场微生物种类与数量等，也会影响消毒效果。加强消毒的执行率和依从性，合理规范地使用消毒剂并定期监测消毒效果，有助于我们达到消毒灭菌的目的，有助于对耐药菌的防控。

因为有影响因素，效果可变，所以我们要进行客观指标监测。对于环境，一般采用空气培养、物体表面培养、水培养、消毒液培养、高压灭菌的生物芽孢指示剂、化学指示剂监测。具体操作方法按相关操作规程。这里想讨论一下这些培养监测的时机。是在消毒之后做吗？大多数医院都是这么做的。对于物体表面培养，目前国内医疗机构大多采用消毒后采样检测，合格率很高。但这种采样方法存在很大缺陷，物体表面消毒后的高合格率，不仅不能反映医疗机构日常工作中微生物污染水平，反而掩盖了实际问题，浪费了大量人力物力。因为消毒后采样仅能评价此次消毒的效果，不能反映医院物体表面实际污染情况。类似地，手培养采取在洗手后进行采样，不能反映平时的手部污染情况。空气培养在紫外线消毒后进行采样，实际上也不能反映平时的空气污染情况。这亟须调整。

紫外线的使用也需要关注。紫外灯在医院非常普遍,不仅用于空气消毒,也可用于物体表面消毒。紫外线消毒有操作简便、经济实用及对周围环境和物品无污染、无损害等优点,消毒效果明显,但也存在能量低、杀菌强度不易控制等缺点。而且紫外线的穿透性差,还会刺激皮肤和黏膜及眼睛,对人体造成伤害。还有一个容易忽视的现实问题。现实中,很多机构是在房间顶部悬挂紫外灯,距离过大导致对桌面不能形成有效消毒。而对空气,又没有动力可控、效果可评估的空气流动机制,导致空气消毒实际效果不可判断。这样的消毒没有多少实际意义。

由于上述缺点,开发具有场景理解与自主规划技术的智能高能脉冲紫外消杀设备(即移动式智能紫外消杀机器人),显得尤为迫切[10]。相关设备经济性好,速度快,适用性强,杀菌效果显著。通过传感器探测周边环境光线,生成全屋地图,AI识别功能生成清扫路线,不受光源影响,扫描的范围更大。该设备通过强烈白光闪照物表实现杀菌目的,这种白光所含波长从紫外线到近红外线部分,光谱分布类似太阳光。脉冲强光包含约25%的紫外光谱,这对杀菌具有非常重要的作用。笔者团队采用移动式智能紫外消杀机器人对金黄色葡萄球菌(ATCC 25213)、大肠埃希菌(ATCC25922)、白念珠菌(ATCC90028)的消杀效果进行对比评估,以验证其杀菌性能是否达到合格标准。结果显示移动式智能紫外消杀机器人在距离1m的直射条件下,对金黄色葡萄球菌和大肠埃希菌的杀灭效果很好,照射5min即已达标,**杀灭对数值**(即浓度的对数值下降幅度)分别为3.05和3.40,10min杀灭对数值分别为4.37和6.24。对白念珠菌的杀灭效果略差,同样条件下,5min和10min的杀灭对数值均为2.30。

显然,不同微生物的抵抗性也有不同。目前国际上,微生物的抵抗性分为五类[11]:①极度抵抗性(extremely resistant)(朊病毒);②显著抵抗性(significantly resistant)(细菌芽孢、原生单细胞生物的卵囊和蠕虫卵);③一般抵抗性(分枝杆菌、原生单细胞生物的包囊、小型无包膜病毒和真菌孢子);④敏感(营养细菌、原生单细胞生物、蠕虫、真菌、藻类和大型无包膜病毒);⑤高度敏感(highly susceptible)(包膜病毒)。除了朊病毒外,其中17种病毒(包括SARS-CoV-1和SARS-CoV-2、猴痘病毒、寨卡病毒、人类偏肺病毒、高致病性禽流感病毒等)尤其值得我们警惕[11]。

医院的消毒灭菌工作应根据实际情况选择合适的方式,并可以客观评价,做到既不过度,也无不足,没有留空白。建议遵循标准化方法制定相关流程、政策和协议。从适用的监管要求开始,纳入基于证据的指南和共识文件[12]。同时,关键是医务人员要有院感防控意识和科学知识、实践技能,而非敷衍了事,做一些形式上的"消毒",这样非常有害。对于环境监测,应在平时工作状态采样,这样才能真正反映出实际问题。为提高消毒效果,可以引进一些更加先进的技术设备。合理正确的消毒策略,真实有效的执行力和依从性,对病原微生物杀灭的实际效果有评价、有保证——这些对于成功清除感染源、切断传播途径、预防院感事件发生，具有重大意义。

参考文献

［1］ 张流波，杨华明.医学消毒学最新进展.北京：人民军医出版社，2015.

［2］ 薛广波，张流波，胡必杰.医院消毒技术规范.北京：中国标准出版社，2017.

［3］ Tao M，Ao T，Mao X，et al. Sterilization and disinfection methods for decellularized matrix materials：Review，consideration and proposal. Bioact Mater，2021，6（9）：2927-2945. doi：10.1016/j. bioactmat. 2021. 02. 010. PMID：33732964；PMCID：PMC7930362.

［4］ Rutala WA，Weber DJ. Disinfection and Sterilization in Health Care Facilities：An Overview and Current Issues. Infect Dis Clin North Am，2021，35（3）：575-607. doi：10.1016/j. idc. 2021. 04. 004. PMID：34362535.

［5］ Bharti B，Li H，Ren Z，et al. Recent advances in sterilization and disinfection technology：A review. Chemosphere，2022，308（Pt 3）：136404. doi：10.1016/j. chemosphere. 2022. 136404. Epub 2022 Sep 19. PMID：36165840.

［6］ Song X，Tian R，Liu K. Recent advances in the application of ionic liquids in antimicrobial material for air disinfection and sterilization. Front Cell Infect Microbiol，2023，13：1186117. doi：10.3389/fcimb. 2023. 1186117. PMID：37265495；PMCID：PMC10230022.

［7］ Chen A，Yuan Z，Chen H，et al. Investigation into the current status of cleaning，disinfection，and sterilization of da Vinci surgical instruments-a cross-sectional survey. Gland Surg，2023，12（4）：487-491. doi：10.21037/gs-23-111. PMID：37200922；PMCID：PMC10186165.

［8］ Zhang G，Li W，Chen S，et al. Problems of conventional disinfection and new sterilization methods for antibiotic resistance control. Chemosphere，2020，254：126831. doi：10.1016/j. chemosphere. 2020. 126831. Epub 2020 Apr 18. PMID：32957272.

［9］ Hui S，Liu Q，Han Y，et al. ICG@ZIF-8/PDA/Ag composites as chemo-photothermal antibacterial agents for efficient sterilization and enhanced wound disinfection. J Mater Chem B，2021，9（48）：9961-9970. doi：10.1039/d1tb02107a. PMID：34870667.

［10］ Hong H，Shin W，Oh J，et al. Standard for the Quantification of a Sterilization Effect Using an Artificial Intelligence Disinfection Robot. Sensors（Basel），2021，21（23）：7776. doi：10.3390/s21237776. PMID：34883781；PMCID：PMC8659791.

［11］ Sakudo A. Disinfection，Sterilization，and Decontamination of Pathogens in Medicine. Microorganisms，2023，11(4)：990. doi：10.3390/microorganisms11040990. PMID：37110413；PMCID：PMC10143117.

［12］ Garcia-Houchins S. High-Level Disinfection，Sterilization and Hand Hygiene：What Do Accreditation Surveyors Want to See? Am J Infect Control，2023，S0196-6553（23）00159-1. doi：10.1016/j. ajic. 2023. 04. 006. Epub ahead of print. PMID：37059124.

64. 临床微生物学同道有哪些提问？

按：本节内容是 2021 年和微生物学同道的专业沟通。

提问 1　患者手术成功，伤口不愈合，考虑感染。无发热，细菌培养多次，最后一次 68h 培养有"砖红色微杆菌"生长。请问致病性。

宁永忠：砖红色微杆菌对应 *Microbacterium testaceum*。MCM11 没有记录。在 PubMed 中检索"Microbacterium testaceum"［Title/Abstract］，有 30 篇，没有人体分离株报道。

邓卫宁：伤口不愈合，考虑感染。是否感染，要看 WBC、CRP、PCT、IL-6 等炎性指标，还有临床症状，不能一遇到伤口不愈合就考虑感染。同时应该考虑患者免疫功能状态，有没有基础疾病如糖尿病等。另外，细菌培养多次，不知道是什么部位的样本、取材是否规范、砖红色微杆菌鉴定是否准确。如果鉴定准确，砖红色微杆菌没有在人体分离的报道，考虑致病的可能性不大。

提问 2　米根霉 MIC 是多少？

宁永忠：米根霉对应 *Rhizopus oryzae*，翻了几本书都没有。检索 PubMed，有文章[1]提到，临床分离株共 54 株，其中曲霉 46 株、米根霉 8 株。米根霉 MIC 见表 5-22。

表 5-22　米根霉 MIC

抗真菌药物	范围/(mg/ml)	MIC/MEC50	MIC/MEC90	GM/(mg/L)
两性霉素 B	2～4	3	ND	2.828
伊曲康唑	4～>16	16	ND	10.767
伏立康唑	2～16	16	ND	8.724
卡泊芬净	16～>16	16	ND	16.000

注：1. GM 是 geometric mean，几何平均。因为数量少，所以只能是供参考。如果可以，有了分离株，实测一下更好。

2. ND，为未检出。

邓卫宁：没有具体折点的真菌也好、细菌也好，都可以实测 MIC 报给临床，不解释敏感中介耐药（RIS）。

徐和平：从表 5-21 的数据看，4 种抗真菌药物都是耐药的，临床拿到这种数据会十分茫然。还有毛霉菌感染十分凶险，比曲霉感染凶险多了，临床等不及药敏试验结果，必须马上经验用药。另外，泊沙康唑是重要的抗毛霉目药物，最好能补上这个药物数据。

米根霉（*R. oryzae*）即少根根霉（*R. arrhizus*），现在很多书籍使用的是少根根霉这个名字。其 MIC 见相关文献[2]。这个文献是一本书籍，该书也见于 CBS。

宁永忠：CBS 即 Centraalbureau voor Schimmelcultures（CBS）Fungal Biodiversity Centre。

提问 3　90-60 规则具体是怎样解读的？

宁永忠：90-60 规则首先指的是确诊，肯定是这个菌导致这个感染，不包括不确定、定植、污染；第二就是这个菌自己导致的感染，这个感染不包含其他微生物，如其他细菌感染、真菌感染、病毒感染等。这种情况下，如果实验室做了药敏试验，临床正在用的这个药实验室报的是敏感，而且剂量、给药方式等都符合说明书和患者情况，那么使用该药治疗好该感染的概率在 90%。

剩下那 10% 治不好的呢？主要是患者本身基础性疾病重或免疫力弱，抗生素已经回天无力。这 10% 左右治疗失败也体现了抗生素治疗不是绝对的，它有部分作用，但不能够控制全局。

60 的两个前提一样——单一菌，肯定导致感染，但实验室报告耐药。需要注意的是，这个耐药不包括**天然耐药**，天然耐药治疗肯定无效，天然耐药的药物治疗相当于不治疗。此处耐药指的是**获得性耐药**。然后这个 60 指的是治疗的有效率，注意不是失败率——占 60%，也超过了一半。

这个 60 意味着什么呢？意味着现在这个耐药的折点设立不是特别理想、不太精确。按理来讲应该是耐药的时候失败率在 90%，成功率在 10% 左右；但是实际呢，按照统计的结果竟然是 60% 有效。对临床而言，说明该药有一定治疗效果，这就给低水平耐药仍然用这个药提供了依据。

邓卫宁：我理解，首先 90-60 规则说的是临床疗效，90% 和 60% 都是治疗有效率。当菌对药物敏感时，治疗的成功率约为 90%〔剩下 10% 的失败要考虑体内外药敏的差异，药物在体内的吸收、分布、代谢、排泄——就是药代动力学（PK），还有药物的作用机制以及疗效——就是药效动力学（PD），还有给药方式和给药剂量、患者自身的免疫状况〕。当菌对药物耐药时，治疗成功率在 60% 左右，一方面说明患者的免疫功能在起作用，另外低水平的耐药也可能有疗效，如碳青霉烯类的 MIC≤8 时，应用药物（加联合治疗）也会发挥疗效。

提问 4　医生经常问明明报敏感但用药效果不明显或报耐药了但也有效果，怎么解释？

宁永忠：首先报了敏感，但是治疗效果不理想，这个问题最大的原因还是在诊断上，就是该菌到底是不是致病菌？比如肺炎用痰样本的话，是不能确诊的。痰的分离株中，对于条件致病菌，不能够确诊肺炎——一定要明确这一点，这可能是最常见的原因。

第二，如果是真的致病菌，要考虑是不是有混合感染。像肺炎其实有多达10％～30％的患者夹杂着其他病原。但因为临床检测手段有限，不知道其他微生物存在，实际用药针对已知微生物已经起效了，但表现出来的效果并不明显。因为其他微生物没有覆盖。

第三，要考虑的就是患者的基础性疾病、免疫力、医疗干预等这些情况，能够导致一定失败。90-60中，90对应的是10％。

第四，英文"source control"，就是感染灶控制。比如患者体内有脓肿，这个脓肿没有去掉；体内有插管，插管已经污染了，插管没有去掉——这种时候你再怎么调抗生素也是没有用的，这个时候也是报了敏感，但治疗效果不佳或不显著。

分析以上四条，临床上多数原因也就可以找到了。其他还有，比如说抗生素是杀菌剂还是抑菌剂，这个菌是胞内菌还是胞外菌，感染部位用该抗生素其分布是不是没有优势、浓度不够等，治疗疗程、感染病辅助治疗、基础病治疗等，这些也都可以分析。上面是我的理解，供参考。

细菌是90-60，侵袭性深部真菌感染一般是80-40。

这些数据是比较严格的临床研究的结果。实际工作中有时候存在用药不合规，有时候有感染灶而不知道，这样治疗成功的比例会降低。比如90-60，会降到80-40还是70-30？不太知道，也应该是因人、因机构、因疾病而异。期待进一步的研究数据，尤其是真实的结论。

邓卫宁：报敏感了，临床治疗无效；报耐药了，临床治疗有效——可以用90-60规则来解释。体外药敏试验可以预测体内治疗效果，但不等同。一般来说，耐药不等于治疗完全无效，敏感不等于治疗完全有效。另外，也有可能不是真的致病菌，是污染或定植，或是细菌本身的因素，比如存在诱导耐药（如D试验阳性），或是有生物膜（如铜绿假单胞菌）。另外，感染部位对药代动力学（PK）因素，以及给药剂量、给药时间、给药途径都有影响。最后还有药物的剂型，有些剂型影响疗效；还有生物利用度，即药物进入血液循环的速度和程度，也会影响到疗效。

提问 5　为什么MCM12说除脑脊液（CSF）外其他无菌体液样本可用血培养瓶检测真菌，不能用CSF的原因是否是量太少了？可以使用儿童瓶吗？

宁永忠：我没有核对原文。我认为，脑脊液应该也可以，但有两点原因导致不必用 CSF：①念珠菌脑膜炎罕见，隐球菌可以做抗原检测；②脑脊液样本体积少，不能满足培养瓶的量。如果做，可以用儿童瓶。

提问者：但隐球菌性脑膜炎也会有，感觉不太严谨。隐球菌抗原检测的价值不如培养。

宁永忠：是的，不过抗原可以确诊，MCM12 这样表达也可以能理解。在脑脊液样本中，新型隐球菌培养阳性＝抗原阳性＝确诊。在血液样本中，新型隐球菌培养阳性＝确诊，抗原阳性＝极似诊断（probable diagnosis），不是确诊。

邓卫宁：个人认为脑脊液可以通过血培养瓶检测真菌，如隐球菌。如果量少，可以使用儿童瓶。隐球菌抗原的检测价值不如培养？我觉得这要另当别论，抗原的检测和培养本身是两个不同的方法学，作为诊断方法，二者应该是取长补短，抗原敏感性强，培养特异性强，二者结合起来，会提高阳性检出，各有千秋。

提问 6　中介算耐药吗？

宁永忠：这个没有一定之规，取决于自己机构、地区的定义。流行病学中有的文献算耐药。临床治疗时，正常理念是不算耐药。尤其是剂量依赖敏感（SDD）和 I⁻（特殊情况的中介，这是美国 CLSI M100 文件中近年新出现的缩写，目前其含义是药物浓集部位），肯定不能笼统地算耐药。

提问者：谢谢。我们涉及临床防控措施落实，比如床边医疗废物桶、清洁消毒等。

宁永忠：感控从严。如果条件具备，按照耐药菌进行控制。如果不具备，也可以从宽。治疗按照中介、SDD 和 I⁻的本义，分别相应进行即可。

其实我们看美国 CDC 关于耐碳青霉烯类肠杆菌目细菌（CRE）的定义，I 都算到 CRE 里。我理解，这是为了流行病学目的，数值高可以引起重视。而实际工作可以不这样，就按照敏感中介耐药（RIS）分别统计即可，不必把 I 算到 R 里。

另外，国家规定要遵守。在此基础上，单位可以有自己的规定。经常有人问某菌某抗生素谱是不是多重耐药（MDR）。除了国家规定的那几个之外，这个是没有答案的。

邓卫宁：从概念上来说，**中介是中介，耐药是耐药，中介肯定不能算耐药。**中介是一个缓冲区和技术上的不确定性导致的灰区。现在分出来 SDD 和 I⁻。而 SDD 和 I⁻又不同于既往的 I 的定义，SDD 是通过增加给药剂量和给药频次来达到临床治疗效果，而 I⁻是表示在某部位浓集，目前 M100 主要是尿路。而耐药是

MIC 高于耐药折点的菌株不能被常规剂量的抗菌药物浓度所抑制。

作为抗感染日常工作，报告单中的 I（除 SDD 和 I-）的结果，个人认为它可以等同耐药的处理，因为这样可以降低用药失败带来的风险。从感染控制方面讲，按耐药对待会更好。

提问 7　今天门诊一尿液样本中培养出铜绿假单胞菌，我们做的 MIC 药敏卡亚胺培南和美罗培南都是耐药的，但是手工复查之后是敏感的，这种情况下依据哪种报告？还是需要再次复查 MIC？

宁永忠：在门诊样本中男性尿液培养出铜绿假单胞菌，确实少见。可以按照手工复查的结果报告，不需要再次复查 MIC。这样的情况有可能是使用错误的药敏卡或者药敏卡中这两个药失效了所致。目前药敏结果中，头孢他啶、哌拉西林/他唑巴坦都敏感。同一盒药敏卡，最好复核一下。出报告都需要谨慎一些，两药均耐药可能不准确。

提问 8　合格的灌洗液镜下可见大量菌丝和孢子吗？见到是不是可以诊断念珠菌肺炎？每次看到单一生长旺盛的念珠菌，总有想处理这个样本的冲动。

宁永忠：支气管肺泡灌洗液（BALF）也不用于肺念珠菌病的诊断。咳痰、抽吸痰、BALF 这三类样本培养，有念珠菌生长：如果医嘱是"细菌培养"则不鉴定，直接报念珠菌属或酵母样菌；如果医嘱是"真菌培养"，则只做鉴定；二者都不做药敏试验。诊断念珠菌肺炎，只能靠肺组织培养，没有别的样本。

提问 9　患者，女，44 岁。3 月起出现尿路刺激征。用抗生素缓解，停药则复发。陆续用过头孢克肟、阿莫西林/克拉维酸、头孢丙烯、左氧氟沙星、莫西沙星等。最近停药后，有时还会有轻微的排尿灼烧感。每一次随机尿培养，都是无乳链球菌。7 月 15 号菌落计数 6000 CFU/ml，尿常规正常。与之前结果类似。该患者上班比较忙，一般不喝水，经常憋尿直到下班。去年 10 月底做了宫颈锥切术，1 个多月后才完全止血。

宁永忠：有排尿灼烧不适，尿常规正常，尿液培养细菌浓度不高，考虑是尿道综合征。尿道综合征原因有多种，除了感染，还有神经、肌肉等因素，甚至心理因素，同时须排除性病等。建议做完整的内科检查，必要时加妇科检查。如果依然认为是感染，可以做微生物学检查：①尿培养；②其他，如分子生物学检查。

这里的尿培养要求严格，一定是严格外阴清洗后，严格中段尿。其浓度一般都不到 10^5 CFU/ml，甚至只有 10^3 CFU/ml，所以培养需要浓缩样本至原浆的 1/100～1/10。20 世纪 80 年代以前，只有浓缩尿培养一种方式。现在有了分子生物学手段，如果个人经济条件允许，也可以做此检查（注意这一点没有临床推荐，实际上仁智互见，需要综合考量），毕竟明确了病原比不明确要好一些，而且还可以覆盖不能培养的微生物。

这里的难点在于，内科本身有时候不能严格区分感染和非感染。因为往往在还没有区分明确时，就进行了培养。如果培养或分子生物学阳性，但事实上不是感染导致，会造成误诊、误治。这是**难点 A**。另外，如果确诊了是某种细菌导致的尿道综合征，清除该细菌，有时候有难度。因为它本身就是定植菌的一种，很难彻底根除。这是**难点 B**。不能根除，西医的方式是长期抑制性治疗，就是选择不良反应小的抗生素，长期（低剂量）服用，长达半年至 1 年，效果因人而异。另外，即便短期根除，症状消失，这个状态也容易复发。这是**难点 C**。

关于上面的病例：①中年女性千万不要憋尿，应规律去卫生间，即便尿意不明显，到时间也要去，比如 1.5h 或 2h 去一次。②不建议用莫西沙星。③B 群链球菌导致感染的不多，6000CFU/ml 的浓度也不高，第一次的浓度多少呢？治疗前后（尤其是自觉症状缓解），浓度有变化吗？如果是病原，伴随着症状明显缓解，浓度会有改变，当然不一定完全消失。④如果医生诊断是尿道综合征，而且是无乳链球菌引起，可以考虑抑制性治疗。尽量选择方便服用、副作用小、对正常菌群影响小的抗生素。⑤观察自己，看看能不能找到复发的规律。针对规律加以逆转，减少复发的频率。前述憋尿行为就是一种规律。⑥尽量调整心态。即便是找不到原因、治疗无效或不能逆转复发，也不要陷入焦虑状态。焦虑状态只会恶化身体状态，形成恶性循环。

提问 10　患者，女，56 岁，发热、咳嗽、咳痰 2 天。急诊诊断为肺炎。静脉滴注头孢菌素 7 天，发热、咳嗽、咳痰无好转。根据临床表现、治疗反应考虑支原体肺炎。停静脉用抗生素，改为口服莫西沙星。次日体温退，之后好转痊愈。如何评价这次的药物调整？

宁永忠：用药一天体温就下降，该抗生素的作用不好评价，可能不是该药的作用。患者免疫力、之前所用药物、自限性疾病的周期等，都可能产生影响。**没有微生物学确诊时，对感染病的处置不好评价；没有病原学证据、没要药敏试验，抗生素效果不好评价。**上面的例子没有确诊，不好说这次药物调整恰当与否。

提问 11　新生儿 23 天，今天血培养报阳，大肠埃希菌，TTP 24h。电话沟通临床医师，患者因发热入院，CRP60mg/L，临床诊断是"败血症"；予以头孢唑林，目前已经退热。如何评价血培养阳性？假阳性？

宁永忠：肠杆菌目、铜绿假单胞菌等阴性杆菌，如果不是经导管抽取，罕见污染。头孢唑林对大肠埃希菌没有效果。或者，入院时是感染其他病原体，头孢唑林有效；后续并发一过性大肠埃希菌血症，血培养捕捉到了；或者，入院时是大肠埃希菌血症，因患者免疫力作用、基础性情况改善等导致病情好转，但头孢唑林没有效果。

相关信息少，不太好判断，上面只是推测。

提问12　我参与一名外科患者会诊，伤口不愈合，分泌物多。我去了之后第一看血常规分析，嗜酸性粒细胞比值高（45％）。临床医师竟然没考虑过敏，只考虑换抗生素。

我建议找嗜酸性粒细胞比值高的原因，而非升级抗生素。后来和其他专家讨论。患者过敏，皮肤没皮疹，也没呼吸道咳嗽，会是哪里过敏？专家说伤口过敏，分泌物也多。

一句话提醒我，立即沟通管床医师，可能是换药用的消毒液过敏。最后证明为碘伏过敏。

宁永忠：**微生物学参与会诊，有三重境界。**第一是把微生物学报告单本身解释清楚，把分析前、分析中、分析后相关的内容解释清楚。这个貌似简单，实则已经不容易。第二是就患者整体的感染病状态、感染导致炎症和并发症等状态、既有的诊治防控处置，给出判断、建议。第三是在鉴别诊断层面，有内科和临床的整体性视野，能够就非感染性疾病的诊断治疗给出判断、建议。

上面例子，就是跳出了感染病学和微生物学范畴，进入到过敏性疾病领域。一开始慧眼发现问题，并执着求索，最终有了正解，解医生、患者燃眉之急。

提问13　a. 前年某患者手术半年后复发感染。我当时给做了培养，放二氧化碳培养箱加增菌，24天肉眼可见浑浊，固体平板不长（可能因为湿度没控制好），经鉴定是慢生长分枝杆菌。开创清洗用药后，很快痊愈。对于反复感染，常规细菌培养阴性或者发现不常见菌，是否可以用其他方法？比如宏基因组测序，而不是只依靠细菌分离结果。

宁永忠：分子生物学方法肯定可以，不仅仅是mNGS，还有PCR、芯片等。

b. 某患儿反复咳嗽多年，每隔一段时间发作一次，重到住院的程度。后送样本，吴庆老师分离培养发现为副百日咳鲍特菌。我做了一个有趣的实验，就是用患者的血清和菌株进行凝集，结果非常明显。可惜当时照片不是很清晰。由此想，如果是近期感染，用患者血清和菌株凝集可能是一个确证的方法？

宁永忠：我们现在可能觉得陌生，但实际上这是很经典的方法。虽然说诊断标准里面没有，但可以佐证，说明有抗体。同时最好用盐水、其他非感染人员血清质控。

c. 当时做了双阴质控。另外，看到那个无二氧化碳不生长的大肠埃希菌。我们在讲课的时候，一般除表面样品或样本外，细菌分离培养最好放二氧化碳培养箱，理由是与细菌的生态环境相对接近可更好地培养目的菌。

宁永忠：这个思路可以，事实上很多医院也都是放二氧化碳培养箱，需要提醒的是标准化操作。最好按照标准化操作要求放。如果不考虑成本，可以在标准化的基础上，加一块血平皿放在二氧化碳环境。实际上至少部分样本这样是可以的。

d. 最后，一个不成熟的想法——就是 VBNC (viable but non-culturable, viable but nonculturable) 菌，即活的但不可培养的菌。在经抗生素治疗的患者样本中，可能存在不少的 VBNC 菌，血培养瓶里的镁离子有复苏作用，但还是有一些菌可能没有完全复苏，导致检验结果阴性，或者上面提到的一个阳性、一个阴性的结果。VBNC 菌，也可能是一些病情迁延和反复发作的原因，比如用药不规律，导致 VBNC 菌的共存，在体内环境中经过一段时间修复后增殖，出现症状加重。

宁永忠：这个角度好。活的但不可培养的菌！以 "viable but non culturable" [Title/Abstract] or VBNC [Title/Abstract] 在 PubMed 中检索，结果有 807 篇——不多不少。第一篇于 1990 年发表，综述 95 篇，2021 年 8 篇，说明这在基础研究中比较活跃。807 篇中针对人的研究有 151 篇。检索 "viable but non culturable" [Title]，共 151 篇，针对人的为 24 篇。可以看其中一些文章[3-6]，对于我们理解微生物致病性、诊断治疗难处，都有帮助。

因为菌体整体存活，所以除了培养之外，其他手段都可以用。涂片染色、抗体凝集、原位杂交、PCR、mNGS 等都可以显现。理论上不难，实际上看取材和技术手段。另外，因为抗原、核酸都是菌体的成分，所以最好是原位可见，这样确保菌体的完整性。

中文文献[7]提到，Colwell 实验室在 1982 年提出活的但不可培养微生物的概念，他们发现将霍乱弧菌和大肠埃希菌转到不含营养物质的盐水中，经长时间的低温保存，细菌会进入一种数量不减、有代谢活力、但在正常实验室培养条件下不能生长产生菌落的状态，称为活的但不可培养 (viable but nonculturable, VBNC) 状态。

提问 14 请教各位老师，患者发热寒战，送需氧血培养两瓶，其中一瓶不到一天时间报阳，上机鉴定是弗劳地柠檬酸杆菌，另外一瓶已经 3 天仍是阴性，病人血常规白细胞一直正常，CRP 升高，PCT 正常，是污染？还是感染？

宁永忠：肠杆菌目分离株基本是感染，污染概率很小。在无法确定诊断的情况下，治疗可以先覆盖这个菌。

提问者：请问老师，为什么会出现同时采集只出现单瓶报阳的情况，以前没有遇到过这种情况。

宁永忠：因为细菌的浓度低，分布不均匀。这种现象不少见。

讨论者1：我们前几天刚刚碰到1例，和医生沟通，患者在急诊用了抗生素，收住入院后抽血培养。

讨论者2：我们经常碰到单瓶报阳的情况。

提问者：该患者高热39.2℃、寒战，采集的血培养是在用抗生素之前。以前碰到的都是单瓶报阳，转种基本都是葡萄球菌，第一次碰到单瓶弗劳地柠檬酸杆菌生长，而且PCT还正常的情况。

宁永忠：这个PCT正常确实奇怪，也许是病程太短？

提问者：而且患者的白细胞一直都正常，就是CRP升高。现在患者在高热后使用抗生素，体温为37.2℃左右。

宁永忠：后续血培养做了吗？阴性？

提问者：只在高热用抗生素之前采集了2瓶，后续用了抗生素没有再做。

宁永忠：各方面条件具备，可以考虑连续监测。

提问15　哪位老师知道目前血培养的阳性率大概是多少？我记得以前是6%~13%，不知道现有无变化？还有就是大部分微生物学室未筛查五型致病性大肠埃希菌：除了可操作性不强、筛查血清贵，还有没有其他更有说服力的原因？

宁永忠：血培养阳性率在10%左右，没有很大变化。5种大肠埃希菌的试剂盒：没有NMPA批准，也就是说没有可以用的合法试剂盒。

提问16　老师们，药敏结果有没有定量和定性的说法？KB是定量？

宁永忠：RIS定性，MIC定量，KB是定性。

讨论者：觉得MIC——现有的仪器MIC检测法，应该是半定量。

宁永忠：这个小话题有意思。略展开一下。

a. 正规MIC法是定量还是半定量？

首先这近似伪命题。因为MIC是2倍比稀释，2倍比稀释不是连续数字，可以认为不是定量，只是半定量。

所以，我们讨论的语境，不是严格的数学定义，而是耐药领域的约定俗成。**其次，**用minimal inhibitory concentration和quantitative或semiquantitative、semi-quantitative检索，会怎么样呢？我们在PubMed检索"minimal inhibitory concentration"［Title］AND quantitative［Title/Abstract］，一篇文献[8]提到：There were no data comparing the susceptibility of B. *pseudomallei* by the standard disk diffusion method with other quantitative susceptibility tests. The objective of this study was to determine the agreement between the antimicrobial susceptibility of B. *pseudomallei* to TM/SM by standard disk diffusion and minimal inhibitory concentration determination（MIC）. 这意味着MIC = quantitative susceptibility test。另一篇文献[9]提到：The accuracy of quantitative aminoglycoside minimal inhibitory concentration（MIC）determinations was evaluated with the Micro-Media Systems microdilution MIC panel and *Pseudomonas aeruginosa*. 注意 Quantitative 是 MIC 的形容词。第三，我们在 PubMed 检索 "minimal inhibitory concentration" [Title/Abstract] AND（semiquantitative [Title/Abstract] OR semi-quantitative [Title/Abstract]），结果有 6 篇文献，但没有文献用 semiquantitative 或 semi-quantitative 来形容 MIC。这个词在这些文章中是形容别的技术或参数的。从上面信息对比可知，耐药领域的**约定俗成说法是：MIC 是定量方式，而不是半定量方式。**

b. 关于仪器 MIC。

手工法正规测定 MIC：是从 0.004，0.008，0.016 至 512，1024，是连续的倍比稀释（也有部分文献是 10 倍比稀释，兹不赘述）。仪器 MIC 只是其中的某几个点。仪器 MIC 法国际上叫折点 MIC 法（breakpoint minimal inhibitory concentration），见相关文献[10]。所以仪器 MIC 不是正规 MIC，其倍比稀释不连续。但因为它是对正规 MIC 的模拟、简化，所以当正规 MIC 约定俗成认为是定量法时，仪器 MIC 或折点 MIC 一般也认为是定量法。

综上，概括而言，MIC 法是定量方法，不是半定量方法——这是约定俗成。

c. 我们可不可以连续测定呢？

比如 0.016，0.017，0.018…0.031，0.032，0.033…0.099，1.000，1.001…256.000，256.001…这样测呢？确实 MIC 的孔太多了，手工法不要想了，未来全自动，倒是可以试试。这是 MIC 测定的精细化，没准儿有什么新发现。比如某个菌的 MIC，2 倍比稀释粗测是 0.25。那 0.20，0.21，0.22，0.23，0.24，0.25，0.26，0.27，0.28，0.29，0.30 这样测呢？或者，把<0.125 至>0.5 都囊括进来。显然这个要现实一些。不知道实际做了，会怎么样？药物浓度精确控制，能够到小数点后哪一位？

提问 17　微生物学复审有什么规则？

宁永忠：这个提问好。先看看大的范围：①有确诊意义的结果，如脑脊液分离株；②罕见菌种的结果，如耳念珠菌；③容易引发争议的结果，如 HIV 或淋病耐瑟球菌；④模棱两可的结果，如 G 试验高出阈值不多时。

讨论者 1：⑤抗酸杆菌涂片阳性结果；⑥结核培养固体培养基、液体培养基不一致的结果，或固体培养基阳性且是多重耐药的结果跟患者年龄或诊断存在异议的结果。平时只看过血液尿液复片规则，确实还没思考过微生物的复审规则呢！

宁永忠：⑦报告单格式是否正确，如尿液是否有定量、肺泡灌洗液定量、痰样本等级等信息；⑧报告单必要信息是否按要求填写，如生长数量、药敏折点等；⑨是否有填写错误，如错别字、数字错误；⑩革兰阴性杆菌药敏结果的解读可能有误时，比如不太确定 AmpC 酶、碳青霉烯类是否耐药的时候。

讨论者 1：样本种类、检验目的与报告结果是否一致，有无遗漏报告内容。血培养转阳培养结果与直接涂片结果如果不一致，是否需要复审？（宁永忠：这个需要。）

讨论者 2：屎肠球菌、粪肠球菌对万古霉素耐药，要手工复核结果。

讨论者 3：血液培养瓶阳性培养液涂片镜检以染色见到典型特征菌体特征是关键，存在难点。转种平板后生长的菌株不一致的情况时有发生，即使多年工作也难免。当天晚些时候可在上午转种平板的原始区生长物涂片，会有帮助。生化仪鉴定与质谱仪鉴定对于已存在差异的菌株需要审核，仪器会有局限性。

讨论者 4：我们也是这样做，我理解我们这种级别的医院，有时候一个准确的结果比早几小时报更妥当。

讨论者 5：结核 T 细胞干扰素试验（即 γ 干扰素释放试验）阳性，未找到抗酸杆菌，需要复核。葡萄球菌耐甲氧西林与否、β-内酰胺酶产生与否等这些自动化药敏板都有，我觉得也应该同时做手工法复核。

讨论者 6：上面 γ 干扰素释放试验（IGRA）和涂片不一致，要考虑痰质量、排菌量、观察视野数等，这些会影响结果的可比性。

讨论者 7：药敏试验出现罕见或矛盾的耐药表型时需要复核；异常结果时可考虑是否选择了正确的药敏鉴定卡。

宁永忠：汇总上面信息，概括如下。

① 有确诊意义的结果，如脑脊液分离株，需要复审。

② 罕见菌种的结果，如耳念珠菌，需要复审。

③ 容易引发争议的结果，如 HIV 等，需要复审。

④ 模棱两可的结果，如 G 试验高出阈值不多时，需要复审。

⑤ 抗酸杆菌涂片染色阳性结果，需要复审。

⑥ 结核培养固体培养基、液体培养基不一致的结果或固体培养基阳性且多重耐药的结果跟患者年龄或诊断存在异议的结果，需要复审。

⑦ 报告单格式是否正确，如尿液是否有定量、肺泡灌洗液定量、痰样本等级等信息，需要复审。

⑧ 报告单必要信息是否按要求填写，如生长数量、药敏折点等，需要复审。

⑨ 是否有填写错误，如错别字、数字错误，需要复审。

⑩ 革兰阴性杆菌药敏结果的解读可能有误时，比如不太确定 AmpC 酶、碳青霉烯类是否耐药的时候，也需要复审。

⑪ 样本种类、检验目的与报告结果是否一致，有无遗漏报告内容，需要复审。

⑫ 血培养结果阳性，与直接涂片结果如果不一致，需要复审。

⑬ 屎肠球菌、粪肠球菌对万古霉素耐药要手工复核结果。

⑭ 生化仪鉴定与质谱仪鉴定对于已存在差异的菌株需要审核。

⑮ γ 干扰素释放试验阳性，未找到抗酸杆菌，需要复核。

⑯ 葡萄球菌耐甲氧西林与否、β-内酰胺酶产生与否等这些自动化药敏板都有，也应该同时做手工法复核。

⑰ 药敏试验出现罕见或矛盾的耐药表型时需要复核。

⑱ 异常结果时可考虑是否选择了正确的药敏鉴定卡，需要复审。

提问 18　可以使用显色平板做无乳链球菌培养吗？

讨论者 1：需对红色菌落转种血平板做补充鉴定。除无乳链球菌外，解没食子酸链球菌（巴氏亚种）、部分表皮葡萄球菌等其他菌株也是红色，也从拭子样本中检出。显色平板有筛查作用。

讨论者 1：孕妇阴道拭子直接接种平皿，接种量少（有人说只有 10%）会降低阳性率。

讨论者 2：有文献[11]评估了 B 群链球菌（GBS）肉汤增菌培养法（Todd-Hewitt 型，T-H）、直接培养法、液体显色培养法及核酸环介导恒温扩增法（LAMP）在孕晚期妇女筛查中的临床应用。经比较的几种 GBS 筛查方法中，**仅 LAMP 法与增菌培养法在敏感度、特异度及符合率上均具较好的一致性**，而其他两种方法存在一定的漏检。临床实验室可根据实际条件、技术力量选择使用，或参照欧美指南推荐的孕晚期增菌培养筛查与产时核酸检测相结合，以最大程度地满足临床需求。

提问 19　样本采集规范 WS/T 640 中，鼻咽拭子的采集为什么不推荐做普通培养？

宁永忠：如果做，目的呢？

提问者：今天无意间翻到这块了，有些不太明白，所以才会问一下的，换句话说是不是可以理解为鼻咽拭子的普通细菌培养对呼吸道感染意义不大？（除了百日咳鲍特菌、脑膜炎奈瑟菌。）

宁永忠：呼吸道三个字的范围太大了，得明确目的，做这个鼻咽拭子普通细菌培养的目的是什么？

提问者：上呼吸道感染呢？

宁永忠：上呼吸道感染这个范围也太大了。

提问者：我们常收到鼻咽拭子的一般细菌培养，诊断为上呼吸道感染或者咽峡炎之类的，长出金黄色葡萄球菌、乙型溶血性链球菌、肺炎链球菌、流感嗜血杆菌、脑膜炎奈瑟菌之类的都会继续做鉴定药敏试验，今天无意间看到行业标准里提到不推荐鼻咽拭子做普通细菌培养才有疑问的，尤其是在儿童没有痰的时候医生就会改为鼻咽拭子培养。

宁永忠：如果诊断是鼻窦炎，样本应该是鼻窦内液体。如果诊断是咽炎、扁桃体炎，培养时针对的是化脓性链球菌。上呼吸道感染的范围太大了。咳痰、抽吸痰：用于诊断肺炎。肺炎不用鼻咽拭子做普通细菌、真菌培养。

提问者：有文献[12]谈到了呼吸道样本——呼吸道感染分为上呼吸道感染和下呼吸道感染。不同部位的感染病原菌差异较大，上呼吸道感染多以病毒为主（程按：联想到新冠核酸检测样本的取样），下呼吸道感染病原菌多样，选择合适的样本尤为重要，因为样本很容易受到口咽部菌群的污染，导致检测结果与临床不符，误导临床诊断与治疗。

咽拭子样本：该样本仅用于诊断上呼吸道感染，**常规仅报告 A 群链球菌**。临床采样指征：突发的咽痛、扁桃体肿大、颈部或颌下淋巴结肿痛，常伴有发热，通常无咳嗽和明显的鼻溢。Centor 标准可作为 A 群链球菌上呼吸道感染的临床预测指标。其标准包括下列 4 项内容：①扁桃体脓性渗出；②颈部或颌下淋巴结肿大伴压痛；③发热；④无咳嗽。对符合 3 条及以上的成人患者建议进行咽拭子培养。

痰液样本：痰培养仅用于下呼吸道感染，主要是肺部感染的诊断。但它不是**诊断肺部感染的最佳样本**。血培养、肺泡灌洗液或经气管吸取物的培养结果更加准确。痰样本不能进行厌氧菌培养。痰样本采集前，要判断患者是否有能力配合完成深部咳痰。要向患者充分说明口腔清洁、深咳、避免口咽部菌群污染的意义，指导患者如何正确留取痰样本。患者应在医生或护士直视下留取痰液样本。实验室要建立痰样本的质量控制流程，对于被口咽部菌群污染的样本，要予以拒收，并建议临床再次采集合格样本送检。临床采样指征：咳嗽、脓性痰，伴有发热，影像学检查出现新的或扩大的浸润影；气道开放患者，出现脓痰或血性痰；考虑下呼吸道感染患者采集痰液样本，同时送血培养样本。

支气管肺泡灌洗液（BALF）：采集该样本进行检测，可减少口咽部菌群的污染，提高检测结果的准确性。须做定量或半定量接种培养。临床采样指征：对于疑似肺炎患者，若有机会进行气管镜检查，则可同时采集肺泡灌洗液进行培养。不能进行深部咳痰的患者，也可考虑通过气管镜获取样本。

气道吸取样本：临床采样指征——有气管插管或气管切开等人工气道患者，无法自行咳痰，可通过吸痰管从气道吸取样本。

同年另一篇文献[13]提到，**上呼吸道感染包括咽炎、喉炎、会厌炎、扁桃体炎、鼻窦炎等**。不同部位的感染在样本选择上有不同要求：咽炎、喉炎、扁桃体炎可采集咽拭子样本培养；**会厌炎则不建议采集咽部样本，因为碰触感染的会厌有可能诱发气道完全阻塞，可选择血培养检测病原；中耳炎的理想样本是通过鼓

膜穿刺术或鼓膜切开术获取的中耳分泌物，咽、鼻咽、前鼻孔拭子培养或鼻腔引流物培养对急性细菌性中耳炎的病原诊断均无价值；**鼻窦炎**则应对鼻腔进行消毒后，使用针吸采集鼻窦分泌物样本，不推荐使用其他样本。下呼吸道感染：下呼吸道样本用于确定气管支气管炎、肺炎、肺脓肿等的病原体。常见的送检样本包括痰液、气管吸取物、支气管肺泡灌洗液（BALF）等，必要时留取支气管刷检、肺脓肿穿刺或肺手术部位组织物等。如果合并胸腔积液或血液感染时尚须采集胸腔积液和血样本。

样本采集方法及要求：总则——根据感染部位及病原菌的特性选择合适的样本类型。样本应尽量在疾病初发时或抗菌药物治疗之前采集。通常夜间或节假日收集的样本可能得不到及时处理，但收集时间超过24h未处理的样本不再适合做细菌培养。晨起第一次痰液对于抗酸杆菌、真菌及其他病原菌的检出是最佳的，婴幼儿由于留取晨起痰样本有一定困难，其他时间收集的样本也可接受。对于特定病原菌如百日咳鲍特菌等，应特别注意选择合适的样本采集方法。所有样本必须收集在合适的无菌容器中；对于需要进行厌氧培养的样本需注意保护样本中的厌氧菌免受氧气和干燥环境的杀伤，最好使用无菌注射器将样本注射到厌氧转运管中；一般痰培养不能进行厌氧菌培养，普通拭子也不宜用于厌氧菌培养。胸腔积液样本应放入含抗凝剂的无菌管送检，也可注入一定量（10ml为宜）的样本到血培养瓶中进行增菌培养。应采集足够量的样本用于细菌学检测，当送检样本体积不足时，应与实验室人员沟通，根据患儿病情选择优先检测项目。咽拭子：鼻咽拭子和口咽拭子在采样过程中容易受鼻腔和口腔菌群的污染，不推荐常规使用咽拭子进行细菌培养，但百日咳鲍特菌培养则需要采集鼻咽拭子。鼻咽拭子采集前去除鼻前孔分泌物，轻轻插入拭子至鼻咽部，拭子头抵至鼻咽部黏膜时旋转拭子，并保留10~15s以吸收微生物，小心地取出拭子，置于无菌试管或运输培养基中，不需冷藏；也可将专用导线弯成一定角度插入喉部，然后将拭子向上插入鼻咽部位进行取材，但儿科少用。口咽拭子采集前指导患儿清洗口腔或漱口，让患儿张口或发"啊"音，暴露咽喉，必要时使用压舌板轻压舌部，用拭子以灵敏而轻柔的动作擦拭两侧腭弓和咽、扁桃体上的分泌物，迅速退出拭子，避免接触口腔其他部位，将拭子置于无菌试管，用棉球塞紧开口处，及时送检。痰液：所有痰样本都会受到口咽部分泌物不同程度的污染，为减少污染菌的数量，对于能咳痰的年长儿，应向患儿解释痰和唾液的区别，指导患儿晨起清洗口腔或清水漱口3次，让患儿咳前深吸气，用力咳出呼吸道深部的痰液，尽量避免混入口腔、鼻咽分泌物。有研究表明，经过简单指导可显著增加所获取的痰液样本质量，减少工作量和成本。咳出的痰液应收集到灭菌、有盖的一次性容器，为方便样本采集，容器最好为广口。对于婴幼儿或年龄较小不会咳痰的患儿，常用鼻咽吸取物代替痰液。将无菌吸引管连接到无菌收集容器，将吸痰管轻轻由鼻孔插入至鼻咽部，调节负压开始吸引，吸取物置入无菌收集容器内，立即加盖密封，及时送检。BALF：灌洗前要先评估临床状态，严格遵循支气管镜检查的相关要求。患儿在静脉麻醉或局部麻醉后，导入支气管镜；常规检查气道形态后，在活检、刷检前进行支气管肺泡灌洗。病变局限者选择病变段灌洗，病变弥漫者选择右肺中叶或左肺上叶舌段灌洗。支气管镜顶端嵌顿在目标支气管段或亚段开口后，根据儿童年龄，经操作孔道每次将 $5\sim20ml$ $37℃$ 或室温无菌生理盐水（1ml/kg）快速注入相应肺段，并用吸引器以 100mmHg（1mmHg＝0.133kPa）的负压将液体抽回，如此共灌洗 $3\sim4$ 次，总回收率≥30％为宜。通常儿童回收量不超过 10ml，如果采集量＞10ml，将样本离心可提高培养和涂片的阳性率。用于病原学分析的样本须用无菌容器收集，密封后送检，细胞学分析的样本须选择硅化的塑料容器或玻璃容器以减少细胞的黏附。气管吸取物：对于经气管切口或气管插管的患儿，采用无菌吸痰管小心地插入导管至气管，直到遇到阻碍，将导管抽回 $1\sim2cm$，使用间歇吸引装置从气管吸取样本，直接导入无菌收集容器，密封容器，及时送检。

　　讨论者：第二篇儿科共识相对第一篇指南，详细地补充了儿科患者样本采集的相关问题。不论成人患者还是幼儿患者的采样，总则都是一样，根据感染部位及病原菌的特性选择合适的样本类型。对于婴幼儿或年龄较小不会咳痰的患儿，也提出了常用鼻咽吸取物代替痰液这一方法。我理解，吸痰管由鼻孔插入至鼻咽部吸取的鼻咽吸取物，相对鼻咽拭子，可以减少鼻腔菌群的污染。另有病毒篇[14]，可以一起看。

　　提问20　各位老师们遇到过这种情况吗？最近遇到多囊肾患者，尿培养 3 次都是大肠埃希菌，唯独药敏做不出来，我手工做了一次也不长菌。患者之前口服的阿莫西林/克拉维酸钾，送检之前已经停药 3 天。机器和手工都做不出来药敏，就是普通的大肠埃希菌，不是黏液型的大肠埃希菌。

　　宁永忠：血平皿长了吧？试试加血 MH。怎么鉴定的呢？

　　提问者：血平皿长了，长得还挺纯，还达标。我没进血 MH，最主要机器也做不出来，我用的是普通的 MH。机器菌种能出来，药敏出不来。

　　讨论者：上次听老师讲过嗜二氧化碳细菌，不知道是不是这个原因？

　　宁永忠：嗜二氧化碳细菌就是没有二氧化碳就不长。也许是 MH 缺什么营养，也许是极度敏感，圈太大。

　　提问者：MH 我放在普通大气培养箱里，MH 上都没长菌。等我找出来放二氧化碳环境中试试，这几种方法我都试试，看看是哪个原因。

　　提问者：前天我问那个不长菌的大肠埃希菌，我给放二氧化碳环境里，血平板和 MH 药敏都长菌了，是不是嗜二氧化碳菌呀？

讨论者：估计是。真好，虽然自己没有见过，但是学到了。

提问者：我刚才看了看王老师前两天发的那个课件，和我这株大肠埃希菌一样，在 MH 普通培养不长，放二氧化碳环境中长。

提问 21　各位老师，平时遇到黏液型的肺炎克雷伯菌和大肠埃希菌，你们手工做药敏试验还是上机做药敏试验？

宁永忠：黏液型的，不建议上机。

提问者：之前有老师讲黏液型铜绿假单胞菌可以将菌悬液调到 1～2 麦氏单位，出现沉淀后取上清液再配制到 0.5 麦氏单位浓度，那这个黏液型肺炎克雷伯菌和大肠埃希菌可以这样做吗？

宁永忠：扩散法可以，不建议上机。

提问者：扩散法，我调制菌悬液时像这种黏液型的有没有特殊要求？还是跟上机配置菌悬液方法一样？

宁永忠：如你上面所述，先浓一些。静置后调 0.5～0.6 麦氏单位。也可以震荡再离心，这样快一点。周庭银老师建议是孵育 4h 后取上清液调浓度。

提问 22　抗生素、抗菌药物和抗微生物药物三个概念，其中抗生素和抗微生物药物分别对应了"antibiotics"和"antimicrobial agents"，有观点认为在书写细菌耐药相关论文时，如果包含了化学合成药物，应用更准确的"抗菌药物"，请教该词对应的英文单词，是否为"antibacterial agents"？

宁永忠：抗细菌药物是"antibacterial agents"，抗真菌药物是"antifungal agents"。抗菌药物一词是中国人创造，个人认为如果界定清晰，可以用。

提问者：此外，在《陈新谦新编药物学（第 17 版）》（陈新谦、金有豫、汤光主编）一书中将抗生素列入"抗感染药物"这一章节，并指出抗感染药物包括抗生素、化学合成抗菌药、植物来源的抗菌药、抗厌氧菌药、抗结核药、抗麻风药、抗真菌药、抗病毒药、抗疟药、抗原虫药和抗蠕虫药等。如何理解"抗感染药物"的名词地位？

宁永忠：抗感染药物，国际上是广义的，包括非特异性处置，如激素，也包括抗微生物药物。抗微生物药物是特异性药物，不包括激素。上述书籍如果有自己的界定，完全可以；看上面描述，和国际含义不一致。

提问者：在国外专著 Kucers' the use of antibiotics（seventh edition）的封面上写道：A clinical review of antibacterial, antifungal, antiparasitic, and antiviral drugs. 此书也确实包括了上述药物类型，如何理解此处的"antibiotics"？

宁永忠："antibiotics"有广义和狭义之分，广义上指"antimicrobial agents"。其次指所有抗细菌药物，包括人工合成的。最狭义的仅指自然产生的抗细菌药物，此时不包括人工合成抗生素，如喹诺酮。严谨的书都会自己界定范围。

提问 23 关于喹诺酮类的代次归类，有将环丙沙星归为第三类，这与前述《陈新谦新编药物学（第 17 版）》的分类是一致的，不过在《临床微生物学检验（第 5 版）》（倪语星、尚红主编）"细菌耐药性检测"一章中，将环丙沙星归入第二代喹诺酮类药物。另外，我们在一篇文章里还看到有作者将喹诺酮类药物做如表 5-23 所示代次分类。喹诺酮类药物的代次分类，不同专著之间差异较大，求教国际上或国内有无较为公认的代次分类，依据是什么？

表 5-23 喹诺酮类药物分代[1]

国际分代	国内分代	代表药物	特点
1	1、2	萘啶酸、吡哌酸	仅用于泌尿系统的感染
2a	3	氟哌醇、环丙沙星、氧氟沙星、左氧氟沙星	对 G$^-$ 菌作用强，对 G$^+$ 菌作用有限，环丙沙星对铜绿假单胞菌的作用最强
2b		司帕沙星、格帕沙星	对 G$^+$ 菌作用增强，对铜绿假单胞菌的作用减弱
3a	4	加替沙星、曲伐沙星、莫西沙星	对 G$^+$ 菌作用增强
3b		吉米沙星	对 G$^+$ 菌作用明显增强
4	5	奈诺沙星、加诺沙星	无氟，抗 G$^+$ 菌作用增强

注：分代依据发明的先后及抗菌性能的不同。

宁永忠：我阅读范围小，不知道公认分类都有哪些。因为是人为分，所以也不必苛求公认，分的合理即可。另外角度不同（比如临床效果、分子结构等），结果肯定不一样。建议看英文权威书籍，可以看 *Kucers' the use of antibiotics (seventh edition)*，也可以看《临床药物治疗学》第八版中译本。

提问 24 "协同耐药"这个概念之前接触不多，可否详细介绍一下。

宁永忠：抗生素联合使用有协同作用，即两个药物同时使用，联合的抑菌效果比单一使用的效果加和还高。协同耐药，即"synergistic resistance"，是从耐药机制角度而言的。两个/多个耐药机制同时起作用，更加耐药，如早期文献[15]和近期文献[16]。肿瘤耐药领域也有这个概念[17]。PubMed 中与此相关的文章不多，是一个偏基础的概念。

提问 25 天然耐药的范围 CLSI 和 EUCAST 并不完全一致，以鲍曼不动杆菌为例，EUCAST 认为其对头孢曲松、头孢噻肟、四环素天然耐药，但 CLSI M100 的附录 B 并没有列入，如何给临床解释这几类药物的药敏结果，尤其是当这些药物药敏试验非耐药时？

宁永忠：实际上有列出，即按天然耐药列出。实际工作时要合并一起看。天然耐药研究比较难，一般而言无法深入讨论。确诊患者实际有效，可以按 90-60

解释，也可以按个例理解。这方面需要进一步研究。

提问 26　肠杆菌目中"头孢噻吩敏感和耐药"预测"头孢匹林、头孢拉啶、头孢氨苄、头孢克洛、头孢羟氨苄敏感和耐药"，这条规则是否目前还适用，值得讨论。我们查阅 CLSI M100 文件，发现最晚在 M100-S19，即 2009 年版的 M100 文件中将头孢噻吩列入 A 组药物，备注内容是：Cephalothin can be used to predict activity of Cefaclor, Cefadroxil, Cephalexin, Cephalothin, Cephapirin, and cephradine. Cefazolin, Cefpodoxime, Cefprozil, Cefuroxime, and Loracarbef（urinary isolates only）may be tested individually, because some isolates may be susceptible to these agents when resistant to Cephalothin.（头孢噻吩可用于预测头孢克洛、头孢羟氨苄、头孢氨苄、头孢噻吩、头孢匹林和头孢拉定的活性。头孢唑林、头孢泊肟、头孢丙烯、头孢呋辛和氯碳头孢（仅限尿液分离株）可单独检测，因为某些分离株对头孢噻吩耐药时可能对这些药物敏感。）从这段文字就可以看出其实头孢噻吩会高估头孢唑林、头孢泊肟、头孢丙烯、头孢呋辛和氯碳头孢的耐药性。从 2010 年开始 M100 将头孢噻吩列入 U 组，虽然折点标准没有改变，但相关注释已经修改为：Cephalothin interpretive criteria should only be used to predict results to the oral agents, Cefadroxil, Cefpodoxime, Cephalexin, and Loracarbef. Older data that suggest that Cephalothin results could predict susceptibility to some other Cephalosporins may still be correct, but there are no recent data to confirm this.（头孢噻吩解释标准只能用于预测口服制剂的结果，如头孢羟氨苄、头孢泊肟、头孢氨苄和氯碳头孢。早期数据表明，头孢噻吩结果可以预测其他一些头孢菌素的敏感性——这可能仍然是正确的，但没有近期数据证实这一点。）可见从 2010 年起 CLSI 已不推荐将头孢噻吩用于预测前述药物的注射剂型的敏感性。这条规则一直保持到 2015 年。从 2016 年开始 M100 将头孢噻吩从折点表格中删除，至今没有恢复，因此我们认为继续用头孢噻吩的敏感和耐药来预测肠杆菌目细菌的上述药物敏感性已不妥当。

宁永忠：精彩！是的，不可以再预测了。其实，即便是 M100 继续保留下来的预测，也只是预测，要看实际效果，实际总有例外。

提问 27　有观点认为葡萄球菌属的耐药性，对左氧氟沙星等同于对环丙沙星和莫西沙星，其实不妥。根据 CLSI M100 文件，仅认同葡萄球菌属中环丙沙星等同于左氧氟沙星，莫西沙星并无"or"连接，不应等价推导。并且根据我们的临床经验，左氧沙星和环丙沙星的药敏一致性确实很高，但莫西沙星要比左氧氟沙星和环丙沙星更敏感些。

宁永忠：是。

提问 28　有文章把粪便中的念珠菌列为病原，这是有意义的病原菌吗？

首先，《细菌性腹泻临床实验室诊断操作指南》（WS/T 498—2017）在文件的 7.5.3 部分并未在沙门志贺弯曲菌之外的"特定致病菌"中提及念珠菌，此外在 7.5.5 药敏试验部分提及"如大量酵母菌生长应报告但无需做药敏试验"，提示酵母菌在感染性腹泻中的致病意义并不明确，尤其是用大便培养的方式来诊断时。其次，在 2016 年第 4 版 CMPM 中明确提到：They may have overgrowth with other bacteria, including *Pseudomonas aeruginosa*, and *Candida* spp., the role of which in disease production is not clear. Their presence may be reported，along with a statement indicating that the organism was the predominant organism recovered and that expected enteric organisms were not present，suggesting antimicrobial inhibition. （它们可能与其他细菌一起过度生长，包括铜绿假单胞菌和念珠菌。它们在疾病形成中的作用尚不清楚。实验室可能会报告它们的存在，并出一份声明。通过声明来表明该微生物是主要的生长菌，而预期的肠道目标菌并不存在。这意味着，抗微生物药物发挥了抑制作用。）

宁永忠：是。粪便里念珠菌占优势，基本没有意义，大多数没有任何价值。念珠菌性结肠炎的诊断靠肠黏膜活检，不是粪便。此时粪便培养也许是优势菌，但没有临床诊断的预测值。

提问 29　葡萄球菌属等细菌中 D 试验阳性时克林霉素结果报告问题——根据 D 试验的阳性结果，我们应该修正药敏报告里克林霉素的敏感结果，报告临床医生为克林霉素耐药，但是我看到药敏报告单上克林霉素对应的 MIC 值仍为敏感。当季度统计上报 CARSS 网时，由于目前 CARSS 耐药数据分析并没有强制要求报告 D 试验结果，因此完全是按克林霉素上报的 MIC 来统计其耐药率，这就会高估其敏感性。为了避免出现这个问题，可否在 CARSS 技术方案未强制上报 D 试验之前，将 D 试验阳性的菌株克林霉素 MIC 修正为耐药值，便于准确统计分析。这是一点个人看法，供讨论。

宁永忠：精彩！可以说洞见幽微。不过 CARSS 只是常规数据总结，科研价值不太大，不必纠结。

提问 30　改良碳青霉烯灭活试验（mCIM）联合乙二胺四乙酸改良碳青霉烯灭活试验（eCIM）可区分丝氨酸酶和金属酶，虽然是 M100 文件的内容，但是对于同时产丝氨酸酶和金属酶的菌株这个表型试验可能会漏报金属酶，因此是否凭这一表型试验就明确给临床报告单一的丝氨酸酶或金属酶是存在一定风险的，尤其是当头孢他啶/阿维巴坦正式进入临床，医生对酶型鉴定越来越看重的时候。建议如果可能尽量做到分子检测。

宁永忠：是这样。其实，碳青霉烯类 MIC 足够了。CIM 试验的存在，是因为头孢他啶/阿维巴坦这个药所需。如果药房没有这个药，那做不做都没有实际应用意义。当然耐药性统计的情况单论。此时确实会不准确。

提问 31 "少见的矛盾耐药表型应复核要求"中，左氧氟沙星耐药、环丙沙星敏感的结果认为是异常表型，此处仍涉及喹诺酮类代次分类及对抗菌活性的认识，对于肠杆菌目细菌左氧氟沙星是否一定强于环丙沙星，有无确切数据支持？

宁永忠：左氧氟沙星耐药而环丙沙星敏感，认为是异常表型——这是一般情况、一般规律。总有例外。例外经核实，明确了准确，那就是准确。对于肠杆菌目细菌，左氧氟沙星是否一定强于环丙沙星——显然不是。因为已经有质粒介导耐药了，而且是一步点突变，所以肯定不会这么有规律性。应该是有数据，需要检索一下，看看有没有这方面的数据。

参考文献

[1] Kachuei R，Khodavaisy S，Rezaie S，et al. In vitro antifungal susceptibility of clinical species belonging to *Aspergillus genus* and *Rhizopus oryzae*. J Mycol Med，2016，26（1）：17-21. doi：10.1016/j. mycmed. 2015.12.002. Epub 2016 Feb 4. PMID：26852191.

[2] de Hoog G S，Guarro J，Gené J，et al. ATLAS of CLINICAL FUNGI—the ultimate benchtool for diagnostics. 4th edition. American Society for Microbiology Publishing，2019.

[3] Hommel B，Sturny-Leclère A，Volant S，et al. *Cryptococcus neoformans* resists to drastic conditions by switching to viable but non-culturable cell phenotype. PLoS Pathog，2019，15（7）：e1007945. doi：10.1371/journal. ppat. 1007945. Erratum in：PLoS Pathog. 2019 Sep 17；15（9）；e1008070. PMID：31356623；PMCID：PMC6687208.

[4] Mangiaterra G，Amiri M，Di Cesare A，et al. Detection of viable but non-culturable *Pseudomonas aeruginosa* in cystic fibrosis by qPCR：a validation study. BMC Infect Dis，2018，18（1）：701. doi：10.1186/s12879-018-3612-9. PMID：30587160；PMCID：PMC6307279.

[5] Zandri G，Pasquaroli S，Vignaroli C，et al. Detection of viable but non-culturable staphylococci in biofilms from central venous catheters negative on standard microbiological assays. Clin Microbiol Infect，2012，18（7）：E259-61. doi：10.1111/j. 1469-0691. 2012. 03893. x. Epub 2012 May 11. PMID：22578149.

[6] Aurass P，Prager R，Flieger A. EHEC/EAEC O104：H4 strain linked with the 2011 German outbreak of haemolytic uremic syndrome enters into the viable but non-culturable state in response to various stresses and resuscitates upon stress relief. Environ Microbiol，2011，13（12）：3139-48. doi：10.1111/j. 1462-2920. 2011. 02604. x. Epub 2011 Sep 27. PMID：21951606.

[7] 陈鹏，贺翔鸽. 活的但不可培养的微生物［J］. 微生物与感染，2006，1（2）：118-119，123. DOI：10.3969/j. issn. 1673-6184. 2006. 02. 013.

[8] Lumbiganon P，Tattawasatra U，Chetchotisakd P，et al. Comparison between the antimicrobial susceptibility of *Burkholderia pseudomallei* to trimethoprim-sulfamethoxazole by standard disk diffusion

method and by minimal inhibitory concentration determination. J Med Assoc Thai，2000，83（8）：856-60. PMID：10998837.

[9] Etowski DC，Beckwith DG. Performance of a commercial microdilution minimal inhibitory concentration procedure for aminoglycoside susceptibility testing of *Pseudomonas aeruginosa*. Am J Clin Pathol. 1981 Jun；75（6）：830-3. doi：10.1093/ajcp/75.6.830. PMID：6789668.

[10] Watson CK，Cole JR Jr，Pursell AR. Comparison of a veterinary breakpoint minimal inhibitory concentration system and a standardized disk agar diffusion procedure for antimicrobic susceptibility testing. J Vet Diagn Invest，1991，3（1）：66-71. doi：10.1177/104063879100300114. PMID：2039791.

[11] 高坎坎，关小珊，邓秋连，等 . B族链球菌四种筛查方法的比较［J］. 中华检验医学杂志，2020，43（2）：182-185. DOI：10.3760/cma.j.issn.1009-9158.2020.02.015.

[12] 中华预防医学会医院感染控制分会 . 临床微生物样本采集和送检指南［J］. 中华医院感染学杂志，2018，28（20）：3192-3200. DOI：10.11816/cn.ni.2018-183362.

[13] 中华医学会儿科学分会呼吸学组呼吸道感染协作组，《中国实用儿科杂志》编辑委员会 . 儿童呼吸道感染微生物检验样本采集转运与检测建议（细菌篇）［J］. 中国实用儿科杂志，2018，33（9）：663-669. DOI：10.19538/j.ek2018090602.

[14] 中华医学会儿科学分会呼吸学组呼吸道感染协作组，《中国实用儿科杂志》编辑委员会 . 儿童呼吸道感染微生物检验样本采集转运与检测建议（病毒篇）［J］. 中国实用儿科杂志，2018，33（9）：657-662. DOI：10.19538/j.ek2018090601.

[15] Pagani L，Debiaggi M，Tenni R，et al. Beta-lactam resistant *Pseudomonas aeruginosa* strains emerging during therapy：synergistic resistance mechanisms. Microbiologica，1988，11（1）：47-53. PMID：2832709.

[16] Chen J，Zhang J，Wu YF，et al. ArsV and ArsW provide synergistic resistance to the antibiotic methylarsenite. Environ Microbiol，2021，23（12）：7550-7562. doi：10.1111/1462-2920.15817. Epub 2021 Oct 21. PMID：34676971；PMCID：PMC8865377.

[17] Minari R，Valentini S，Madeddu D，et al. YES1 and MYC Amplifications as Synergistic Resistance Mechanisms to Different Generation ALK Tyrosine Kinase Inhibitors in Advanced NSCLC：Brief Report of Clinical and Preclinical Proofs. JTO Clin Res Rep，2022，3（2）：100278. doi：10.1016/j.jtocrr.2022.100278. PMID：35199053；PMCID：PMC8851257.

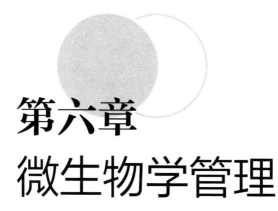

第六章

微生物学管理

65. 检验医学管理体系中的组长和主管有什么作用？

生物医学是医学科学的分支之一，医学实践还涉及社会学、管理学等。医院、临床医学工作是正常社会运转、生产力发展所必需的。临床实验室是西医医院必有科室，笔者到过的多家社区医院都有实验室。笔者去小型诊所少一些，但也知道，有的诊所有显微镜，有的诊所能做尿常规、尿 HCG 等。可见实验室之于临床和社会的不可或缺。

医院里的实验室是广义名称，具体包括检验医学、临床病理学、中心实验室等。而检验医学作为平台，给临床思维提供了科学基础（客观证据、验证判断、提供方向、验证效果等）。在北京医科大学（现北京大学医学部）检验医学专业学习时，在教学中提到，检验医学九大专业分支加管理学，一共是十个角度。九大专业分支包括临床血液学、临床体液学、临床化学、临床免疫学、临床微生物学、临床分子生物学、输血医学、脱落细胞学、治疗药物监测。在大型医院，九大分支齐备，而且更细、更精深。普通医院也有五至七个专业。

有专业、有专业分支，现实运转、管理也必然有专业组、专项事务相对应。专业组既有和上面九分支一一明确对应的，也有组合（如临检组，可能包括三大常规）、分列（如内分泌；如遗传，是分子生物学的分支）变化。而管理也特化出很多专项角度，如教学、科研、安全、院感和疾控、信息等。当然，质控管理也是典型的专业管理。于是，专业组设有组长，专项事务设有主管，有时还设有助理、技术支持等。本文拟对组长和主管的相关信息做简单陈述。

后来在万方数据库进行检索（2022 年 8 月 14 日），数据库选择"期刊"，在题名中检索。

① 检索词：检验科 and 组长。结果：19 条。和检验科的组/组长有关的，有几条[1-8]。

② 检索词：检验医学 and 组长。结果：8 条。和检验科的组/组长有关的，基本没有。

这一现象值得深思。

组长，职司检验医学九大分支之一，负责专业组的日常运转（质控、样本检测和报告、安全、物资管理等）、临床合作（会诊、咨询、定期临床沟通等）、未来发展（科研、教学、专业会议等）、投诉解决等，对检验医学实践而言，殊为重要。于综合性的检验科而言，组长好比人的脊柱、房屋的梁柱。于所在专业分支而言，好比大脑、眼睛。而且要知道，主任/副主任是有自己的专业的。实际工作中，非主任/副主任专业方向的分支对应的组长/助理，其实常常要独当一面——代表检验科处理相应事务。主管亦如此。

组长/主管这个身份，首先是专业知识、能力在低年资组员、一般同事面前更丰富、更高，学习、应变能力更强，经验更多。如果专业上不能服众，则管理上可能会有困难。另外就是岗位分工管理，要有专业性考虑和公平性体现，同时要有全面性思维和视域，兼顾教学、科研、临床沟通、发展等。

我们理解的组长/主管，除了常规工作和日常管理外，还有如下几点需要关注。

（1）发展　发展是硬道理。在良好的工作模式和良好的自我定位中，组长最重要、最主要的工作，应该是所在专业和事务的学科建设、学科发展。对此，组长/主管一定要有清醒的认识。客观上陷入琐碎，短期内可能在所难免。但主观上如果没有发展意识，则风险很大——个人发展、组/专项事务发展都会停滞不前。

（2）传承和发扬　包括精神文化和专业两个角度。精神文化这个词比较大，但实际上各个团队多多少少都涉及。比如艰苦奋斗的精神、求学好问的氛围、团结合作的状态等。专业角度则是检验知识、技术、操作、质量要求等的传帮带。对教学医院、大型三级甲等医院、省级医院，组长/主管承担了本科生的实习带教、规培生轮转教学、进修生培训指导等，作用巨大。

（3）对外合作　检验工作和临床科室、其他检验机构、供应方、医院管理部门等彼此联系，可谓千头万绪。良好合作能体现出检验科的良好面貌，努力做到一加一大于二，避免一加一等于零。

（4）对内合作　其实就是组内、组间、组与科室之间的合作。事务能够分工明确又彼此支持、补位，人际能够阳光开放、公正公平、诚恳热络，是一种追求和境界。

（5）人才后备　组长/主管的职称一般都是中级、副高级了。作为医院、作为科室的人才后备，是题中应有之义。无论是这一点还是就上面提到的合作而言，一隅和全局，需要把握、平衡和历练。这一点，组长/主管要自觉定位，进行自我训练和自主努力。

需要讨论的一个现实困境是检验科的组长/主管都不是医院人力资源部门的正式任命。在中型、大型医院，检验科人员有 80～100 人，组长/主管不是院里任命，确实匪夷所思。利用得好，当然动态灵活有弹性，适应性强。利用得不好，就会公务私设、任人唯亲。一个团队超过 30 人，依然只是二层管理，管理者只有主任、副主任二人，不太合适；而超过 50 人时，根本管不过来。

另外一个困境偏理念性。就像检验科主任是医院管理层在检验科范围的代理人一样，组长/主管是主任在专业组/专门事务范围的代理人。这个困境，是主体性和代理性之间的矛盾。

第三个困境比较现实。现实中千头万绪、事务繁杂，我们往往容易陷入琐碎事务中，而忽略未来发展、大局整体、理论深思，即实务和务虚的矛盾困境。组长/主管本身，兼具目的性和工具性：目的性即整个专业组/专项事务的发展、路径、理念；工具性即任务完成、问题处理、海纳周全等。这个困境的克服，在组长/主管自身，也在科室、医院。

一时意念所致，汇报如上。组长/主管，实际上是中流砥柱，表面上却山水全无、"不求闻达"。

参考文献

[1] 陈黔，任福祥，张彦，等.浅谈检验科专业实验室组长的管理技巧 [J].西南军医，2009，11 (5)：950. DOI：10.3969/j.issn.1672-7193.2009.05.092.

[2] 陈国添.检验科临检专业组管理模式的建立与实践 [J].现代检验医学杂志，2011，26 (2)：161-164. DOI：10.3969/j.issn.1671-7414.2011.02.060.

[3] 吴锦碧.浅析检验科专业组管理模式的建立与探讨 [J].医学美学美容（中旬刊），2014，(11)：615-615.

[4] 李建陵，孙静.检验科专业组长面对面：浙江省检验科组长管理理念及模式座谈会 [J].中华临床实验室管理电子杂志，2015，3 (1)：59-60.

[5] 李慧萍.检验科专业组管理模式的建立 [J].中国卫生产业，2015，(13)：3-4.

[6] 李学春，周雪冰，孔宁.专业组管理模式在检验科中的应用效果 [J].中医药管理杂志，2018，26 (14)：200-201.

[7] 唐玉霞，金慧英，夏雨虹.检验科专业组管理模式的建立与应用 [J].中医药管理杂志，2019，27 (5)：58-59.

[8] 俞坤花.检验科管理实践办法—运用"6S"管理 [J].中国卫生产业，2020，17 (5)：47-49. DOI：10.16659/j.cnki.1672-5654.2020.05.047.

66. 对临床微生物学负责人有什么要求?

跨越十余年，JCM 先后发表了两篇文章讨论微生物学组长的作用，下面看看具体要求。

第一篇发表在 2010 年[1]。该文提到，临床微生物学实验室（clinical microbiology laboratory，CML）负责人有不同背景，具有重叠但不相同的培训经验。尽管《临床实验室改进修正法案》（CLIA）立法规定了负责人的职责，但医院或大学环境中的工作描述尚未标准化。如果做得好，微生物学负责人必做的一项工作就是临床咨询/会诊（clinical consultation）。其他挑战包括：吸引和培养未来的负责人，通过新颖的商业计划和研究资助扩大收入机会，增加博士级专业人员，以提供临床、行政、教育和科学能力，与实验室总负责人合作，将新颖的技术方法与适当的临床解释相结合，以及参与管理进程，推动建立制度来实现卓越的患者照护。需要业界关注这一话题，来定义、标准化和改善 CML 负责人的表现。

该文提到，微生物学实验室负责人是具有临床和医学微生物学博士后培训经历，并通过认证考试的博士级科学家或医生。指导微生物学实验室的科学家拥有一门生物科学的博士学位，而如果是医生，则须接受过病理学或感染病学的住院后培训。根据 CLIA 的定义，微生物学实验室负责人需要获得认证，有资格指导高复杂性实验室。在某些情况下，多年的经验取代了博士后培训的需要，尽管这一途径在大型医院实验室中不太常见。微生物学实验室负责人的工作内容包括临床、行政、科学、教育、专业和志愿工作。未来挑战包括培养接班人、微生物学培训、纳入新技术、远程实验室、床旁研究、宣传等。

第二篇发表在 2021 年[2]。在上一篇文章里，实验室负责人的用词是"director"，这一篇文章也用这个词，但这一篇行文中也常常用"medical microbiologists"。该文提到，CML 在使用传统和创新方法对患者进行诊断和照护中发挥着至关重要的作用。实验室面临的挑战包括新出现的病原体、快速发展的技术、医疗保健获得性感染、耐药和多样化的患者群体。尽管存在这些挑战，但美国的许多 CML 并不是由博士级微生物学培训人员指导，用于实验室指导的时间也不足。本文强调了对具有适当培训和资质的医学微生物学实验室负责人的需求。

为了证明专职医学微生物学家为医疗保健系统提供的价值，首先需要定义职位并概述该职位中的个人所扮演的角色。医学微生物学家在这里定义为受过医学微生物学专业培训的博士级科学家或医生。医学微生物学家在八个卫生保健领域中扮演着多种重要角色（表 6-1）。当仅考虑对实验室的经济益处时，很难定义这个职务的价值。此外，没有研究比较有和没有医学微生物学家领导的实验室的患者结果、增量收入或成本节约。然而，当扩大分析范围以涵盖相对于所需投资而言为整个医疗保健系统提供的价值时，可以确定许多益处，并获得具体实例。因此，这是最佳描述医学微生物学家价值的框架。

表 6-1　医学微生物学家的角色和价值

角色	价值
临床咨询/会诊	提供检查的选择指导、适当的样本采集的指导； 协助解释检查结果和抗微生物药物敏感性结果
科学管理（oversight）和视野	监测该领域的发展，以确保实验室检测满足当前需求（例如，新的抗微生物耐药性因素、综合征和/或病原体的出现）
检查项目的评估、验证、实施和管理（oversight）	评估和验证当地环境中 FDA 通过/批准（cleared/approved）的实验室检查的临床效用和性能； 确定检查选项和流程对患者照护的影响； 确保以准确、清晰的方式报告检查结果，并酌情加入适当的解释性指导； 确保检查的选择和实施具有成本效益； 为实验室检查实践创建协议； 与临床同事合作开发检查菜单和指南，以优化实验室检查利用率； 建立并监控质量指标，以确保实施后保持检查性能标准； 选择和评估供样本检查的外部实验室； 监控合作（referral）实验室的检查，确保正确使用
检查项目的修改、开发和确认	确认 FDA 通过/批准（cleared/approved）的检查的说明书外使用性能； 根据需要开发和确认实验室开发的检查，以支持实验室服务的人群
监管和行政管理（oversight）	确保遵守监管/认证机构的要求； 建立并实施安全实验室的实践； 符合机构指南（例如，机构审查委员会、生物安全委员会）
机构领导	代表实验室参加机构委员会，包括感染预防和控制，以及抗微生物药物管理； 在疫情环境中参见特设委员会（如埃博拉病毒感染、大流行性流感）
教育	培训病理学、感染病、药学、临床微生物学领域、其他相关专业的住院医师和研究人员； 向医生、护士和专职卫生人员提供关于适当样本采集、检查使用和解释的培训； 向当地医疗保健系统通报检查项目的更新
研究	参与临床相关研究，可能包括： ① 评估比较研究和结果研究中的检查性能； ② 评估检查项目方案的成本效益和临床影响； ③ 帮助制定最佳实践指南

该文最后提到，全方位服务的 CML 显然需要医学微生物学家的领导。根据美国医院协会的数据，2017 年有 925 家医院拥有 300 张或以上的床位，523 家医院有 400 张或以上床位。其中许多医院近年来规模不断扩大，为日益多样化和复杂化的患者群体提供服务，因此这些实验室必须由受过适当培训的人员进行充分领导。确保医学微生物学家参与，确保微生物学成为诊疗标准的一部分——有助于改善医疗保健，并鼓励在耐药性增加、检测技术快速扩展、新病原体和流行病时有发生的情况下继续发展该领域。在美国微生物学会（ASM）、美国感染病学会（IDSA）、美国临床化学协会（AACC）、泛美临床微病毒学会（PASCV）和感染病药师学会（SIDP）的大力支持下，得出以下结论：①全方位服务的 CML 应至少有一名专职的医学微生物学家，并且担任该职位的人员应具有适当的资质和培训经历。②不应将全方位服务的 CML 的领导权临时委托给无法为该职位投入足够时间的管理者。③微生物学负责人对患者、机构和社区层面的医疗保健产生重大影响。医疗微生物学家带来的价值不能仅从收费服务的角度考虑，而必须考虑其对整个医疗保健系统的贡献。④卫生保健机构在确定领导 CML 所需的医学微生物学家人数时，必须考虑实验室工作量、检查项目菜单的复杂性、患者复杂性、教学/研究任务以及实验室服务的地理区域范围。

其他文章观点也值得参考[3-5]。

参考文献

[1] Thomson RB Jr，Wilson ML，Weinstein MP. The clinical microbiology laboratory director in the United States hospital setting. J Clin Microbiol，2010，48（10）：3465-9. doi：10.1128/JCM.01575-10. Epub 2010 Aug 25. PMID：20739497；PMCID：PMC2953135.

[2] Samuel LP，Hansen GT，Kraft CS，et al. The Need for Dedicated Microbiology Leadership in the Clinical Microbiology Laboratory. J Clin Microbiol，2021，59（8）：e0154919. doi：10.1128/JCM.01549-19. Epub 2021 Jul 19. PMID：33597258；PMCID：PMC8288296.

[3] Meštrović T，Cevik M，Pinto TCA，et al. The Convergent Effect of International Collaboration between Young Leaders of Two Global Societies：Strengthening Microbiology Education and Training Practices Worldwide. J Microbiol Biol Educ，2019，20（1）：20.1.27. doi：10.1128/jmbe.v20i1.1669. PMID：31160928；PMCID：PMC6508899.

[4] Pritt BS，Bowler CA，Theel ES. Fellowship Training for the Future Clinical Microbiology Laboratory Director. Clin Lab Med，2020，40（4）：521-533. doi：10.1016/j.cll.2020.08.009. Epub 2020 Oct 6. PMID：33121620.

[5] McAdam AJ. Pitfalls in Performing Research in the Clinical Microbiology Laboratory：a Micro-Comic Strip. J Clin Microbiol，2018，56（10）：e01144-18. doi：10.1128/JCM.01144-18. PMID：30254114；PMCID：PMC6156296.

致谢

本书写作过程中，得到下列师友的指导和帮助。谨此致谢！

致谢（按照姓名拼音排序）：陈秀霞（山东省东营市东营区人民医院）、陈敬贤（金圻睿生物科技有限责任公司）、代允普（河北省深州市医院）、杜季梅（温州医科大学）、黄磊（北京大学第一医院）、黄小华（重庆市云阳县中医院）、黄小仙（安徽省黄山首康医院）、胡音音（河南省南阳市中心医院）、霍立刚（河北省衡水市第五人民医院）、李爱云（浙江大学医学院附属妇产科医院）、李培（广州金域医学检验集团股份有限公司）、李玉林（美国 Houston Methodist Research Institute）、梁碧婵（广州金域医学检验集团股份有限公司）、刘鑫（湖南省株洲市中心医院）、刘瑜（甘肃省天水市第一人民医院）、刘泽世（西安交通大学第二附属医院）、鲁炳怀（中日友好医院）、马朝来（北京大学第三医院）、马翔（广东省广州花都人爱医院）、倪红（四川省成都市第六人民医院）、宁丽萍（中国人民解放军联勤保障部队第九零八医院）、庞彩莲（广东省东莞市大朗医院）、彭洁（广东省汕头市大峰医院）、任洪涛（河北省邢台市人民医院）、孙宏莉（中国医学科学院中国协和医科大学北京协和医院）、孙葳（北京大学第一医院）、田瑞卿（河北省保定市第一医院）、王姣龙（四川省八一康复中心）、王立云（吉林省白城市中心医院）、王裴玉（河南省原阳县人民医院）、王启（北京大学人民医院）、王启斌（辽宁省海城市中心医院）、王世富（山东大学齐鲁儿童医院）、王文珏（内蒙古自治区乌兰察布市中医蒙医医院）、王学（山东省青岛西海岸新区人民医院）、王艳艳（北京大学肿瘤医院）、王一民（中日友好医院）、王珍珍（河南科技大学第一附属医院）、王子仪（日本东京大学）、温海楠（承德医学院附属医院）、吴惠妃（广东省中山市中医院）、吴秋飞（浙江省上虞市中医院）、吴瑕（河北医科大学第二医院）、向聪（四川省雷波县人民医院）、解晓悦（北京华信医院）、徐金丽（山东省青岛市即墨区人民医院）、徐丽（山东省青岛西海岸新区人民医院）、徐丽琼（湖北省利川市人民医院）、闫丹（河南省信合医院）、杨靖娴（航天中心医院）、杨丽霞（江西省赣州市妇幼保健院）、杨青（浙江大学医学院附属第一医院）、杨瑞锋（北京大学首钢医院）、杨琼（西安国际医学中心医院）、叶芳（清华大学附属垂杨柳医院）、叶红（广州艾迪康医学检验所）、应颖秋（北京大学第三医院）、余霞（四川省丰都县人民医院）、余跃天

（上海交通大学医学院附属仁济医院）、章白苓（南昌大学第二附属医院）、张立国（承德医学院附属医院）、张丽杰（河北医科大学第三医院）、张利军（重庆医科大学附属第二医院）、赵学森（首都医科大学附属北京地坛医院）、郑佳佳（北京大学第三医院）、曾吉（华中科技大学同济医学院附属普爱医院）、周文强（山东省沂源县人民医院）、周仲煜（山西省太原市人民医院）。